Henk Jan Out
Paul van Meurs
Rudolf van Olden

Handboek farmaceutische geneeskunde

Onder redactie van:
Henk Jan Out
Paul van Meurs
Rudolf van Olden

Handboek farmaceutische geneeskunde

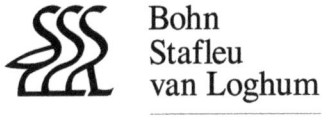

Bohn
Stafleu
van Loghum

Springer Media

Houten 2014

ISBN 978-90-368-0264-2

© 2014 Bohn Stafleu van Loghum, onderdeel van Springer Media BV
Alle rechten voorbehouden. Niets uit deze uitgave mag worden verveelvoudigd, opgeslagen in een geautomatiseerd gegevensbestand, of openbaar gemaakt, in enige vorm of op enige wijze, hetzij elektronisch, mechanisch, door fotokopieën of opnamen, hetzij op enige andere manier, zonder voorafgaande schriftelijke toestemming van de uitgever.

Voor zover het maken van kopieën uit deze uitgave is toegestaan op grond van artikel 16b Auteurswet j° het Besluit van 20 juni 1974, Stb. 351, zoals gewijzigd bij het Besluit van 23 augustus 1985, Stb. 471 en artikel 17 Auteurswet, dient men de daarvoor wettelijk verschuldigde vergoedingen te voldoen aan de Stichting Reprorecht (Postbus 3060, 2130 KB Hoofddorp). Voor het overnemen van (een) gedeelte(n) uit deze uitgave in bloemlezingen, readers en andere compilatiewerken (artikel 16 Auteurswet) dient men zich tot de uitgever te wenden.

Samensteller(s) en uitgever zijn zich volledig bewust van hun taak een betrouwbare uitgave te verzorgen. Niettemin kunnen zij geen aansprakelijkheid aanvaarden voor drukfouten en andere onjuistheden die eventueel in deze uitgave voorkomen.

NUR 871
Basisontwerp omslag: Studio Bassa, Culemborg
Automatische opmaak: Crest Premedia Solutions (P) Ltd., India

Bohn Stafleu van Loghum
Het Spoor 2
Postbus 246
3990 GA Houten

www.bsl.nl

Woord vooraf

Paul van Meurs kwam met het idee. Als oud-voorzitter van de Nederlandse Vereniging voor Farmaceutische Geneeskunde (NVFG) stelde hij voor om samen met de toenmalige voorzitter van de *International Federation of Associations of Pharmaceutical Physicians* (IFAPP), Rudolf van Olden, en de huidige voorzitter van de NVFG, Henk Jan Out, een handboek farmaceutische geneeskunde te schrijven ter gelegenheid van het vijftigjarig bestaan van de NVFG in 2012.

Na enige aarzeling en een aantal discussies hebben we gedrieën besloten ervoor te gaan, omdat we duidelijk gaten zagen in het aanbod van boeken over geneesmiddelenontwikkeling en klinische studies specifiek gericht op de Nederlandse situatie. In ons land worden veel initiatieven genomen om de opleiding tot klinisch onderzoeker verder te professionaliseren. De *Dutch Clinical Trial Foundation* (DCTF), de Federatie voor Innovatief Geneesmiddelenonderzoek in Nederland (FIGON), het *Clinical Research Platform* van de Nederlandse Federatie van Universitair Medische Centra (NFU) zijn alle bezig om (o.a.) het onderwijs over de complexiteit van geneesmiddelenonderzoek te stroomlijnen. En terecht. Methodologie en regelgeving, ook nationaal, worden steeds complexer, waardoor het doen van trials steeds meer een professionele activiteit wordt. De tijden dat een arts-assistent naast zijn klinische werk nog een klinische studie erbij deed, zijn definitief voorbij. Alleszins reden om een Nederlandstalige inleiding over dit onderwerp uit te geven.

Dit boek beoogt niet deze complexiteit in extenso te bespreken. Het handboek probeert op een beknopte wijze enkele van de meest relevante zaken rondom klinische studies te verhelderen en is bedoeld voor iedereen in Nederland die zich bezighoudt met studies, van *clinical research associate* en *clinical project manager* tot *research nurse*, promovendus of universitair (hoofd)docent. Het boek is dus zeker niet alleen bedoeld voor personeel van farmaceutische bedrijven, maar is vooral ook geschreven voor het klinisch personeel dat in ziekenhuizen in de praktijk verantwoordelijkheid heeft voor de correcte uitvoering van die studies.

Wij prijzen ons gelukkig met de medewerking van veel vooraanstaande auteurs aan de totstandkoming van dit handboek. Zonder hen was het niet gelukt. Zij hebben geheel belangeloos meegewerkt. Ten slotte willen wij uitgeverij *Bohn Stafleu van Loghum*, en in het bijzonder Marije Roefs, bedanken voor het uitgeven van het boek en de adequate begeleiding in de totstandkoming ervan.

Henk Jan Out, Paul van Meurs, Rudolf van Olden

Inhoud

1	**Introductie tot de farmaceutische geneeskunde**	1
	Henk Jan Out, Paul van Meurs en Rudolf van Olden	

I Van eerste humane toediening tot algemeen gebruik

2	**Exploratory clinical development**	7
	Luc Van Bortel, Floris Vanmolkot en Griet Van Lancker	
2.1	Inleiding	9
2.2	Preklinische studies (wat nodig is vóór de eerste toediening bij de mens)	9
2.3	Bepaling van de eerste doseringen bij de mens	13
2.4	De eerste studies bij de mens	15
2.5	Proof of concept- en fase-II-onderzoek	18
2.6	Maatregelen om exploratory development te versnellen	19
2.7	Interactiestudies	20
2.8	De veiligheid van de proefpersoon borgen	20
2.9	Speciale groepen	21
2.10	Kernpunten	23
2.11	Samenvatting	23
	Websites	23
3	**Confirmatory clinical development**	25
	Jan Tijssen en Paul van Meurs	
3.1	Inleiding	26
3.2	De componenten van een behandelingseffect	27
3.3	Vergelijkend onderzoek	28
3.4	De vraagstelling van een therapeutisch onderzoek	30
3.5	Interne validiteit	32
3.6	Externe validiteit of generaliseerbaarheid	35
3.7	Kernpunten	36
3.8	Samenvatting	36
	Literatuur	36
4	**Statistiek en datamanagement**	37
	Egbert Biesheuvel	
4.1	Inleiding	38
4.2	Basisbegrippen beschrijvende statistiek	38
4.3	Basisbegrippen inferentiële statistiek	39
4.4	Multipliciteit	45
4.5	Interim-analyses en adaptive designs	46
4.6	Ontbrekende data en analyse datasets	47
4.7	Datamanagement	49
4.8	Meerdere behandelingsgroepen	50

4.9	Binaire data	51
4.10	Overlevingsdata	52
4.11	Systematische reviews en meta-analyse	53
4.12	Kernpunten	54
4.13	Samenvatting	55
	Literatuur	55

5 Registratie van geneesmiddelen ... 57
André Broekmans en Peter Mol

5.1	Inleiding	59
5.2	De spelers	60
5.3	Preregistratie (het ontwikkelingsproces)	63
5.4	Het registratieproces	65
5.5	Het beoordelingsproces	67
5.6	De handelsvergunning (registratie)	71
5.7	Postregistratie	73
5.8	Transparantie	76
5.9	Kernpunten	77
5.10	Samenvatting	77
	Websites	78

6 Farmacovigilantie ... 79
Kees van Grootheest

6.1	Inleiding	81
6.2	Wat is farmacovigilantie?	81
6.3	Begrippen en organisaties	83
6.4	Kenmerken van bijwerkingen	85
6.5	Methoden van postmarketingsurveillance	87
6.6	Rapportage van bijwerkingen	88
6.7	Causaliteitsbeoordeling	90
6.8	Geneesmiddelen en zwangerschap	92
6.9	Organisatie van de farmacovigilantie in Nederland	92
6.10	De internationale organisatie	94
6.11	Farmacovigilantie als wetenschap	95
6.12	Waar is informatie over bijwerkingen te vinden?	96
6.13	Kernpunten	97
6.14	Samenvatting	97
	Literatuur	97

7 Farmaco-economie ... 99
Maarten Postma en Cornelis Boersma

7.1	Inleiding	100
7.2	Achtergrond en techniek	100
7.3	Analyse van doelmatigheid door kostenminimalisatie: dabigatran bij knie- en heupvervangende operaties	108

7.4	Intermezzo: de 'cost-effectiveness plane'	110
7.5	Voorbeeld van een kosteneffectiviteitsanalyse: orale antistolling bij boezemfibrilleren	112
7.6	Afsluiting	115
7.7	Kernpunten	117
7.8	Samenvatting	117
	Literatuur	118

II Geneesmiddelenonderzoek in context

8	**Good clinical practice**	121
	Herman Pieterse	
8.1	Inleiding	123
8.2	Hoe zijn de GCP-regels ontstaan?	123
8.3	De ontwikkeling van het good clinical practice (GCP-) richtsnoer	124
8.4	De medisch-ethische toetsingscommissie (METC)	127
8.5	De onderzoeker	129
8.6	Onderzoeksproduct	131
8.7	Informed consent-procedure	132
8.8	Vastlegging en rapportage	136
8.9	De opdrachtgever	138
8.10	Rapporteren van bijwerkingen	141
8.11	Monitoren	142
8.12	Auditing	143
8.13	Inspectie	143
8.14	Niet-naleving van de GCP-regels	143
8.15	Klinisch onderzoek met medische hulpmiddelen in Nederland	144
8.16	Een data safety monitoring board in Nederland	146
8.17	Kernpunten	148
8.18	Samenvatting	148
	Literatuur	149
9	**Juridisch kader van geneesmiddelenonderzoek**	151
	John Lisman	
9.1	Inleiding	153
9.2	Wet medisch-wetenschappelijk onderzoek met mensen: algemeen	153
9.3	Europese wetgeving met betrekking tot klinisch onderzoek	158
9.4	Wet medisch-wetenschappelijk onderzoek met mensen: geneesmiddelenonderzoek	162
9.5	Bescherming proefpersonen	164
9.6	Niet-WMO onderzoek	165
9.7	Bescherming persoonsgegevens	165
9.8	Vroege toegang tot geneesmiddelen	167
9.9	Off-label gebruik van geneesmiddelen	168
9.10	Kernpunten	173
9.11	Samenvatting	174
	Literatuur	175

10	**Ethische toetsing van mensgebonden onderzoek naar de werking en het gebruik van (nieuwe) geneesmiddelen** ... 177
	Evert van Leeuwen
10.1	Inleiding ... 178
10.2	De opkomst van de ethische toetsing ... 178
10.3	Het ethische kader voor toetsing van mensgebonden onderzoek ... 180
10.4	De ethische toetsing ... 181
10.5	De rechtvaardiging van de toetsing ... 184
10.6	Bijzonder kwetsbare proefpersonen ... 186
10.7	Nieuwe ontwikkelingen in de ethische toetsing ... 187
10.8	Kernpunten ... 187
10.9	Samenvatting ... 188
	Literatuur ... 188
11	**Informatie en reclame over geneesmiddelen** ... 189
	Marie-Hélène Schutjens en Mirjam de Bruin
11.1	Inleiding ... 191
11.2	Definities: reclame, gunstbetoon, beroepsbeoefenaren, publiek ... 191
11.3	Het juridische kader: wetgeving en zelfregulering ... 192
11.4	Toezicht ... 192
11.5	Het onderscheid tussen informatie en reclame ... 193
11.6	Regels voor reclame ... 194
11.7	Regels voor informatie ... 197
11.8	Regels voor gunstbetoon ... 197
11.9	Transparantie ... 201
11.10	Niet-WMO-plichtig onderzoek ... 201
11.11	Kernpunten ... 202
11.12	Samenvatting ... 202
	Literatuur ... 203
12	**Integriteit en kwaliteit van clinical trials** ... 205
	Marlies van Lent en Henk Jan Out
12.1	Inleiding ... 207
12.2	Trialregistratie ... 207
12.3	Publicatiebias ... 210
12.4	Designbias ... 212
12.5	Uitvoering trials ... 213
12.6	Betekenis financieringsbron ... 216
12.7	Fraudepreventie ... 217
12.8	Quality assurance/kwaliteitsborging ... 220
12.9	Quality control/kwaliteitsbeheersing ... 221
12.10	Inspecties ... 222
12.11	Kernpunten ... 223
12.12	Samenvatting ... 223
	Literatuur ... 224

13	**Geneesmiddelenonderzoek in Nederland: het speelveld** ... 225	
	Aletta D. Kraneveld	
13.1	Inleiding ... 227	
13.2	Klinisch geneesmiddelenonderzoek ... 227	
13.3	Financiën geneesmiddelenonderzoek Nederland ... 231	
13.4	Kwaliteit van Nederlands klinisch geneesmiddelenonderzoek en opleiding ... 232	
13.5	Innovatief geneesmiddelenonderzoek in Nederland: FIGON ... 234	
13.6	Top Institute Pharma en open innovatie ... 235	
13.7	Dutch Clinical Trial Foundation ... 236	
13.8	Nederlandse Vereniging voor Klinische Farmacologie en Biofarmacie (NVKF&B) ... 237	
13.9	Nederlandse Vereniging voor Farmaceutische Geneeskunde (NVFG) ... 238	
13.10	ACRON en DARQA ... 238	
13.11	Geneesmiddelenonderzoek in Nederland: Topsector Life sciences & Health ... 239	
13.12	Het internationale speelveld en Innovative Medicines Initiative ... 240	
13.13	Kernpunten ... 242	
13.14	Samenvatting ... 243	
	Literatuur ... 243	

Lijst met afkortingen ... 245

Register ... 251

Lijst van redacteuren en auteurs

Redacteuren

Prof. dr. Henk Jan Out
Bijzonder hoogleraar farmaceutische geneeskunde, Radboudumc, Nijmegen; Vice-President, Global Medical Affairs, Teva Pharmaceuticals

Paul A. van Meurs
Directeur Business Development, BioClinica

Dr. Rudolf W. van Olden
Internist np, Director Medical & Regulatory GlaxoSmithKline BV

Auteurs

Dr. Egbert H.E. Biesheuvel
Director Late Development Statistics, Biostatistics and Research Decision Sciences (BARDS); MSD; Voorzitter van de Pharmaceutische Statistiek en Data Management (PSDM) groep en bestuurslid van de European Federation of Statisticians in Pharmaceutical Industry (EFSPI)

Dr. Cornelis Boersma
Hoofd Market Access, GSK Nederland. Onderzoeker Basiseenheid FarmacoEpidemiologie & FarmacoEconomie (FE2), Afdeling Farmacie, Rijksuniversiteit Groningen (RuG)

Prof. dr. Luc Van Bortel
Internist-Klinisch Farmacoloog; hoogleraar Klinische Farmacologie en Farmacotherapie, Universiteit van Gent; Diensthoofd Drug Research Unit Ghent (D.R.U.G.), de unit voor vroege fase klinisch geneesmiddelenonderzoek van het Universitair Ziekenhuis Gent

Dr. André W. Broekmans
Internist np; adviseur geneesmiddelenontwikkeling en registratie

Mirjam de Bruin
Jurist en adviseur bij Schutjens De Bruin

Prof. dr. Kees van Grootheest
Hoogleraar Geneesmiddelenbewaking en Geneesmiddelenveiligheid, Rijksuniversiteit Groningen

Dr. Aletta D. Kraneveld
Voorzitter Federatie Innovatief Geneesmiddelonderzoek Nederland; Divisie Farmacologie, Utrecht Institute for Pharmaceutical Sciences, Faculteit Bètawetenschappen, Universiteit Utrecht

Griet Van Lancker
Arts-onderzoeker, Drug Research Unit Ghent (D.R.U.G.), unit voor vroege fase klinisch geneesmiddelenonderzoek van het Universitair Ziekenhuis Gent

Prof. dr. Evert van Leeuwen
Hoogleraar Medische Ethiek, Radboudumc, Nijmegen; Lid CCMO

Marlies van Lent
Onderzoeker Clinical Research Centre Nijmegen, afdeling Farmacologie-Toxicologie, Radboudumc, Nijmegen

Prof. dr. Bert Leufkens
Voorzitter College ter Beoordeling van Geneesmiddelen, Utrecht

John Lisman
Advocaat bij Lisman Legal Life sciences B.V. Specialisatie: farmaceutisch recht, medische technologie en klinisch onderzoek

Paul A. van Meurs
Directeur Business Development, BioClinica

Dr. Peter G.M. Mol
Apotheker, universitair docent; afdeling Klinische Farmacologie, Universitair Medisch Centrum Groningen, Rijksuniversiteit Groningen (RuG); Hoofdbeoordelaar Farmacotherapiegroep2, College ter Beoordeling van Geneesmiddelen, Utrecht

Prof. dr. Henk Jan Out
Bijzonder hoogleraar farmaceutische geneeskunde, Radboudumc, Nijmegen; VP Global R&D Women's Health, Teva Pharmaceuticals

Prof. dr. Maarten Postma
Hoogleraar Basiseenheid FarmacoEpidemiologie & FarmacoEconomie (FE2), afdeling Farmacie, Rijksuniversiteit Groningen (RuG)

Prof. dr. Herman Pieterse
Hoogleraar Heymans Instituut voor Farmacologie, specialisatie wet- en regelgeving klinische studies, Universiteit van Gent en consultant Profess Medical Consultancy B.V.

Prof. dr. Marie-Hélène Schutjens
Jurist en bijzonder hoogleraar Farmaceutische Recht, faculteit Farmaceutische Wetenschappen, Universiteit Utrecht; Adviseur bij Schutjens De Bruin

Prof. dr. J.G.P. Tijssen
Hoogleraar Klinische epidemiologie van hart- en vaatziekten, AMC, Amsterdam

Dr. Floris Vanmolkot
Internist-Klinisch Farmacoloog, Maastricht Universitair Medisch Centrum (MUMC)

Ten geleide

Per werkdag schrijven in Nederland artsen ongeveer 1 miljoen recepten voor farmacotherapie uit. Deze recepten verbinden de patiënt met zijn of haar ziekte, we noemen dit indicatie, met het geneesmiddel. Al deze recepten betekenen hoop en verwachtingen. Gaat het middel werken, bij welke patiënten, hoe zit het met de baten-risicobalans, hoe zit het met de economische of wettelijke dimensies? Een geneesmiddel gaat pas werken als er kennis voor handen is van de werking, de dosering, het farmacologische mechanisme achter de werking, de mogelijke gezondheidsrisico's, langetermijneffecten enzovoort. De ontwikkeling van die kennis vormt de rode draad in dit boek. Dit is een multidisciplinaire activiteit. Het molecuul dat een geneesmiddel wordt, wordt door velen 'aangekleed'. De informatie, de kennis, de data uit RCT's, al deze ingrediënten hebben maar een doel: patiënten beter maken.

Geneesmiddelenontwikkeling blijft een bijzondere ontmoeting van wetenschappelijke vooruitgang, serendipiteit, gedrevenheid om menselijk leed te verzachten, economische prikkels en regulatoire kaders. Maar ook sociaal-economische omstandigheden of persoonlijke ambities van de ontwikkelaars zijn van belang en spelen niet zelden een doorslaggevende rol. Veel geneesmiddelen zijn het resultaat van jarenlang gezwoeg en het accepteren van tegenslagen. Vallen en opstaan zijn eerder regel dan snel de eindstreep halen. Wie de geschiedenis van bijvoorbeeld de ontwikkeling van succesvolle geneesmiddelen als cyclosporine of imatinib analyseert, ontdekt al snel dat het soms eerder een wonder is dat zij uiteindelijk de patiënt hebben bereikt, dan dat er sprake was van een geëffend pad. Beide voorbeelden laten ook zien dat het beeld dat we nogal eens in de samenleving tegenkomen dat geneesmiddelen 'uit de lucht komen vallen', niet klopt. Zonder de inzet van velen, durf om te investeren en deelname van artsen en proefpersonen aan klinisch geneesmiddelenonderzoek, kan niet de benodigde bewijsvoering gegenereerd worden die nodig is om bijvoorbeeld de baten-risicobalans te bepalen of een adequaat registratiedossier op te stellen.

Dit boek is een fraaie doorkijk in de diverse onderdelen van geneesmiddelenontwikkeling. Het is geschreven door door de wol geverfde experts, mensen die weten waar ze het over hebben en midden in de farmaceutische en medische wereld staan. Ze zijn werkzaam binnen academische instituten, in de industrie of belendende percelen. Alleen al die gevarieerde samenstelling van auteurs is veelzeggend. Geneesmiddelen maken vergt veel verschillende handen en hersenen.

Ik wens u veel lees- en leerplezier toe.
Bert Leufkens

Introductie tot de farmaceutische geneeskunde

Henk Jan Out, Paul van Meurs en Rudolf van Olden

Het geneesmiddel vormt een niet weg te denken vorm van behandeling in onze samenleving. Meer dan de helft van alle therapeutische interventies betreft het voorschrijven van een geneesmiddel. Toch maken de kosten voor medicijnen in Nederland maar zo'n 10 procent uit van het totale zorgbudget. Het is dan ook begrijpelijk dat geneesmiddelenonderzoek naar nieuwe medicijnen en studies om bestaande middelen beter te begrijpen een belangrijke plaats innemen in het wetenschappelijke onderzoek. Farmaceutische bedrijven spenderen wereldwijd jaarlijks meer dan 90 miljard dollar aan onderzoek en ontwikkeling om nieuwe moleculen te maken en therapeutische eiwitten te synthetiseren, vaak op technisch zeer hoogstaande wijze. Voordat dergelijke nieuw ontwikkelde stoffen bij de mens worden toegediend, zijn de meeste al afgevallen, bijvoorbeeld omdat ze in toxicologisch onderzoek niet veilig bleken, of omdat hun chemische eigenschappen het moeilijk maken een voor de patiënt acceptabele farmaceutische formulering te vinden. Daarnaast kan farmacologisch onderzoek in dierproefmodellen gebrek aan werkzaamheid laten zien.

De farmaceutische geneeskunde houdt zich bezig met alle medische aspecten van onderzoek en ontwikkeling van nieuwe geneesmiddelen inclusief bijwerkingenrapportage en medische aspecten van marketing. In Nederland is het vakgebied vrijwel niet bekend en geen erkend medisch specialisme. In het Verenigd Koninkrijk daarentegen bestaat er al sinds 1989 een *Faculty of Pharmaceutical Medicine* als onderdeel van de *Royal College of Physicians* met meer dan 1400 leden. Ook in Zwitserland en Ierland is dit vakgebied al jaren erkend als medisch specialisme. Binnen het werkveld van de farmaceutische geneeskunde werken artsen en wetenschappers met een *life sciences*-achtergrond. Ongeveer dertig landelijke wetenschappelijke verenigingen uit de hele wereld zijn aangesloten bij de *International Federation of Associatons of Pharmaceutical Physicians* (IFAPP). Farmaceutisch geneeskundigen dragen de medische verantwoordelijkheid binnen het farmaceutisch bedrijfsleven en werken nauwgezet samen met medici en wetenschappers van ziekenhuizen, universiteiten en de verschillende overheden.

Uit jaarverslagen van de Centrale Commissie Mensgebonden Onderzoek (CCMO) blijkt dat er in 2012 in Nederland 539 onderzoeksdossiers zijn ingediend bij medisch-ethische commissies die betrekking hadden op geneesmiddelen, waarvan 305 industriestudies en 234 met andere sponsors. Dit hoge aantal is de laatste vijf jaar min of meer constant gebleven (◘ figuur 1.1) en illustreert het belang van farmaceutische geneeskunde als relevante discipline in Nederland.

Klinisch onderzoek met nieuwe middelen is uiteraard noodzakelijk om de effectiviteit en veiligheid in kaart te brengen. De klassieke indeling van het geneesmiddelenonderzoek in fase I, II, III en IV is inmiddels grotendeels verlaten om plaats te maken voor een exploratieve en confirmatieve fase. Het eerste onderzoek bij mensen, dat traditioneel uitsluitend bedoeld was om veiligheidsgegevens bij gezonde vrijwilligers te verkrijgen, wordt zoveel mogelijk gecombineerd met vergaren van farmacodynamische data. De interactie met preklinisch onderzoek is daarbij essentieel en de term 'translationele geneeskunde' symboliseert de *interface* tussen preklinische researchers en clinici en de noodzaak van elkaars bevindingen te leren. Als eenmaal het biologische werkingsmechanisme in de mens is vastgesteld (*proof of concept*), zal uitgebreid onderzoek onder grote groepen patiënten deze werkzaamheid moeten bevestigen. De begrippen *exploratory clinical development* en *confirmatory clinical development* omschrijven deze stadia van ontwikkeling en worden respectievelijk in ► H. 2 en ► H. 3 besproken.

Daarbij dient uiteraard de gebruikte methodologie aan te sluiten bij de vraagstelling. Klinische studies betreffen per definitie een beperkte doorsnede van patiënten die eventueel in aanmerking komen voor een medicinale interventie. Kwesties rondom de voorspellende waarde van de trial voor de totale populatie dienen in een vroeg stadium te worden geïnventariseerd. Dit moet zich vertalen in een protocol met een plan voor statistische analyse dat vooraf de beperkingen van de studie transparant maakt en de interne en externe validiteit definieert.
► H. 4 gaat daarop in en bespreekt ook de *dataflow* van patiëntendossier naar *clinical trial*

Introductie tot de farmaceutische geneeskunde

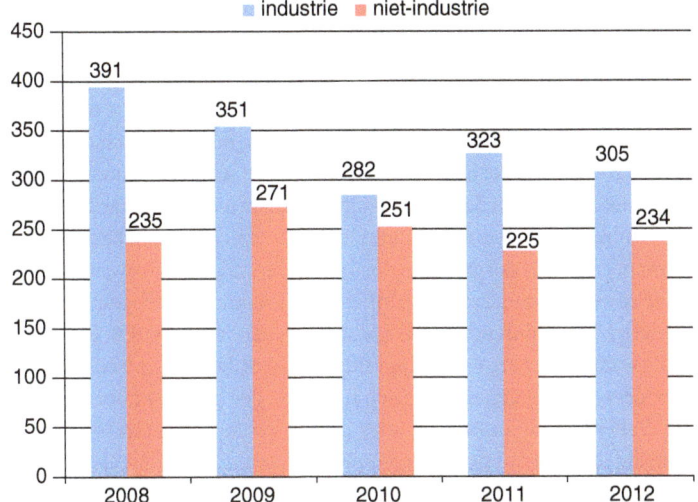

☐ **Figuur 1.1** Aantal bij medisch-ethische commissies ingediende dossiers voor geneesmiddelenstudies in Nederland tussen 2008 en 2012, onderverdeeld naar sponsor (bron: jaarverslagen CCMO).

database. Uiteindelijk wordt de betrouwbaarheid van een studie niet alleen bepaald door de statistische robuustheid, maar ook door de verzekering dat de gegevens waar de analyse op wordt uitgevoerd een-op-een overeenkomen met de brondocumenten.

Nieuwe kennis over geneesmiddelen dient uiteindelijk ten goede te komen aan de patiënt. Voor middelen die nog niet op de markt zijn, dient eerst een handelsvergunning te worden aangevraagd door de fabrikant bij registratie-autoriteiten zoals de *Food and Drug Administration* (FDA) en de *European Medicines Agency* (EMA). Deze regelgevers hebben een overvloed aan richtlijnen en andere eisen geformuleerd waaraan potentiële geneesmiddelen moeten voldoen. Uiteindelijk zal een beslissing tot het al dan niet toelaten van een nieuw middel worden genomen op basis van de *benefit-risk* ratio. In ▶ H. 5 wordt de (inter)nationale regelgeving uitgebreid besproken.

Nadat een geneesmiddel ter beschikking komt voor artsen en patiënten, zal het gebruik ervan goed moeten worden gemonitord. Dit is vooral relevant in het kader van de opsporing van nog niet bekende bijwerkingen. Immers, een klinisch ontwikkelingsprogramma omvat per definitie een beperkt aantal patiënten, waardoor zeldzame en mogelijk ernstige bijwerkingen onopgespoord blijven. Fabrikanten kunnen actieve programma's opzetten om nieuwe bijwerkingen te detecteren. Daarnaast kunnen artsen en patiënten spontaan gebeurtenissen melden die mogelijkerwijs geassocieerd zijn met een middel. Dit vereist een belangrijke logistieke investering in *postmarketing surveillance* die noodzakelijk is om continu de *benefit-risk* ratio te herevalueren na marktintroductie. Deze farmacovigilantie is het onderwerp van ▶ H. 6.

Naast de *benefit-risk* ratio zijn in toenemende mate de kosten van geneesmiddelen onderwerp van maatschappelijke discussie. In ▶ H. 7 wordt de farmaco-economie behandeld. Een relatief jonge maar belangrijke discipline die beoogt de financiële consequenties van het gebruik van geneesmiddelen wetenschappelijk te evalueren. Medicijnen kosten geld en zijn soms erg duur omdat enorme investeringen terugverdiend dienen te worden, maar leveren ook gezondheidswinst op, die zich bijvoorbeeld kan vertalen in toegenomen economische productiviteit. De kwantificering van kosten en opbrengsten is relevant voor overheid, verzekeraar, voorschrijvende artsen en (bij)betalende patiënten.

Het hier geschetste klinische ontwikkelingsproces beschrijft de gang van zaken van eerste humane toediening tot algemeen gebruik. De betekenis hiervan kan niet los worden gezien van wettelijke, ethische en andere maatschappelijke kaders in Nederland. Dit is het onderwerp in deel II van dit handboek.

Zo is naast de wetenschappelijke opzet ook de degelijkheid van uitvoering bepalend voor de kwaliteit van een onderzoek. Betrouwbaarheid van de gegevens en veiligheid van de proefpersoon dienen voorop te staan. Anderen, zoals gezondheidsautoriteiten, moeten in staat zijn om resultaten van het totale onderzoeksproces te inspecteren. Dit vereist nauwgezette documentatie en de instelling van een kwaliteitssysteem dat de robuustheid van de uitvoering verifieerbaar maakt. Deze door velen als administratieve rompslomp ervaren regels staan bekend onder de noemer *good clinical practice* (GCP). Zorgvuldige documentatie en kwaliteitswaarborging zijn wettelijk verplicht voor zowel het onderzoekergeïnitieerde als commercieel gesponsorde onderzoek met geneesmiddelen. De beginselen daarvan worden behandeld in ▶ H. 8. De specifieke Nederlandse wetgeving waarin deze principes zijn verankerd, worden in ▶ H. 9 besproken.

Al het experimentele onderzoek met geneesmiddelen moet worden getoetst door een medisch-ethische commissie. Patiënten in klinische studies dienen ervan verzekerd te zijn dat het ondergaan van behandelingen waarvan het nut nog niet bewezen is en die mogelijk extra risico's met zich mee brengen, in verhouding staat tot de extra kennis en mogelijke gezondheidswinst die deelname met zich meebrengt. ▶ H. 10 bespreekt de diverse ethische dilemma's rondom de uitvoering van experimenteel klinisch onderzoek. Ethische overwegingen spelen ook een rol bij de informatie die bedrijven geven over hun geneesmiddelen aan artsen en patiënten. Er dient een uitgebalanceerde communicatie te zijn over de voor- en nadelen van medicijnen. De regelgeving over reclame wordt in ▶ H. 11 behandeld.

Het laatste decennium is er veel te doen geweest over de kwaliteit van klinische studies, met name wanneer deze gesponsord werden door farmaceutische bedrijven. De noodzaak voor deze bedrijven om winsten te maken en aandeelhouders tevreden te stellen, kan op gespannen voet staan met het volledig publiceren van alle gegevens die verkregen zijn in klinische studies. Negatieve resultaten dragen niet bij aan het bedrijfsresultaat en waarborgen zullen moeten worden gegeven om manipulatie van onderzoeksgegevens te voorkomen. De komst van trialregisters en de soms wettelijke verplichting om resultaten openbaar te maken, hebben bijgedragen aan transparantie van klinisch onderzoek. Spectaculaire fraudegevallen in Nederland hebben daarnaast ook een sterke impuls gegeven aan de ontwikkeling van richtlijnen rondom integriteit van wetenschappelijk onderzoek. Dit alles is noodzakelijk om het publiek, en vooral patiënten, vertrouwen te geven dat de effectiviteit en veiligheid van geneesmiddelen die zij voorgeschreven krijgen, berusten op degelijk en openbaar wetenschappelijk onderzoek (▶ H. 12).

Nederland gaat voorop in het internationale veld van geneesmiddelenonderzoek. Dat blijkt telkenmale uit ranglijsten van publicaties, waarop ons land steevast hoog staat genoteerd, zeker als dat afgemeten wordt aan inwoneraantal. Veel organisaties zijn actief om de krachten te bundelen op dit gebied en het laatste hoofdstuk (▶ H. 13) geeft een overzicht van het Nederlandse speelveld.

Klinisch onderzoek met geneesmiddelen heeft talrijke facetten die samengevat worden onder de noemer farmaceutische geneeskunde. Een systematische benadering van deze elementen zoals in dit handboek, draagt hopelijk bij tot inzicht in het complete beeld van het geneesmiddel, zowel op gebied van mensgebonden onderzoek, als op het terrein van wet- en regelgeving en kwaliteit.

Literatuur

Edwards LD, Fox AW, Stonier PD (editors). Principles and Practice of Pharmaceutical Medicine, 3rd ed. Wiley-Blackwell; 2010.

Griffin JP (editor). The Textbook of Pharmaceutical Medicine, 6th ed. BMJ Books; 2009.

Van eerste humane toediening tot algemeen gebruik

Hoofdstuk 2 Exploratory clinical development – 7
Luc van Bortel, Floris Vanmolkot en Griet van Lancker

Hoofdstuk 3 Confirmatory clinical development – 25
Jan Tijssen en Paul van Meurs

Hoofdstuk 4 Statistiek en datamanagement – 37
Egbert Biesheuvel

Hoofdstuk 5 Registratie van geneesmiddelen – 57
André Broekmans en Peter Mol

Hoofdstuk 6 Farmacovigilantie – 79
Kees van Grootheest

Hoofdstuk 7 Farmaco-economie – 99
Maarten Postma en Cornelis Boersma

Exploratory clinical development

Luc Van Bortel, Floris Vanmolkot en Griet Van Lancker

2.1 Inleiding – 9

2.2 Preklinische studies (wat nodig is vóór de eerste toediening bij de mens) – 9
2.2.1 Is het niet-klinische veiligheidsprogramma voldoende voorspellend voor ernstige bijwerkingen bij de mens? – 9
2.2.2 Het preklinische veiligheidsprogramma – 11

2.3 Bepaling van de eerste doseringen bij de mens – 13
2.3.1 Bepaling van de eerste dosis – 13
2.3.2 Bepaling van de maximale dosis – 15

2.4 De eerste studies bij de mens – 15
2.4.1 Het studiedesign – 15
2.4.2 De studiepopulatie – 16
2.4.3 De dosisstappen – 16
2.4.4 De stopcriteria – 16
2.4.5 Het opvolgen van ongewenste gebeurtenissen (adverse events; AE's) – 17
2.4.6 De onderzoeksunit – 17
2.4.7 Voorbeelden van FIM-studies in de praktijk – 17

2.5 Proof of concept- en fase-II-onderzoek – 18

2.6 Maatregelen om exploratory development te versnellen – 19
2.6.1 De gecombineerde SAD/MAD-studie – 19
2.6.2 Het adaptief design – 19
2.6.3 Biomarkers – 19
2.6.4 Toevoegen van een cohort patiënten aan een FIM-studie – 19
2.6.5 Fase-0-studies: exploratieve klinische studies – 20

2.7	**Interactie studies – 20**	
2.8	**De veiligheid van de proefpersoon borgen – 20**	
2.8.1	AE-reporting – 20	
2.8.2	SAE-reporting – 21	
2.8.3	Biologicals en IMP's met een nieuw werkingsmechanisme – 21	
2.9	**Speciale groepen – 21**	
2.9.1	Kinderen – 21	
2.9.2	Cytotoxische IMP's – 22	
2.10	**Kernpunten – 23**	
2.11	**Samenvatting – 23**	
	Websites – 23	

2.1 Inleiding

Geneesmiddelen kunnen gunstige, maar ook schadelijke effecten bij patiënten teweegbrengen. Voordat een geneesmiddel op de markt wordt toegelaten, wordt het onder streng gecontroleerde omstandigheden bij de mens uitgetest. Nieuwe geneesmiddelen die onderzocht worden, worden *investigational medicinal products* (IMP's) genoemd.

Het geneesmiddelenonderzoek kent verschillende fasen. *Exploratory clinical development*, ook het vroege fase klinisch onderzoek genoemd, wordt voorafgegaan door *preclinical development* (preklinisch onderzoek bij dieren, cellen of weefsels) en wordt gevolgd door *confirmatory clinical development*. In de fase van *exploratory clinical development* worden testdoses van het IMP aan vrijwilligers (gezonde proefpersonen of patiënt-vrijwilligers) gegeven, terwijl in de fase van *confirmatory clinical development* patiënten een behandeling met het IMP krijgen (◘ tabel 2.1). De *exploratory clinical development* omvat studies die klassiek fase-I- en fase-II-studies genoemd worden.

De regelgevende instanties hebben richtlijnen uitgevaardigd om de betrouwbaarheid en veiligheid van de klinische ontwikkeling van geneesmiddelen te bevorderen. Deze instanties zijn de *European Medicines Agency* (EMA), de Amerikaanse *Food and Drug Administration* (FDA) en de Japanse *Pharmaceuticals and Medical Devices Agency* (PMDA). Ze publiceren eigen richtlijnen of gezamenlijke als *International Conference on Harmonisation* (ICH). Elk klinisch geneesmiddelenonderzoek dient volgens de regels van *good clinical practice* (GCP) te verlopen. Deze regelgeving is terug te vinden op de ICH-website.

Dit hoofdstuk beoogt inzicht te geven in wat nodig is voordat een eerste testdosis van een IMP aan de mens kan worden toegediend, hoe de *exploratory clinical development* verloopt en welke maatregelen de klinische ontwikkeling van geneesmiddelen kunnen versnellen. Verder wordt ingegaan op de ontwikkeling in speciale groepen en het borgen van de veiligheid van de proefpersonen die aan het geneesmiddelenonderzoek deelnemen.

Het is niet mogelijk om binnen het bestek van dit hoofdstuk alle aspecten van de vroege fase van geneesmiddelenonderzoek te behandelen. Voor meer gedetailleerde beschrijvingen en richtlijnen wordt verwezen naar de richtlijnen op de website van de ICH. Dit hoofdstuk behandelt de ontwikkeling van IMP's met uitsluiting van gen- en celtherapie. De inhoud van dit hoofdstuk is voornamelijk gebaseerd op de volgende drie richtlijnen:
1. ICH guideline M3(R2) on non-clinical safety studies for the conduct of human clinical trials and marketing authorisation for pharmaceuticals.
2. Guideline on strategies to identify and mitigate risks for first-in-human clinical trials with investigational medicinal products.
3. Guidance for Industry. Estimating the Maximum Safe Starting Dose in Initial Clinical Trials for Therapeutics in Adult Healthy Volunteers.

2.2 Preklinische studies (wat nodig is vóór de eerste toediening bij de mens)

2.2.1 Is het niet-klinische veiligheidsprogramma voldoende voorspellend voor ernstige bijwerkingen bij de mens?

- **Factoren die het risico kunnen verhogen**
1. Het werkingsmechanisme.
   Grijpt het IMP enkel op de bedoelde receptor aan, of daarnaast ook nog op andere receptoren? Met receptor wordt in deze context elk aangrijpingspunt (*target*) van een IMP

Tabel 2.1 Fasen van klinisch geneesmiddelenonderzoek.

	fase	doel	proefpersoon	registratie
exploratory clinical development	I	bepalen MTD*	gezonde vrijwilliger of patiënt	voor
	II	bepalen effectdosis en AE's**	patiënt	voor
confirmatory clinical development	III	bepalen effect behandeling en AE's	patiënt	voor
	IV	postmarketing surveillance/ zeldzame AE's	patiënt	na

* MTD: maximaal tolereerbare dosis
** AE: adverse event

bedoeld. En wat zijn de directe en indirecte gevolgen (zoals feedbackmechanismen) van deze acties? Hoe steil is de dosis-responscurve en is deze lineair?
Een voorbeeld van een verhoogd risico: de activatie van de receptor leidt tot verschillende (pleiotrope) effecten. Dit is vaak het geval in het immuunsysteem. Cytokinevrijstelling na receptoractivatie is onvoldoende gecontroleerd door fysiologische feedbackmechanismen. Verder zijn de volgende overwegingen nog van nut bij de risico-inschatting. Is er al ervaring bij de mens met een IMP met eenzelfde werkingsmechanisme? Werd bij een vergelijkbaar IMP ernstige diertoxiciteit vastgesteld? Heeft het IMP een sterkere receptorbinding dan het vergelijkbaar IMP waarmee al meer ervaring werd opgedaan?
2. De aard van de receptor.
Hierbij kunnen verschillende aspecten een rol spelen, zoals de structuur en weefselverdeling van de receptor, de expressie van de receptor en de regulering ervan, de biologische functie met inbegrip van 'downstream'-effecten, de interindividuele variabiliteit, receptorpolymorfisme en de weerslag daarvan op het farmacologische effect van het IMP.
3. Hoe representatief zijn de gebruikte proefdiermodellen voor effecten bij de mens?
De relevantie van een proefdier en/of proefdiermodel is groter naarmate er een duidelijkere overeenkomst is met de mens op het gebied van structurele homologie en verdeling van de receptor, de signaaltransductie en de aard van het farmacologisch effect. Een vergelijkbare in-vitrorespons staat niet altijd garant voor een goede in-vivovoorspelbaarheid. Als er geen relevant proefdier bestaat, kan gebruikgemaakt worden van homologe eiwitten of transgene dieren die de menselijke receptor tot expressie brengen. De relevantie en beperkingen van proefdiermodellen dienen zorgvuldig te worden overwogen en gedocumenteerd.

- **Kwaliteitsaspecten**
1. De bepaling van de sterkte (*potency*) van het IMP.
Methoden die gebruikt worden om de sterkte van een IMP te bepalen moeten relevant, betrouwbaar en gevalideerd zijn. Dit is vooral belangrijk wanneer biologische activiteit wordt gemeten in 'arbitraire' eenheden. Hiervoor is representatief referentiemateriaal nodig. Het ontbreken van een bioassay om de functionele en biologische activiteit van een biologisch IMP te meten moet steeds omstandig gerechtvaardigd worden.
2. De kwalificatie van het gebruikte IMP.

Het geproduceerde IMP moet representatief zijn voor wat aan de mens zal worden toegediend. Bijzondere aandacht zal daarbij worden geschonken aan mogelijke actieve en/of toxische onzuiverheden. Het wijzigen van het fabricageproces van een IMP kan bijkomende preklinische studies noodzakelijk maken.
3. De betrouwbaarheid van zeer kleine doses.
Bij zeer kleine doses moet men zich steeds afvragen of de werkelijk toegediende dosis wel overeenkomt met de geplande dosis. Door herhaalde verdunningen kunnen onnauwkeurigheden of fouten zich opstapelen. Wanneer een IMP zich aan de wand van een infuusleiding hecht, kan dit leiden tot een overschatting van de veiligheid van een initiële, kleine dosis. Daarom moet de geschiktheid (compatibiliteit) van het verpakkingsmateriaal en de toedieningssystemen voor het IMP steeds worden getest.

2.2.2 Het preklinische veiligheidsprogramma

- **Farmacokinetiek en -dynamiek**

Voordat de eerste dosis bij de mens kan worden toegediend, dient standaard farmacokinetiek en -dynamiek onderzocht te worden in alle proefdieren die in het veiligheidsprogramma worden gebruikt. Farmacodynamiek dient onderzocht te worden in vitro in systemen van dierlijke of menselijke oorsprong en in vivo in proefdieren. Een voldoende aantal opklimmende doses moet worden gebruikt om te bepalen vanaf welke dosis het IMP farmacologisch actief wordt en om een niet-lineaire dosis-responsrelatie te detecteren.

Farmacokinetische 'blootstelling' (*exposure*, dit is de oppervlakte onder de plasmaconcentratie/tijd-curve (AUC) binnen een bepaalde periode, bijvoorbeeld 24 uur) dient zeker bepaald te worden wanneer uit farmacodynamisch onderzoek blijkt dat het IMP toxische effecten kan hebben. Dit is voor de overgrote meerderheid van de IMP's het geval.

- **Veiligheidsfarmacologie**

De standaardset veiligheidsmetingen behelst onderzoek naar de effecten op volgende stelsels: cardiovasculair, pulmonaal en centraal zenuwstelsel. Eventueel zijn bijkomende studies nodig. Wanneer het IMP een effect heeft op het immuunsysteem, zijn bijkomende in-vitrostudies met humaan materiaal nodig om potentieel onverwachte effecten te detecteren.

- **Toxicologische studies**

Waar farmacologische studies het beoogde effect van het IMP onderzoeken, gaan toxicologische studies op zoek naar mogelijk schadelijke effecten van het IMP. Evenals farmacologische studies worden ook toxicologische studies verricht in vitro op dierlijke en humane cellen en weefsels en in vivo in relevante proefdieren. Bij gebrek aan een relevant proefdier zal men ook hier zijn toevlucht nemen tot homologe eiwitten en transgene proefdieren die humane celsystemen tot expressie brengen. Men dient er zich van bewust te zijn dat proefdiermodellen voor ziekten bij de mens vaak hun beperkingen hebben. Zo kan toediening aan een proefdier van een IMP dat geheel of gedeeltelijk uit een humaan peptide bestaat aanleiding geven tot de vorming van antilichamen gericht tegen het IMP. Daardoor zal de dosis-effectrelatie na herhaalde IMP-toediening aan het proefdier geen voorspellende waarde meer hebben voor het effect bij de mens.

De toxicologische studies dienen bij minimaal twee soorten zoogdieren uitgevoerd te worden, waarvan er één geen knaagdier is. Opklimmende doses worden in deze proefdieren getest

Tabel 2.2 Minimumduur van toxicologische studies in proefdieren vereist om een studie van een bepaalde duur bij de mens uit te voeren.

duur van de studie bij de mens	vereiste minimumduur van de toxicologische studie in het proefdier	
	knaagdier	niet-knaagdier
≤ 2 weken	2 weken	2 weken
2 weken-6 maanden	zelfde duur als klinische studie	zelfde duur als klinische studie
> 6 maanden	6 maanden	9 maanden

met als doel de maximaal tolereerbare dosis (MTD) te vinden. De dosisescalatie mag stoppen indien bij het vijftigvoud van de geschatte C_{max} en AUC voor klinisch gebruik nog steeds geen belangrijke bijwerkingen optreden.

Tabel 2.2 geeft de minimumduur van de toxicologische proefdierstudies (met herhaalde doses) die vereist is om een studie van bepaalde duur bij de mens uit te voeren.

- **Andere studies**
1. Lokale verdraagbaarheidstests. Deze zijn afhankelijk van de bedoelde therapeutische toedieningswijze. Bij parenterale toedieningen wordt de lokale verdraagbaarheid ter hoogte van de injectieplaats onderzocht.
2. Genotoxiciteitsstudies. Voor enkelvoudige doses volstaat een assay voor genmutatie. Vooraleer herhaalde doses aan de mens worden toegediend, dient een uitgebreidere set van tests te worden verricht.
3. Carcinogeniciteitsstudies. Deze zijn enkel nodig vóór de eerste toedieningen bij de mens indien er een belangrijke verdenking op carcinogeniciteit voor dat IMP bestaat.
4. Reproductieve toxiciteitsstudies. Effecten op de voortplantingsorganen bij de mannelijke en vrouwelijke proefdieren worden onderzocht in de meerdaagse toxicologische studies. Deze geven beperkte preliminaire informatie over mogelijke effecten op zaad- en eicellen. Mannen maken continu miljoenen nieuwe zaadcellen aan. Van de meeste IMP's wordt verwacht dat ze geen of slechts een beperkte invloed op de kwaliteit van de zaadcellen hebben. Aangezien aangetaste zaadcellen normaal minder snel bewegen, valt het te verwachten dat de aangetaste zaadcellen niet als eerste de eicel zullen bevruchten. Daarom wordt het ethisch verantwoord geacht dat vruchtbare mannen aan vroegefasestudies deelnemen. Bij belangrijke beïnvloeding van de zaadcel wordt de mannelijke vrijwilliger gevraagd tijdelijk anticonceptie te gebruiken. De eicellen van de vrouw zijn al van bij de geboorte in de ovaria aanwezig en kunnen door een IMP beschadigd worden. Als deze beschadiging zich niet herstelt, kan dit bij bevruchting tot ernstige afwijkingen van de vrucht leiden, mogelijk jaren na het contact met het IMP. Daarom en omwille van het risico op zwangerschap met schade aan embryo of foetus kunnen in Europa en Japan, in de Verenigde Staten ligt dat anders, vrouwen die nog zwanger kunnen worden slechts aan vroegefasestudies deelnemen als: 1) het een kortdurende (tot twee weken) studie betreft met intensieve controle van het risico op zwangerschap; of 2) de ziekte voornamelijk bij vrouwen voorkomt en de doelstellingen van de studie niet behaald kunnen worden zonder inclusie van vruchtbare vrouwen (ook in deze situatie moeten adequate contraceptieve maatregelen genomen worden). In alle regio's geldt dat bij gunstige

Tabel 2.3	Bepalen van de startdosis op basis van de NOAEL*.
stap 1	bepaal de NOAEL's (mg/kg) in de twee soorten proefdieren van de toxiciteitsstudies
stap 2	zet elke proefdier-NOAEL om in een HED**
stap 3	neem de HED van de representatiefste species
stap 4	deel de gekozen HED door een veiligheidsfactor
stap 5	overweeg om de startdosis verder te verlagen op basis van verschillende factoren

* NOAEL: no observed adverse effect level
** HED: human equivalent dose

preliminaire reproductieve toxiciteitsstudies een beperkt aantal vrouwen (tot 150) met adequate anticonceptie aan vroegefasestudies met een duur tot maximaal drie maanden kan deelnemen.
5. Immunotoxiciteitsstudies. Alle IMP's moeten hierop onderzocht worden in de standaard toxicologische studies. Eventueel zijn bijkomende studies nodig.
6. Fototoxiciteitsstudies. Voor elk IMP moet initieel een schatting gemaakt worden van het fototoxisch potentieel op basis van de fotochemische eigenschappen en de farmacologische/chemische klasse. Bij significant risico op fototoxiciteit moeten in klinische studies de nodige protectieve maatregelen worden genomen.

2.3 Bepaling van de eerste doseringen bij de mens

2.3.1 Bepaling van de eerste dosis

De eerste dosis bij de mens van een nieuw IMP wordt bepaald op basis van de resultaten van de farmacologische en toxicologische studies in proefdieren. De verschillende stappen om tot de startdosis te komen zijn beschreven in tabel 2.3. In een eerste stap wordt de maximaal tolereerbare dosis (MTD) bepaald in twee soorten zoogdieren waarvan er minstens één een niet-knaagdier is. De MTD is de hoogst geteste dosis waarbij geen belangrijke bijwerkingen optreden. Belangrijke bijwerkingen kunnen tekenen van toxiciteit uit in-vivo-onderzoek zijn, macroscopische of microscopische afwijkingen, tekenen van toxiciteit in surrogaatmerkers (zoals gestoorde leverenzymen), of ook een te sterk farmacologisch effect. Deze MTD uit toxiciteitsstudies wordt de NOAEL genoemd, de *no observed adverse effect level*. Als de belangrijke bijwerking een omkeerbare en opvolgbare bijwerking is, dan mag de NOAEL gelegd worden bij de daarop volgende hogere dosis met een belangrijke bijwerking. Een voorbeeld van een opvolgbare belangrijke bijwerking is een stijging van de bloeddruk. Zo'n stijging is meestal omkeerbaar, treedt geleidelijk aan op en is op te volgen.

Omwille van speciesverschillen in kinetiek dienen de NOAEL's van de proefdieren te worden omgezet naar humaanequivalente doses (*human equivalent dose*; HED). Dit gebeurt door doseringen te normeren op basis van lichaamsoppervlak (mg/m^2) in plaats van lichaamsgewicht (mg/kg). Deze omzetting wordt voor enkele frequent gebruikte proefdieren beschreven in tabel 2.4.

Tabel 2.4 Omzetting van proefdierdosis (PDD; mg/kg) naar humaanequivalente dosis (HED; mg/kg).

species	omzetting mg/kg → mg/m²: vermenigvuldig dosis met factor	omzetting PDD (mg/kg) → HED (mg/kg): deel PDD door factor
mens	37	
muis	3	12,3
hamster	5	7,4
rat	6	6,2
cavia	8	4,6
konijn	12	3,1
hond	20	1,8
aap	12	3,1

In een aantal gevallen kan toch een mg/kg-conversie in plaats van een mg/m²-conversie worden toegepast. Dit is bijvoorbeeld het geval indien de NOAEL's in alle geteste proefdieren bij dezelfde dosis in mg/kg optreden.

In stap 3 wordt de HED van de representatiefste proefdiersoort gekozen. In de praktijk is het vaak niet eenvoudig tot onmogelijk om te weten wat de representatiefste proefdiersoort is. In dat geval wordt uit veiligheidsoverwegingen de laagste HED van de twee proefdiersoorten gekozen.

Deze gekozen HED wordt in stap 4 vervolgens door een veiligheidsfactor gedeeld. De standaardveiligheidsfactor is 10. Deze veiligheidsfactor kan verhoogd of verlaagd worden op basis van beschikbare informatie, beschreven in het volgende kader.

Mogelijke argumenten om de standaardveiligheidsfactor aan te passen

Argumenten om de veiligheidsfactor te verhogen:
- een steile dosis-responscurve;
- ernstige toxiciteit boven de NOAEL;
- onmogelijk op te volgen toxiciteit (bijvoorbeeld histopathologische veranderingen);
- toxiciteit die niet voorafgegaan wordt door vroege symptomen;
- sterk variabele biologische beschikbaarheid;
- irreversibele toxiciteit;
- onverklaarde mortaliteit, niet door andere parameters te voorspellen;
- grote interindividuele variabiliteit binnen een species;
- niet-lineaire kinetiek;
- grote variabiliteit in dosis-respons;
- IMP met nieuw werkingsmechanisme;
- proefdiermodellen met beperkte voorspelbaarheid voor de mens.

Argumenten om de veiligheidsfactor te verlagen:
- IMP maakt deel uit van een al bekende klasse medicijnen;
- toxiciteit is goed op te volgen, omkeerbaar en te voorspellen met een vlakke dosis-responsrelatie.

Ten slotte wordt in stap 5 overwogen om de startdosis verder te verlagen. Hierbij wordt geadviseerd om als eerste dosis een dosis te nemen waarvan geen farmacologisch effect verwacht wordt. In het jargon heet het dat deze dosis onder de MABEL ligt. MABEL staat voor *minimum anticipated biological effect level*. Ook hier zal men rekening houden met een veiligheidsfactor gebaseerd op een risicoanalyse die rekening houdt met risicofactoren zoals de mate waarin het een volledig nieuw werkingsmechanisme betreft, de speciesspecificiteit, de dosis-responscurve, de nauwkeurigheid waarmee de MABEL geschat kan worden enzovoort. Het bepalen van de MABEL en de grootte van de veiligheidsfactor erop is vooral belangrijk bij een biologisch IMP of bij een IMP met een nieuw werkingsmechanisme. Bij een dergelijk IMP zal uit veiligheidsoverwegingen de eerste dosis ook slechts aan één persoon tegelijk worden gegeven. Het mogelijke effect zal worden afgewacht voordat het ook aan andere proefpersonen wordt gegeven. Bij bekende werkingsmechanismen wordt een IMP vrijwel tegelijkertijd in een groep proefpersonen getest. Vooral bij agonisten van het immuunsysteem is een grote veiligheidsmarge nodig om SAE's (*serious adverse events*) als gevolg van een cytokinestorm te voorkomen.

2.3.2 Bepaling van de maximale dosis

Als de eerste dosis veilig bleek in een groep proefpersonen (meestal 6-10), worden achtereenvolgens steeds hogere doses gegeven. Elke dosis wordt steeds gevolgd door een uitgebreid veiligheidsrapport vooraleer naar de volgende hogere dosis over te gaan. Hierbij stelt zich ook de vraag hoe hoog het IMP uiteindelijk bij de mens gedoseerd mag worden. Als belangrijke regel geldt dat elke dosis die aan de mens wordt toegediend, niet mag leiden tot hogere plasmaspiegels dan die bereikt zijn bij de laagste NOAEL van de toxiciteitsstudies. Het is wenselijk hierbij een veiligheidsmarge te hanteren indien de toxiciteit bij NOAEL ernstig is. Bovendien moet zolang er geen kinetiek bij de mens bekend is, rekening gehouden worden met de HED. Het is raadzaam om steeds met het worst-case scenario rekening te houden. Dit betekent dat er naast de laagste HED van het proefdier ook rekening gehouden moet worden met een mogelijk grotere biologische beschikbaarheid bij de mens. Dit is vooral belangrijk wanneer de biologische beschikbaarheid in het proefdier laag is.

2.4 De eerste studies bij de mens

De studies waarbij voor het eerst een IMP aan de mens wordt toegediend, worden *first-in-man* (FIM) studies genoemd.

2.4.1 Het studiedesign

- **Single ascending dose study (SAD)**
De klinische ontwikkeling van een IMP begint met enkelvoudige opklimmende doseringen: een SAD-studie, die doorgaans placebogecontroleerd is. Het belangrijkste doel van deze studie is de verdraagbaarheid (veiligheid) van de opeenvolgende doseringen te onderzoeken. Na elke dosisstap worden de veiligheidsmetingen (zie ook ▸ par. 2.8) nauwkeurig nagekeken en wordt een veiligheidsrapport opgesteld. Hierin wordt geadviseerd/besloten of het veilig is om naar de volgende, hogere dosisstap over te gaan. Na elke dosis blijven de proefpersonen in nauwgezette

observatie. De lengte van deze *in house*-observatie is afhankelijk van het tijdstip van de maximale concentratie en de halfwaardetijd van het IMP. Omdat dit bij de mens nog niet bekend is, blijven proefpersonen standaard tot 24 uur na IMP-toediening in de kliniek. Dit kan langer zijn indien uit preklinisch onderzoek verwacht wordt dat er na 24 uur nog hoge plasmaspiegels aanwezig kunnen zijn. Dit kan bijvoorbeeld het geval zijn bij een IMP met een lange halfwaardetijd en een kleine tot afwezige distributiefase.

- **Multiple ascending dose study (MAD)**

De studie met enkelvoudige opklimmende doses wordt gevolgd door een studie met meervoudige opklimmende doseringen, de MAD-studie. Een dosering bestaat uit een dosis en een doseerfrequentie. Een MAD-studie duurt meestal tien dagen (tot veertien dagen). Voor een MAD-studie gelden in de regel dezelfde veiligheidsmaatregelen als voor de SAD-studie. Bovendien zal men er op toezien dat een ambulante proefpersoon geen hogere plasmaspiegels heeft dan die in de onderzoeksunit veilig bevonden werden. Hier moet dus met een mogelijke accumulatiefactor rekening gehouden worden. Indien toch hogere plasmaspiegels verwacht worden, dienen deze eerst in de onderzoeksunit getest te worden.

2.4.2 De studiepopulatie

Proefpersonen die aan vroegefaseonderzoek deelnemen, hebben geen therapeutisch voordeel van hun deelname aan de studie. De proefpersonen mogen in de regel geen andere geneesmiddelen gebruiken, dit om interacties met het IMP te vermijden. Bij voorkeur worden in de eerste studies gezonde vrijwilligers geïncludeerd, opdat interacties met ziektesymptomen worden vermeden. Een uitzondering hierop vormen studies met toxische IMP's en studies bij kinderen. Deze worden besproken in ▶ par. 2.9.

Proefpersonen mogen niet tegelijkertijd aan verschillende geneesmiddelenstudies deelnemen. Tevens moet er na elke studie een voldoende lange wash-outperiode zijn voordat de proefpersoon opnieuw aan een geneesmiddelenstudie kan deelnemen. Om dit na te gaan wordt de proefpersoon, volgens de regels van de privacywetgeving, in een databank opgenomen.

2.4.3 De dosisstappen

De grootte van de dosisstappen wordt bepaald door de dosiseffect- en de dosistoxiciteitcurve uit het preklinische onderzoek. Des te steiler deze relatiecurves, des te kleiner dient de dosisstap te zijn. Voor veel IMP's stijgt bij hogere doses het risico op niet-lineaire (verzadigings) kinetiek. Hier vallen kleinere dosisstappen te adviseren.

Indien bij een of meer proefpersonen onverwacht belangrijke bijwerkingen voorkomen, kan een kleinere dan geplande dosisstap, of afzien van verdere dosisescalatie al dan niet met herhaling van de al gegeven dosis (*rechallenge*), nodig zijn.

2.4.4 De stopcriteria

Het studieprotocol dient duidelijke stopcriteria te beschrijven. Dit zijn criteria die beschrijven op welk moment in de studie van verdere dosisescalatie moet worden afgezien. FIM-studies worden waar mogelijk in één onderzoekscentrum uitgevoerd. Indien het toch een multicentrische studie betreft, dienen procedures vastgelegd te zijn voor onmiddellijke communicatie tussen de verschillende deelnemende centra.

2.4.5 Het opvolgen van ongewenste gebeurtenissen (adverse events; AE's)

Zoals voor alle geneesmiddelenstudies dient het protocol duidelijk te beschrijven hoe AE's opgevolgd moeten worden. Elk klinisch staflid van de onderzoeksunit moet voldoende getraind zijn in het onderkennen en rapporteren van mogelijke AE's.

Voor verwachte AE's zal het protocol een behandelaanpak beschrijven met antidotum (indien beschikbaar) en ondersteunende therapie. Tevens dienen voldoende voorzieningen (inclusief voldoende medische staf) voor acute opvang van medische spoedgevallen aanwezig te zijn.

Zoals in elk geneesmiddelenonderzoek dient een AE in de regel opgevolgd te worden tot het is verdwenen. Een ernstige AE *(serious adverse event;* SAE) moet snel worden gemeld. De rapportering van AE's wordt beschreven in ▶ par. 2.8.

2.4.6 De onderzoeksunit

De onderzoeksunit moet over de nodige klinische faciliteiten en getrainde medewerkers beschikken. De medische staf moet ervaring hebben met eerste toedieningen van geneesmiddelen bij de mens en het werkingsmechanisme van het IMP begrijpen. In de onderzoeksunit moet de nodige apparatuur aanwezig zijn voor *basic life support* (BLS) en de medewerkers moeten in BLS getraind zijn. De onderzoeksunit moet binnen korte tijd beroep kunnen doen op *advanced life support* (ALS) faciliteiten, zoals een ALS-(reanimatie)team en een intensive care unit.

2.4.7 Voorbeelden van FIM-studies in de praktijk

- SAD-studie

Stel het protocol voorziet in volgende dosisstappen: 1, 2, 5, 10, 20, 50, 100 en 200 mg.
Stel een IMP met volgende preklinische resultaten:
- NOAEL-rat: 20 mg/kg met AUC 0-24 u: 125 ng/ml.hr en C_{max} 21 ng/ml
  → HED: 20/6,2 = 3,22 mg/kg × 60 kg = 193 mg
- NOAEL-hond: 30 mg/kg met AUC 0-24 u: 720 ng/ml.hr en C_{max} 81 ng/ml
  → HED: 30/1,8 = 16,66 mg/kg × 60 kg = 1000 mg

Biologische beschikbaarheid rat: 20%, hond: 40%.

Op basis van preklinisch onderzoek wordt de laagste HED genomen: 193 mg.

In het worstcasescenario heeft de mens een 100% biologische beschikbaarheid, dat is vijf keer hoger dan bij de rat. Deze zou dan bereikt worden na 193/5 = 38,6 mg. Het is dan ook aan te raden om vooraleer de 50 mg toe te dienen over kinetiekgegevens van een of (bij voorkeur) meer reeds geteste doses bij de mens te beschikken.

Zodra de kinetiek van de lagere doses bij de mens bekend is, kan berekend worden wat de hoogste dosis bij de mens mag zijn, waarbij AUC en C_{max} (eventueel met inachtneming van een veiligheidsfactor) van de rat niet worden overschreden. Bij lineaire kinetiek kan dit berekend worden door lineaire extrapolatie; zo niet is meer complexe modellering nodig.

Gesteld dat uit kinetische modellering blijkt dat de NOAEL C_{max} bereikt wordt bij 240 mg en de NOAEL AUC bij 180 mg, dan moet de in het protocol voorziene laatste dosisstap (200 mg) gereduceerd worden. Dit wordt 'downdosing' genoemd.

- **MAD-studie**

Stel dat uit de SAD bleek dat de hoogste nog veilige enkelvoudige dosis van het IMP 150 mg was. Hierbij was de exposure 100 ng/ml.hr en de AUC 18 ng/ml. De T1/2=24 uur.

Stel dat in het protocol de volgende dosisstappen zijn voorzien: eenmaal daags 2, 5, 10, 25, 50 en 100 mg gedurende tien dagen.

Met een halfwaardetijd van 24 uur wordt een accumulatiefactor van twee verwacht. Dit betekent dat in kinetische *steady state*, die na vijf halfwaardetijden is bereikt, de maximale veilig bevonden exposure van 100 ng/ml.hr reeds bereikt wordt bij 150/2=75 mg 1 × daags. Dit betekent dat doseringen tot 1 × daags 50 mg plasmaspiegels geven die als veilig beschouwd kunnen worden. Deze doseringen kunnen ambulant worden toegediend. Bij een dosering van 1 × daags 100 mg zal in *steady state* de *exposure* hoger liggen dan die getest en veilig bevonden was. Deze dosering kan dus niet ambulant gegeven worden. Deze dosering kan wel gegeven worden op voorwaarde dat de exposure bij de mens die van de rat niet overschrijdt (AUC 0-24hr=125 ng/ml eventueel met nog een veiligheidsfactor erop) en dat de proefpersonen in de onderzoeksunit verblijven tot de hoogste exposure bereikt en veilig bevonden wordt. Aangezien in deze casus deze hoogste exposure wordt bereikt na vijf dagen wordt geadviseerd om de proefpersonen vijf volle dagen in de onderzoeksunit te observeren tot na de piekconcentratie op dag 6. Bij een MAD-studie is het ook aan te raden om de farmacokinetiek van dag 1 en dag 10 na de eerste dosisstappen ter beschikking te hebben. Dan kan de werkelijke accumulatieratio worden bepaald. Deze is exposure dag 10 gedeeld door exposure dag 1. In MAD-studies accumuleert de exposure (AUC) in de regel in veel sterkere mate dan de C_{max}, waardoor C_{max} meestal niet de *dose-limiting* factor is.

2.5 Proof of concept- en fase-II-onderzoek

Nadat relevante informatie over veiligheid en *farmacokinetiek* (PK) van het IMP is verkregen in het fase-I-onderzoek kan het fase-II-onderzoek beginnen. Dit onderzoek heeft als doel om naast de veiligheid ook de effectiviteit van het IMP aan te tonen. De effectmaten zijn meestal veranderingen in een biologische variabele zoals bloeddruk, glucose, botdichtheid en dergelijke. De onderzoekspopulatie bestaat niet langer uit gezonde vrijwilligers, maar uit patiënten met een bepaalde aandoening. Meestal gaat het om een populatie van zo'n 50 tot 200, vaak streng geselecteerde patiënten. In de regel vindt dit onderzoek in meerdere onderzoekscentra plaats. Het IMP wordt vergeleken met een placebo en soms (ook) met een bestaande behandeling (*head-to-head* onderzoek).

Het fase-II-onderzoek kan worden onderverdeeld in fase-IIa- en -IIb-onderzoek. In fase-IIa worden op basis van informatie uit het fase-I-onderzoek oplopende doses van het IMP onderzocht om de relatie tussen dosis en effect te bestuderen. In de Engelstalige literatuur wordt het fase-IIa-onderzoek vaak als *proof of concept-*, *dose-ranging-* of *dose finding*-onderzoek aangeduid. In het latere fase-IIb-onderzoek tracht men vervolgens de waargenomen effectiviteit in een grotere populatie te bevestigen, meestal met een of enkele geselecteerde doses.

2.6 Maatregelen om exploratory development te versnellen

De ontwikkeling van nieuwe geneesmiddelen is erg duur en neemt veel tijd in beslag. Bovendien stijgen de kosten voor het geneesmiddelenonderzoek exponentieel naarmate de ontwikkeling van het geneesmiddel vordert. Daarom ziet men de laatste jaren een ontwikkeling in het vroege fase klinische geneesmiddelenonderzoek die enerzijds als doel heeft de ontwikkelduur te verkorten en anderzijds erop gericht is zo vroeg mogelijk aanwijzingen te verkrijgen dat een geneesmiddel effectief zal zijn, de zogenaamde *early proof of concept*. Hierna worden verschillende van deze maatregelen besproken.

2.6.1 De gecombineerde SAD/MAD-studie

Hierbij wordt niet meer gewacht met de start van de MAD-studie tot de SAD-studie volledig is beëindigd. Beide studies worden nu in één studieprotocol opgenomen. De MAD-studie begint al terwijl de SAD-studie nog loopt. Hierbij blijven wel dezelfde veiligheidsmaatregelen als beschreven voor SAD- en MAD-studies gelden.

2.6.2 Het adaptief design

Het design van de studie en de doses kunnen aangepast worden op basis van de resultaten die de studie tot dan toe heeft opgeleverd. In het protocol wordt beschreven hoe het design en/of doses kunnen worden aangepast. Hierbij worden steeds alle opties of de hoogste doses van het IMP beschreven. Dit door de medisch-ethische toetsingscommissie (METC) goedgekeurde protocol laat toe snel het design of de doses aan te passen zonder dat hiervoor een tijdrovend substantieel amendement nodig is.

2.6.3 Biomarkers

Als indicator voor effectiviteit van een IMP wordt vaak de verandering in een biomarker onderzocht. Dit laat vaak toe om al een *early proof of concept* te verkrijgen in FIM-studies met gezonde vrijwilligers. Een biomarker is een biologische variabele die iets zegt over een bepaalde aandoening of fysiologische toestand. Voorbeelden van biomarkers zijn bepaalde lichaamseigen stoffen die men kan meten in bloed, urine, uitademingslucht of weefsels; fysiologische parameters zoals bloeddruk, hartfrequentie, zuurtegraad in de maag, weefseldoorbloeding, zenuwgeleidingssnelheid, druk in het oog en dergelijke. Vóór gebruik in het vroegefase geneesmiddelenonderzoek dient een biomarker gevalideerd te worden. Hierbij dient nagekeken te worden hoe nauwkeurig en reproduceerbaar de biomarker gemeten kan worden en hoe voorspellend een verandering in de biomarker is voor een verandering in een bepaalde aandoening.

2.6.4 Toevoegen van een cohort patiënten aan een FIM-studie

Om zo vroeg mogelijk een idee te krijgen over de werking van het IMP worden in toenemende mate al in FIM-studies een of meer cohorten patiënten geïncludeerd. Dit voordeel moet worden afgewogen tegen het nadeel dat patiënten minder snel te rekruteren zijn, de studie vaak niet meer monocentrisch kan worden uitgevoerd en dat AE's in de studie mogelijk het gevolg zijn van de ziekte of van andere medicatie die de patiënt gebruikt.

2.6.5 Fase-0-studies: exploratieve klinische studies

Het betreft hier studies die normaal vroeg in fase I worden uitgevoerd volgens de *exploratory investigational new drug* (eIND)- of de *exploratory clinical trial application* (eCTA)-richtlijnen. Deze studies worden met lage doses van het IMP uitgevoerd, waardoor blootstelling (*exposure*; AUC) beperkt blijft. Ze hebben niet als doel effect of verdraagbaarheid van het IMP te onderzoeken. In deze studies kunnen verschillende parameters onderzocht worden, zoals farmacokinetiek (PK), farmacodynamiek (*pharmacodynamics*, PD) en andere biomarkers zoals receptorbinding via PET (positronemissietomografie) of andere diagnostische maten. In deze studies kunnen zowel patiënten met specifieke karakteristieken als gezonde vrijwilligers ingesloten worden.

Voor deze studies zijn minder preklinische data nodig dan voor de klassieke ontwikkeling van een IMP. De vereiste hoeveelheid preklinische data hangt af van het type onderzoek. De eCTA-richtlijnen beschrijven vijf verschillende types exploratieve studies met de daarvoor vereiste preklinische data: twee types studies met microdoses, een met enkelvoudige subtherapeutische doses eventueel opklimmend tot in de farmacologisch actieve range, en twee types studies met meervoudige doseringen. Deze exploratieve studies worden in detail beschreven in de ICH-richtlijn M3(R2).

2.7 Interactiestudies

Interacties kunnen optreden tussen enerzijds het IMP en anderzijds andere medicijnen, kruiden en voedsel. In de SAD-studie wordt meestal interactie met een vetrijke maaltijd bestudeerd. Andere interacties worden in aparte studies onderzocht, nadat de gegevens van FIM-studies bekend zijn. Het IMP kan een interactie ondergaan (substraat) of veroorzaken, bijvoorbeeld door enzyminductie (*inducer*) of enzymremming (*inhibitor*).

2.8 De veiligheid van de proefpersoon borgen

2.8.1 AE-reporting

Beoordeling van de veiligheid van een geneesmiddel staat centraal in het vroegefase geneesmiddelenonderzoek. De veiligheid van het IMP wordt beoordeeld door nauwkeurige observatie van de proefpersonen en het nauwgezet rapporteren van schadelijke of ongewenste gebeurtenissen (*adverse events*, AE's) tijdens het onderzoek. Deze klinische observatie bestaat meestal uit het meten van vitale parameters (bloeddruk, hartfrequentie, lichaamstemperatuur, ademhalingsfrequentie) en algemeen lichamelijk onderzoek, zoals inspectie van de huid ter evaluatie van huidreacties, laboratoriumonderzoek om ongewenste effecten op het functioneren van organen op te sporen (levertests, bloedbeeld, creatinine e.d.), en een elektrocardiogram. Klachten die de proefpersonen spontaan of bij navraag melden, worden nauwkeurig gerapporteerd.

Van elk AE worden aard, tijdstip van optreden, ernst en duur gerapporteerd. Vaak wordt een gevalideerde, internationale, medische terminologie gebruikt om de aard van de AE te rapporteren zoals de *Medical Dictionary for Regulatory Activities (MedDRA)*. Door de onderzoeker wordt een inschatting gemaakt van de relatie van elk AE met het geneesmiddel: hoe waarschijnlijk is het dat de AE is veroorzaakt door het onderzochte IMP? Hij houdt hierbij rekening met factoren als het tijdsverloop van de inname van het IMP, andere mogelijke oorzaken voor de AE en de farmacologische aannemelijkheid (is de AE te verwachten op basis van de farmacologische eigenschappen van het IMP?).

2.8.2 SAE-reporting

Ernstige ongewenste gebeurtenissen (*serious adverse events*, SAE's) zijn volgens ICH-richtlijnen gedefinieerd als een ongewenste gebeurtenis die leidt tot:
1. de dood,
2. een levensbedreigende situatie,
3. opname in een ziekenhuis of verlenging van een bestaande opname,
4. blijvende of significante invaliditeit,
5. een aangeboren afwijking/geboortedefect, of
6. elke andere medische gebeurtenis die een interventie ter voorkoming van bovenstaande noodzakelijk maakt.

Indien het waarschijnlijk is dat een SAE is veroorzaakt door het geneesmiddel dat wordt onderzocht en indien deze SAE onverwacht is, spreekt men van een SUSAR (*suspected unexpected serious adverse reaction*). Voor SAE's en SUSAR's gelden strenge regels ten aanzien van de rapporteringstermijn. Opdrachtgevers vragen aan onderzoekers meestal om SAE's binnen 24 uur aan hen te melden. De opdrachtgever is verplicht SUSAR's en SAE's die tot de dood of tot een levensbedreigende situatie leiden binnen zeven dagen, en overige SAE's binnen vijftien dagen, aan de bevoegde overheid en METC te rapporteren. Het doel van deze versnelde rapportage is de veiligheid te borgen van de proefpersonen die in andere onderzoeken aan hetzelfde IMP of een IMP met een vergelijkbaar werkingsmechanisme worden blootgesteld.

2.8.3 Biologicals en IMP's met een nieuw werkingsmechanisme

Voor *biologicals* (geneesmiddelen bestaande uit natuurlijke eiwitten zoals antilichamen en cytokines, of fragmenten van eiwitten of synthetische peptiden) en IMP's met een nieuw werkingsmechanisme gelden strengere richtlijnen. Bij een dergelijk IMP zal ook uit veiligheidsoverwegingen de eerste dosis lager liggen dan de MABEL (zie ▶ par. 2.3.1) en slechts aan één persoon tegelijk worden gegeven, waarna het mogelijke effect wordt afgewacht voordat het ook aan andere proefpersonen wordt gegeven.

2.9 Speciale groepen

2.9.1 Kinderen

Slechts een klein deel van de geneesmiddelen die momenteel op de markt zijn, is onderzocht op hun werking bij kinderen, waardoor veel geneesmiddelen bij kinderen off-label toegepast worden. Tegenwoordig stimuleren zowel EMA als FDA dat klinisch onderzoek bij kinderen al vroeg in het ontwikkelingstraject van een nieuw geneesmiddel wordt geïntegreerd. Het ontwerpen en uitvoeren van dit onderzoek vraagt speciale aandacht. Voor de uitvoering zijn centra met specifieke ervaring met klinisch onderzoek bij kinderen vereist. Enkele specifieke aspecten van het vroege klinische onderzoek bij kinderen worden hier achtereenvolgens kort toegelicht. Voor gedetailleerde informatie wordt de lezer verwezen naar de ICH-richtlijn uit 2001. Richtlijnen en regelgeving voor kinderen volgen elkaar in snel tempo. Een recent overzicht is te vinden op de EMA-website (▶ www.ema.europa.eu).

Onderzoek met een IMP bij kinderen wordt meestal pas verricht nadat het IMP bij volwassenen is onderzocht. Om ethische redenen wordt een IMP bij kinderen enkel onderzocht bij patiënten en niet bij gezonde vrijwilligers. Rekrutering van kinderen is vaak moeilijker, waardoor studies meer tijd vergen. Bij kinderen dienen minimaal farmacokinetiek en veiligheid te worden onderzocht. Indien het aannemelijk is dat ontstaan en beloop van de ziekte, het behandeleffect en de concentratie-effectcurve bij volwassenen en kinderen vergelijkbaar zijn, kunnen effectiviteitsdata van volwassenen naar kinderen worden geëxtrapoleerd. Voor veel IMP's is een of meer van deze aannames niet te rechtvaardigen en zijn PD- en effectiviteitsstudies bij kinderen noodzakelijk. Preklinische studies bij jonge, onvolwassen dieren kunnen nuttige informatie opleveren bij het voorspellen van PK en veiligheid bij kinderen.

Voor het bepalen van de startdosis bij kinderen werd klassiek een fractie van de volwassen dosis berekend op basis van het lichaamsgewicht of de lichaamsoppervlakte. Hoewel dit voor oudere kinderen vaak redelijke resultaten oplevert, is dit bij heel jonge kinderen problematisch vanwege grote verschillen in metabolisme. Als oplossing hiervoor wordt in toenemende mate gebruikgemaakt van *modelling and simulation* (M&S-)technieken zoals *physiologically based PK-modelling* (PBPK). Andere factoren die het vroegefaseonderzoek bij jonge kinderen bemoeilijken zijn:
1. het onvermogen van deze kinderen (tot 5 jaar) om tabletten of capsules te slikken, wat alternatieve formuleringen noodzakelijk maakt, en
2. het beperkte bloedvolume beschikbaar voor PK. Het totale volume af te nemen bloed kan worden beperkt door gebruik te maken van limited sampling techniques gebaseerd op populatie PK-modelling, microvolume-assays of urine- en speeksel-assays.

2.9.2 Cytotoxische IMP's

IMP's met een te verwachten significante toxiciteit (bijvoorbeeld cytostatica) zullen om ethische redenen niet bij gezonde proefpersonen worden uitgetest maar alleen bij patiënten. Het gaat hier veelal om IMP's voor de behandeling van kanker. Oncologische fase-I-studies zijn typisch kleine studies, met één studiearm en niet geblindeerd, die patiënten met een goede algemene conditie includeren van wie de ziekte progressief is ondanks standaardbehandelingen. In een dergelijk onderzoek kan zowel een IMP in monotherapie, een combinatie van een IMP met een bestaand middel als een combinatie van bestaande middelen worden onderzocht. Het doel van oncologisch fase-I-onderzoek is het vaststellen van een geschikte dosis of een geschikt doseringsschema voor fase-II-onderzoek (waarin het doel is de effectiviteit vast te stellen). Bij de dosisescalatie van een oncologisch fase-I-onderzoek wordt getracht zo weinig mogelijk patiënten bloot te stellen aan een potentieel subtherapeutische dosis. Bovendien zorgt men ervoor de (onvermijdelijke) toxiciteit voor de proefpersoon zoveel mogelijk te beperken. Verschillende dosisescalatiemethoden kunnen worden toegepast (een voorbeeld is het 3 + 3 design). Voor de klassieke cytotoxische middelen kan men ervan uitgaan dat zowel toxiciteit als effectiviteit toenemen met hogere dosering. Dit betekent dat een model met toxiciteit als primair eindpunt bruikbaar is. Sinds de ontwikkeling van doelgerichte therapieën in de oncologie kan effectiviteit worden vastgesteld bij doses die geen klinisch relevante toxiciteit induceren. Aldus kunnen bij het bestuderen van deze middelen druggerelateerde biologische effecten dienen als uitkomstmaat naast de toxiciteit.

2.10 Kernpunten

- Vroegefasegeneesmiddelenonderzoek verloopt volgens strikte regels. Deze regels zijn strenger voor biologische IMP's en IMP's met een nieuw werkingsmechanisme.
- Klassiek onderzoeken first-in-manstudies de veiligheid van het IMP (fase I), gevolgd door onderzoek naar het effect (fase II).
- Het vroegefasegeneesmiddelenonderzoek is de laatste jaren sterk geëvolueerd met als doel de ontwikkeltijd te verkorten en al in een zeer vroeg stadium een idee te krijgen over het mogelijke effect van het IMP (*early proof of concept*).

2.11 Samenvatting

Het vroegefasegeneesmiddelenonderzoek heeft als doel de veiligheid van het IMP te onderzoeken en de voor behandeling geschikte doseringen te vinden. De eerste dosis bij de mens wordt afgeleid uit het preklinische onderzoek met inachtneming van verschillende veiligheidsfactoren. De eerste dosis is bij voorkeur lager dan de dosis waarvan farmacologisch effect wordt verwacht (MABEL); dit is vooral belangrijk bij biologische IMP's en IMP's met een nieuw werkingsmechanisme. De doses worden geleidelijk verhoogd. Na elke dosisstap wordt een uitgebreide veiligheidsanalyse gemaakt vooraleer naar een volgende hogere dosis over te gaan. De doseringen bij de mens zullen in de regel niet hoger zijn dan de doseringen die in het proefdier veilig bleken (de NOAEL). Deze first-in-manstudies worden klassiek gevolgd door onderzoek naar het effect (fase II).

Het vroegefasegeneesmiddelenonderzoek is de laatste jaren sterk geëvolueerd met als doel de ontwikkeltijd te verkorten en al in een zeer vroeg stadium een idee te krijgen over het mogelijke effect van het IMP (*early proof of concept*). Hiervoor wordt gebruikgemaakt van verschillende technieken zoals de gecombineerde SAD/MAD-studie, fase-0-studies, gebruik van biomarkers en inclusie van patiënten in fase I.

- **Acknowledgement**

Auteurs zijn prof. dr. Sylvie Rottey, coördinator van de Fase I unit oncologie van het Universitair Ziekenhuis Gent erkentelijk voor haar advies omtrent de vroegefaseontwikkeling van cytotoxische IMP's.

Websites

EMA, Committee for Medicinal Products for Human Use (CHMP), 19 July 2007. Guideline on strategies to identify and mitigate risks for first-in-human clinical trials with investigational medicinal products. ► http://www.emea.europa.eu/docs/en_GB/document_library/Scientific_guideline/2009/09/WC500002988.pdf.

EM(E)A, ICH topic E11, January 2001. Note for Guidance on Clinical Investigation of Medicinal Products in the Paediatric Population. ► http://www.ema.europa.eu/docs/en_GB/document_library/Scientific_guideline/2009/09/WC500002926.pdf.

Good clinical practice guidelines. ▶ http://www.ich.org/products/guidelines/efficacy/article/efficacy-guidelines.html.

ICH guideline M3(R2), December 2009. ICH guideline M3(R2) on non-clinical safety studies for the conduct of human clinical trials and marketing authorisation for pharmaceuticals, step 5. ▶ http://www.ema.europa.eu/docs/en_GB/document_library/Scientific_guideline/2009/09/WC500002720.pdf.

ICH Richtlijnen voor ontwikkeling van geneesmiddelen. ▶ http://www.ich.org/products/guidelines

MedDRA Maintenance and Support Services Organization. ▶ http://www.meddramsso.com/.

US Department of Health and Human Services, Food and Drug Administration, Center for Drug Evaluation and Research (CDER), July 2005. Guidance for Industry. Estimating the Maximum Safe Starting Dose in Initial Clinical Trials for Therapeutics in Adult Healthy Volunteers. ▶ http://www.fda.gov/downloads/Drugs/Guidances/UCM078932.pdf.

US Department of Health and Human Services, Food and Drug Administration, Center for Drug Evaluation and Research (CDER), January 2006. Guidance for Industry, investigators and reviewers. Exploratory IND studies. ▶ http://www.fda.gov/downloads/Drugs/GuidanceComplianceRegulatoryInformation/Guidances/UCM078933.pdf.

What is a serious adverse event? ▶ http://www.fda.gov/safety/medwatch/howtoreport/ucm053087.htm.

Confirmatory clinical development

Jan Tijssen en Paul van Meurs

3.1 Inleiding – 26

3.2 De componenten van een behandelingseffect – 27

3.3 Vergelijkend onderzoek – 28

3.4 De vraagstelling van een therapeutisch onderzoek – 30
3.4.1 Ziekte en patiëntengroep – 30
3.4.2 Behandeling – 30
3.4.3 Ziektebeloop – 31

3.5 Interne validiteit – 32
3.5.1 Vergelijkbaarheid van natuurlijk beloop – 33
3.5.2 Vergelijkbaarheid van niet-specifieke factoren – 34
3.5.3 Vergelijkbaarheid van informatieverzameling – 35

3.6 Externe validiteit of generaliseerbaarheid – 35

3.7 Kernpunten – 36

3.8 Samenvatting – 36

Literatuur – 36

3.1 Inleiding

Van de medicus practicus wordt verwacht dat hij beschikt over solide informatie over de oorzaken van ziekte, de waarde van diagnostische bevindingen, de prognose van de patiënt, en de verwachte gevolgen van therapeutische opties. De kennis over de gevolgen van klinisch handelen wordt ontleend aan bevindingen van klinisch-wetenschappelijk onderzoek. Guyatt en Sackett hebben voor deze benadering van het klinisch handelen de term *evidence-based medicine* geïntroduceerd. In het model van *evidence-based medicine* wordt de informatie over de individuele patiënt verkregen uit anamnese, voorgeschiedenis, lichamelijk onderzoek en aanvullend onderzoek, gecombineerd met uit klinisch-wetenschappelijk onderzoek verkregen kwantitatieve gegevens over de oorzaken van ziekte, de waarde van diagnostische bevindingen, de prognose van de patiënt en de effecten van therapeutische interventies. In deze ontwikkeling is de pathofysiologie de theoretische grondslag gebleven. Klinisch-wetenschappelijk onderzoek wordt ontworpen op grond van pathofysiologische en biomedische inzichten. Ook bij de toepassing van de resultaten van klinisch-wetenschappelijk onderzoek op de individuele patiënt, kan de arts niet zonder de pathofysiologische redenering.

In de ontwikkelingsgang van een therapeutische interventie van idee tot verantwoorde toepassing in de medische praktijk vormt het vergelijkend klinisch onderzoek een van de laatste en onmisbare stappen, met name bij nieuw ontwikkelde farmacologische interventies. Immers, aan een nieuw farmaceutisch preparaat worden door de overheid strenge eisen gesteld met betrekking tot (wetenschappelijk aangetoonde) effectiviteit en veiligheid alvorens dit preparaat als geneesmiddel wordt toegelaten.

De ontwikkelingsweg die een farmaceutisch preparaat gaat, van eerste toediening aan mensen naar registratie als geneesmiddel, is lang en beslaat – exclusief de vroegexperimentele fase en de dierproeven – een periode van ongeveer tien jaar. Men onderscheidt daarbij vier fasen. In fase I wordt een geneesmiddel voor het eerst bij gezonde vrijwilligers beproefd. In deze fase probeert men een eerste indruk te krijgen van de farmacologische en toxicologische eigenschappen van de stof bij de mens. Fase II treedt in wanneer de stof voor het eerst wordt toegediend aan patiënten. Hierbij wordt gelet op werkzaamheid en schadelijkheid van de stof. Er wordt onderzoek gedaan naar dosis-responsrelaties, naar metabolisme en naar het farmacokinetische en -dynamische gedrag van de stof. In fase III vinden de grote (meestal) gerandomiseerde vergelijkingen plaats met bestaande middelen of een placebo, op basis waarvan de stof geregistreerd kan worden als geneesmiddel. Een dergelijk onderzoek wordt een therapeutisch experiment (*randomized clinical trial*) genoemd. Wanneer het geneesmiddel is geregistreerd en op de markt gebracht is, blijft verder onderzoek noodzakelijk (fase IV). Aandachtsvelden hierbij zijn veiligheid op lange termijn, vereenvoudiging van het doseringsschema, toepassing van andere toedieningsvormen, uitbreiding van de indicatiestelling en vergelijking met andere geneesmiddelen of soms met niet-farmacologische interventies.

Tegenwoordig wordt ook steeds vaker gesproken over *exploratory clinical development* en *confirmatory clinical development*. *Confirmatory clinical development* heeft als doel het bewijzen dan wel bevestigen van de effectiviteit en het bijwerkingenprofiel van een geneesmiddel en komt ongeveer overeen met fase III en IV. Confirmatory clinical trials dienen dan ook te voldoen aan een aantal strenge methodologische regels. *Exploratory clinical development* ofwel het vroegefaseonderzoek (fase I en II) is in het voorgaande hoofdstuk besproken. De belangrijkste begrippen rondom het opzetten van onderzoeken in het kader van confirmatory clinical development worden in dit hoofdstuk besproken.

Naast het door de arts gewenste therapeutische effect kan een medische interventie ook ongewenste effecten hebben. Bij een geneesmiddel spreekt men dan van een bijwerking. Vastlegging en evaluatie van ongewenste effecten dient een onderdeel te zijn van ieder therapeutisch onderzoek. Echter, grootscheepse evaluatie van met name zeldzame bijwerkingen van geneesmiddelen kan slechts plaatsvinden bij gebruik op grote schaal (fase IV). Thans bestaat onderzoek in deze vorm vrijwel uitsluitend uit registratie van (vrijwillige) meldingen. Het vormt echter een ontwikkelingsgebied voor zogenaamd *case referent-* of *case control*-onderzoek, dat wil zeggen dat uitgaande van de opgetreden bijwerking (terug in de tijd) informatie verzameld wordt over vooraf gebruikte medicamenten. Deze informatie wordt ook ingewonnen voor een vergelijkbare referentiegroep waarbij de bijwerking niet is opgetreden.

3.2 De componenten van een behandelingseffect

Wanneer een huisarts een patiënt die klaagt over hoofdpijn een geneesmiddel geeft en de hoofdpijn verdwijnt, is het verleidelijk om te zeggen dat het middel daarvoor verantwoordelijk was. Zo eenvoudig ligt het echter niet. Immers, het is mogelijk dat de hoofdpijn bij deze patiënt vanzelf overgegaan zou zijn, ook als het middel niet gegeven was. Het *natuurlijke beloop* zorgt ervoor dat de hoofdpijn verdwijnt. Het is ook mogelijk dat de patiënt door de ceremonie van het nemen van een geneesmiddel zichzelf zodanig heeft beïnvloed, dat de hoofdpijn daardoor juist niet meer is opgetreden. Zonder tablet zou de hoofdpijn niet zijn verdwenen, met een tablet zonder de chemische substantie zou dit wel het geval geweest zijn (autosuggestie door het medisch ritueel en het vertrouwen daarin). Het is ook mogelijk dat de arts de patiënt naast het geneesmiddel heeft aanbevolen het wat rustiger aan te doen, waardoor de hoofdpijn verdwenen is. In beide gevallen is er sprake van een *niet-specifieke factor* (autosuggestie, rust) die ervoor zorgt dat de hoofdpijn verdwenen is. Het is ook mogelijk dat de patiënt (uit ontzag voor zijn huisarts) alleen maar zegt dat de hoofdpijn verdwenen is, of dat de huisarts (uit enthousiasme voor het gegeven middel) niet wil horen dat de patiënt aangeeft dat de klachten niet echt verdwenen zijn. In beide gevallen is er sprake van *onjuiste informatie* over het ziektebeloop, dat wil zeggen over het verdwijnen van de hoofdpijn. En ten slotte is er ook nog de mogelijkheid dat de hoofdpijn bij deze patiënt werkelijk dankzij een farmacologisch effect van het middel overgegaan is: het *therapiegebonden effect*.

Wanneer achteraf de hoofdpijn verdwenen is, kan men dat slechts constateren. Men kan echter niet vaststellen welke van de vier genoemde oorzaken daarvoor verantwoordelijk is. In het waarneembare ziektebeloop kunnen het effect van het natuurlijke beloop, het effect van niet-specifieke factoren, het effect van onjuiste informatie en het therapiegebonden effect niet van elkaar onderscheiden worden (❏ figuur 3.1). De individuele patiënt zal dat ook een zorg zijn. Maar de arts hoort daar anders tegenover te staan: hij zal wel degelijk willen weten hoe groot bij zijn patiënten met de betreffende aandoening het therapiegebonden effect is. De bepaling ervan is het doel van een therapeutisch onderzoek.

Wanneer men een groep patiënten met een klacht behandelt met een geneesmiddel, kan men waarnemen dat de pijn bij een zeker percentage overgaat. Men kan zich voorstellen dat dit percentage, dat we het *waargenomen effect* zullen noemen, is opgebouwd uit vier delen: een percentage dat genas dankzij het natuurlijke beloop, een percentage dat genas dankzij niet-specifieke factoren, een percentage dat genas dankzij een informatiefout en een percentage dat genas dankzij het therapiegebonden effect. Net zo min als bij één patiënt uitgemaakt kan worden welke oorzaak voor de genezing verantwoordelijk was, kan van een groep genezen patiënten die op dezelfde manier behandeld zijn, niet zonder meer vastgesteld worden hoe groot elk van de vier samenstellende delen van het waargenomen effect is.

Bias en *confounding* zijn begrippen die we vaak tegenkomen bij het beoordelen van onderzoek.

Bias is een systematische fout in de opzet van onderzoek die van invloed is op de waargenomen effecten. Er zijn veel vormen van bias, bijvoorbeeld selectiebias, waarbij de toewijzing

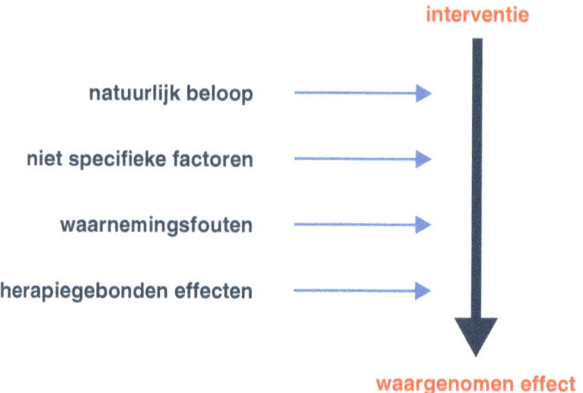

Figuur 3.1 Factoren die van invloed zijn op het waargenomen effect van een interventie.

van de proefpersonen aan bepaalde behandelingsgroepen leidt tot andere uitkomsten. Dit kan het geval zijn in een open, vergelijkend onderzoek als de arts de gezondere patiënten toewijst aan een placebogroep en de ziekere patiënten toewijst aan de actieve-therapiegroep.

Confounding is bias die leidt tot foutieve conclusies met betrekking tot de causaliteit tussen de interventie en de uitkomst (in het geval van etiologisch onderzoek derhalve). Om te kunnen bepalen of een bepaalde factor een 'confounder' is, is kennis over het (ziekte)proces noodzakelijk.

3.3 Vergelijkend onderzoek

Door in een onderzoek een tweede groep patiënten te betrekken kan wèl het therapiegebonden effect worden bepaald. Een dergelijk onderzoek heet een *vergelijkend* onderzoek. In de tweede groep kan bijvoorbeeld het natuurlijke beloop bestudeerd worden. Door de twee groepen met elkaar te vergelijken kan dan een indruk van het therapiegebonden effect verkregen worden. De aanwezigheid van een vergelijkingsgroep brengt niet automatisch met zich mee dat het therapiegebonden effect zonder vertekening kan worden bepaald.

Voordat een onderzoeker de implicaties van de opzet van een klinisch onderzoek kan bepalen, dient hij zich de volgende vier vragen te stellen:
1. Wat wil ik onderzoeken?
2. Waarom wil ik het onderzoeken?
3. Hoe wil ik het onderzoeken?
4. Wat zijn de te verwachten uitkomsten?

De eerste vraag betreft de vraagstelling van het onderzoek. Om de vraagstelling goed te formuleren moet men kennis bezitten over de interventie, de ziekte, de te bestuderen populatie en de voorgaande studies over de interventie dan wel vergelijkbare interventies. In de volgende paragraaf zal geprobeerd worden een structuur aan te brengen die bij het ontrafelen van de vraagstelling nuttig kan zijn. In het verlengde hiervan ligt de tweede vraag, die naar de motivatie voor het onderzoek. Immers, inzicht in de motivatie van de onderzoekers leidt tot een beter begrip van de vraagstelling. De derde vraag betreft de methoden van onderzoek. De aanwezigheid van een vergelijkingsgroep brengt niet automatisch met zich mee dat het therapiegebonden effect kan worden bepaald. Alleen als de gevolgde methoden correct zijn, kan het therapiegebonden effect zonder vertekening worden geschat; het onderzoek heet dan *intern valide*. Bij foute onderzoeksmethoden wordt van het therapiegebonden effect een vertekend beeld verkregen, waardoor nietwerkzame middelen werkzaam kunnen lijken en omgekeerd. De criteria waaraan een onderzoek moet voldoen om intern valide te zijn, worden verderop in dit hoofdstuk behandeld. Het is essentieel dat de onderzoeker zich een oordeel vormt over de mate waarin de methoden van het onderzoek correct zijn (de interne validiteit). Een systematisch vertekende bepaling van het therapiegebonden effect is namelijk misleidend. Helaas wordt dit aspect vaak over het hoofd gezien.

Vraag 4 betreft de mogelijke resultaten van het onderzoek. In het verlengde daarvan ligt de vraag wat voor conclusies de onderzoeker zou kunnen trekken uit het onderzoek. Het is essentieel dat therapeutische experimenten tot vermeerdering van kennis leiden die invloed heeft op de behandeling van patiënten. Het kan daarbij gaan om het accepteren (of afwijzen) van nieuwe behandelingen. Vaak wordt geen onderscheid gemaakt tussen de resultaten enerzijds en conclusies van de auteurs anderzijds. Resultaten zijn evenwel objectief, de conclusies van de onderzoekers zijn subjectief. Conclusies zijn gebaseerd op zowel de feitelijke onderzoeksresultaten als de (subjectieve) opvattingen van de onderzoekers voordat het onderzoek verricht werd. Deze voordien aanwezige opvattingen zijn gebaseerd op eerder verricht onderzoek, resultaten van dierproeven, farmacologisch inzicht en klinische ervaring. Bij publicaties van vooringenomen schrijvers zijn de conclusies vaak meer gebaseerd op een a-priori-opvatting dan op de bevindingen van het onderhavige onderzoek.

Enkele manieren om twee (of meer) behandelingen met elkaar te vergelijken worden hierna kort besproken.

- **Parallelle studieopzet**

De gouden standaard voor vergelijkende studies is de parallelle studieopzet. Hierbij krijgen patiënten ofwel behandeling A ofwel behandeling B. De vergelijking van het effect vindt plaats tussen de twee groepen.

- **Cross-over design**

Een tweede veelvoorkomende opzet is de *cross-over* opzet. Hierbij krijgt de helft van de patiënten eerst behandeling A en daarna behandeling B, terwijl het andere deel eerst behandeling B en dan behandeling A ondergaat. Vaak zal er tussen de twee behandelingen een zogenaamde *wash-out*-periode zijn, waarin de patiënten geen behandeling krijgen. De primaire vergelijking van het effect vindt bij deze opzet in een specifieke patiënt plaats.

Voordeel van deze opzet is dat de variabiliteit tussen de groepen kleiner is (A en B wordt immers aan dezelfde mensen toegediend). Daardoor kan worden volstaan met een kleiner aantal patiënten. Nadelen zijn onder andere de grotere belasting voor de patiënten en de mogelijkheid dat het effect van de behandelingen wordt beïnvloed door de volgorde ervan.

- **Factorial designs**

Een andere onderzoeksopzet is het zogeheten *factorial design*, waarbij meer interventies tegelijk met elkaar worden vergeleken. Als er twee verschillende interventies zijn met ieder twee verschillende niveaus spreekt men van een 2×2 factorial design. Een voorbeeld is de Dutch TIA trial, waarbij twee doseringen aspirine en een bètablokker of placebo met elkaar werden vergeleken op hun effect op het optreden van een stroke. Er waren daarbij vier behandelingsgroepen:
- lage dosering aspirine + placebo;
- lage dosering aspirine + bètablokker;
- hoge dosering aspirine + placebo;
- hoge dosering aspirine + bètablokker.

3.4 De vraagstelling van een therapeutisch onderzoek

De vraagstelling van een therapeutisch onderzoek kent drie kernelementen: de ziekte (bv. hoofdpijn), de interventies (bv. het geven van een analgeticum en een placebo) en het ziektebeloop (bv. het verdwijnen van de klachten). Deze elementen dienen allereerst door de onderzoeker te worden geanalyseerd.

3.4.1 Ziekte en patiëntengroep

Een therapeutisch experiment wordt uitgevoerd met het oogmerk te leren over verwachte therapeutische effecten bij een ziekte, aandoening of indicatie. Deze wordt nosologisch gedefinieerd in de insluitcriteria voor deelname aan het onderzoek. De uitsluitcriteria geven aan welke patiënten die aan de diagnostische criteria voldoen, om een of andere reden niet aan het onderzoek kunnen deelnemen, bijvoorbeeld een indicatie of contra-indicatie voor de onderzochte behandelingen. Toepassing van deze in- en uitsluitcriteria heeft geleid tot insluiting van een groep patiënten die de betreffende indicatie representeert.

Bijna alle ziektes tonen een breed klinisch spectrum, dat varieert van een lichte vorm van de aandoening tot een ernstige. De gehanteerde diagnostische criteria bepalen het onderzochte deel van het klinische spectrum slechts voor een deel. Bijvoorbeeld, in een tertiair verwijzingscentrum wordt een ongewoon hoog percentage patiënten met een hoog risico gezien. Het klinisch spectrum waargenomen in een dergelijk centrum verschilt daarom van wat gevonden zou zijn indien dezelfde criteria zouden zijn toegepast in een huisartsenpraktijk. De in- en uitsluitcriteria definiëren de ziekte, maar diverse eigenschappen van de selectieprocedure bepalen het klinische spectrum dat gerepresenteerd wordt door de patiënten van het onderzoek. Het profiel van de patiëntengroep (beschreven door de waargenomen uitgangswaarden) en het ziektebeloop in de referentiegroep vormen daarom een onontbeerlijk additioneel element in de beschrijving van het feitelijk bestudeerde deel van het klinische spectrum van de ziekte.

Wanneer de feitelijk onderzochte populatie niet representatief is voor het gehele indicatiegebied, is dit geen onoverkomelijk bezwaar. Van belang is of de feitelijk onderzochte populatie representatief is voor een herkenbare klinische indicatie. In het geval van een klinisch herkenbare deelpopulatie kunnen de bevindingen uiteraard slechts geëxtrapoleerd worden naar de corresponderende deelindicatie.

3.4.2 Behandeling

In een therapeutisch onderzoek richt de belangstelling zich in de regel op een specifieke behandeling. Meestal betreft het een behandeling met een medicament, maar ook andere interventies zoals een chirurgische behandeling of een therapeutische aanpak (bijvoorbeeld uitvoerige diagnostiek in combinatie met intensieve behandeling) kunnen worden bestudeerd. De behandeling waarom het draait, heet de indexbehandeling. Deze wordt vergeleken met een andere behandeling: de referentiebehandeling. Een recent ontwikkeld geneesmiddel kan worden vergeleken met een placebo, een gebruikelijk geneesmiddel, of met onthouding van medicamenteuze behandeling. Indien men is geïnteresseerd in de specifieke werkzaamheid van de chemische substantie, is een placebo de te kiezen referentie. Bij de evaluatie van een chirurgische behandeling is men geïnteresseerd in de effectiviteit van de procedure als geheel, die vergeleken wordt met bijvoorbeeld optimale medicamenteuze behandeling. Ook kan bijvoorbeeld een intensieve aanpak worden vergeleken met een afwachtend beleid.

Ook de indexbehandeling brengt allerlei keuzes met zich mee. Men denke bij geneesmiddelen aan dosering en toedieningsvorm. Bij veel onderzoeken wordt een vaste dosering gebruikt. Het is echter ook mogelijk, zelfs bij gebruik van placebo's, de dosis (langzaam) op te voeren tot de maximale dosis, of totdat het gewenste effect is bereikt.

3.4.3 Ziektebeloop

Een therapeutisch effect wordt in ieder therapeutisch onderzoek gedefinieerd in termen van (bedoelde) verandering in het klinische beloop. Het aspect van het klinische beloop dat de behandelaar hoopt te beïnvloeden, wordt in deze context de *uitkomst* genoemd. Meestal betreft de uitkomst het optreden van een gebeurtenis binnen een vaste observatieperiode. Bijvoorbeeld, in een onderzoek naar het effect van een antiretroviraal middel bij patiënten die besmet zijn met hiv, kan het optreden van aids als uitkomstgebeurtenis worden gekozen. Na specificatie van een termijn kan voor iedere patiënt worden nagegaan of deze gebeurtenis al dan niet is opgetreden. Het percentage patiënten dat aids heeft ontwikkeld, karakteriseert het klinische beloop in de betreffende groep. Door vergelijking van deze percentages krijgt men een indruk van de grootte van het behandelingseffect (in dit voorbeeld is het ook mogelijk de tijd tot het optreden van aids als uitkomst te kiezen.)

De uitkomst is niet noodzakelijkerwijs het optreden van een gebeurtenis. Bijvoorbeeld, in een onderzoek naar effecten op bloeddruk, kan de verandering in diastolische bloeddruk genomen worden als de uitkomst in individuele patiënten. De gemiddelde of mediane (middelste) verandering in bloeddruk karakteriseert het beloop in de groep.

De gekozen uitkomsten (soms ook uitkomstparameters of eindpunten genoemd) zijn cruciaal bij beoordeling van de bevindingen van een therapeutisch experiment. De keus van de eindpunten hangt sterk af van het doel van het onderzoek. Veel onderzoeken hebben één primair eindpunt en één of meer secundaire eindpunten. Therapeutische interventies worden toegepast om de uitkomst van ziekte te verbeteren of, anders geformuleerd, om de gezondheid van de patiënt in gunstige zin te beïnvloeden. Ten behoeve van klinisch-wetenschappelijk onderzoek is het nodig de uitkomst van ziekte meetbaar te maken. Alvan Feinstein heeft voor het kwantificeren van de uitkomsten van ziekte een aparte term geïntroduceerd: *klinimetrie*. Uitkomsten van ziekte kunnen op vier niveaus worden gemeten:

- het ziekteproces zelf;
- de klinische verschijnselen;
- het lichamelijk, geestelijk en sociaal functioneren van de patiënt;
- de ervaren gezondheid, meestal aangeduid als kwaliteit van leven.

Soms is het verleidelijk om te kiezen voor wat eenvoudig meetbaar is, in plaats van wat werkelijk relevant is. Te vaak wordt gekozen voor gemakkelijk meetbare biologische parameters die met het ziekteproces samenhangen, zogeheten surrogaateindpunten. Een goed surrogaateindpunt is een eindpunt dat correleert met de klinisch relevante eindpunten en waarvan de effectgrootte een voorspellende waarde heeft voor de mate van effect op het klinisch relevante eindpunt. De reden om in vroegere fasen van onderzoek te kiezen voor een surrogaateindpunt is dat het resultaat van de interventie vaak eerder kan worden beoordeeld. Bij cytostatica wordt vaak de tumorgrootte als surrogaateindpunt gebruikt in het vroegefaseonderzoek. In vervolgonderzoek zal men dan als primair eindpunt de sterftereductie van het nieuwe geneesmiddel gebruiken (met eventueel de tumorgrootte als een secundair eindpunt).

Daarnaast wordt soms gesproken over 'harde' en 'zachte' eindpunten. Harde eindpunten zijn duidelijk omschreven, objectieve effectmaten (bv. sterfte in studies van nieuwe cytostatica). Zachte eindpunten zijn minder duidelijk gerelateerd aan het ziekteproces en/of hebben een bepaalde mate van subjectiviteit (bv. de mening van de behandelaar inzake klinische vooruitgang).

In ieder therapeutisch experiment dient zo mogelijk gekozen te worden voor parameters die de voor de patiënt relevante, klinische uitkomsten kwantificeren. Het bewijs dat toediening van een bronchodilaterend geneesmiddel aan patiënten met een chronische luchtwegobstructie leidt tot een verbetering van het geforceerde expiratoire secondevolume, vormt onvoldoende aanleiding dit geneesmiddel ook daadwerkelijk voor te schrijven. Voor de patiënt telt de mate waarin toediening van het geneesmiddel leidt tot minder kortademigheid tijdens de gewone dagelijkse activiteiten, hoe moeilijk dit laatste ook meetbaar is. Dit wil niet zeggen dat er in een therapeutisch experiment geen ruimte is voor metingen van bijvoorbeeld fysiologische parameters. Het is immers van belang te weten langs welke fysiologische of biologische weg gunstige effecten op de gezondheidstoestand van de patiënt worden bewerkstelligd. Uit het voorafgaande mag niet geconcludeerd worden dat metingen van de kwaliteit van leven in alle situaties de hoogste prioriteit hebben. De gekozen uitkomstparameter dient gevoelig te zijn voor relevante veranderingen in de gezondheidstoestand van de patiënt. In bijvoorbeeld onderzoek naar de effecten van secundaire preventie na een hartinfarct is het niet verstandig kwaliteit van leven als uitkomstparameter te kiezen. Immers, de overgrote meerderheid van de patiënten leidt een normaal bestaan. De interventies worden gegeven ter voorkoming van recidieven, die op hun beurt mogelijk gevolgen hebben voor de kwaliteit van leven. Kwaliteit van leven is hier een directe afgeleide van de recidiefkans. Het ligt dan ook voor de hand in deze situatie te kiezen voor een uitkomstparameter op het niveau van de klinische verschijnselen.

3.5 Interne validiteit

Een vergelijkend onderzoek heet intern valide indien het zodanig is opgezet dat uit de onderzoeksresultaten een goede schatting van het therapiegebonden effect kan worden verkregen. Alleen in de aanwezigheid van een referentiegroep is het mogelijk het therapiegebonden effect van de indexbehandeling te bepalen, mits aan bepaalde voorwaarden is voldaan.

Het waargenomen beloop in de indexgroep (WB_1) is samengesteld uit het therapiegebonden effect (TGE), het natuurlijke beloop (NB_1), niet-specifieke factoren (NSF_1) en waarnemingsfouten (WF_1). Het waargenomen beloop in de referentiegroep (WB_0) bestaat uit het natuurlijke beloop (NB_0), niet-specifieke factoren (NSF_0) en waarnemingsfouten (WF_0). Het therapiegebonden effect is in deze groep uiteraard afwezig. De vergelijking tussen index- en referentiegroep kan worden weergegeven als:

$$WB_1 + TGE = NB_1 + NSF_1 + WE_1 \text{ (indexgroep)}$$

$$WB_0 = NB_0 + NSF_0 + WE_0 \text{ (referentiegroep)}$$

Hieruit blijkt dat de vergelijking tussen de index- en referentiegroep ($WB_1 - WB_0$) kan worden geacht het therapiegebonden effect te representeren indien de andere componenten van het waargenomen beloop in beide groepen van gelijke invloed zijn. Interne validiteit is dus gebaseerd op vergelijkbaarheid (tussen de behandelingsgroepen) van natuurlijk beloop, niet-specifieke factoren en waarnemingsfouten. Om interne validiteit te bewerkstelligen heeft de onderzoeker drie methodieken ter beschikking: *randomiseren*, het geven van een *placebo*, en *blinderen*. Met randomiseren wordt beoogd het natuurlijke beloop gelijk te maken. Door een placebo te geven worden de niet-specifieke factoren vergelijkbaar. Door het blinderen van de waarnemer worden de waarnemingsfouten gelijkgemaakt. Deze methodieken behoeven niet onder alle omstandigheden te worden toegepast. Echter, de onderliggende denktrant vormt een leidraad bij de beoordeling van interne validiteit.

3.5.1 Vergelijkbaarheid van natuurlijk beloop

De gegevens van het onderzoek weerspiegelen het effect van de indexbehandeling (ten opzichte van de referentiebehandeling) alleen wanneer de behandelingsgroepen qua natuurlijk beloop vergelijkbaar zijn. Men moet dus gelijke uitkomsten voor de groepen verwachten wanneer dezelfde behandeling gegeven zou worden.

Een arts heeft van nature de neiging de intensiefste behandeling of de voorkeursbehandeling te geven aan de meest ernstig zieke patiënt. Wanneer de arts een hoog risico vermoedt, vormt dit een indicatie voor behandeling. Deze (respectabele) attitude maakt een specifiek toewijzingsschema nodig bij de evaluatie van therapeutische effecten. Immers, patiënten die in de dagelijkse medische praktijk verschillende behandelingen krijgen, hebben per definitie een verschillende indicatiestelling en dus een verschillende prognose. Dit fenomeen, bekend als *indication bias* of *confounding by indication*, vormt een onoverkomelijke hindernis bij alle niet-experimentele evaluatie van therapie.

Het is dus nodig dat de toewijzing van de behandeling op zodanige wijze tot stand gekomen is dat iedere vorm van (bedoelde of onbedoelde) manipulatie van patiënten naar een geprefereerde behandeling is uitgesloten. Alleen dan kunnen qua prognose vergelijkbare groepen verkregen worden. Thans wordt *randomisering* gezien als de methode die hiervoor bij uitstek geschikt is. Immers, bij randomisering is de toewijzing van behandeling volledig onvoorspelbaar en dus ongrijpbaar voor de behandelend arts. Bij een systematisch toewijzingsschema (bijvoorbeeld om en om, of toewijzing gebaseerd op geboorte- of opnamedag) is de behandelend arts tevoren op de hoogte van de toewijzing. Deze kennis vooraf kan de beslissing over toelating beïnvloeden en laat dus mogelijkheden tot manipulatie toe. Op deze grond wordt systematische toewijzing afgewezen. Toewijzing gebaseerd op randomisatie waarbij de arts toegang heeft tot de code alvorens de patiënt definitief (en onherroepbaar) tot het onderzoek is toegelaten, lijdt aan hetzelfde euvel en is dus ondeugdelijk. In een dubbelblinde vergelijking van geneesmiddelen voldoet een systeem met voorverpakte, genummerde medicatie in de regel. Ook kan gekozen worden voor een methode waarbij de apotheek medicatie aflevert conform een verder geheime randomiseringslijst. In een open vergelijking van chirurgische behandeling met voortgezette medicamenteuze behandeling is een systeem van randomisering via het internet of de telefoon een vereiste. Nadat de behandelend arts een ID-code voor de patiënt heeft afgegeven, wordt het resultaat van de randomisering medegedeeld. Het plaatsen van een doosje met enveloppen op het bureau van de arts is een veelgebruikte maar helaas ondeugdelijke methode. De enveloppen kunnen immers naar believen (soms met een aantal tegelijk) geopend worden. De arts is dan op de hoogte van de eerstvolgende behandelingstoewijzing, waardoor selectieve toewijzing tot de mogelijkheden behoort.

In studies met een beperkt aantal patiënten kan er door toevalsvariatie toch een disbalans ontstaan tussen de groepen voor bepaalde prognostische factoren. Om dit te voorkomen wordt bij de randomisatie soms *stratificatie* toegepast.

Stratificatie is randomisatie waarbij rekening wordt gehouden met factoren die van invloed kunnen zijn op het natuurlijke beloop. Er wordt bijvoorbeeld apart gerandomiseerd voor oudere en jongere patiënten. Als dit niet zou gebeuren, zouden door toeval alle jonge patiënten in de behandelingsgroep terecht kunnen komen en alle oudere in de placebogroep. In multicenteronderzoek is het ziekenhuis of de site waar het onderzoek plaatsvindt mogelijk van invloed op de prognose en dit kan dan ook een factor zijn bij de stratificatie. Om het onderzoek praktisch uitvoerbaar te houden wordt het aantal factoren waarvoor wordt gestratificeerd meestal beperkt tot twee of drie.

Een andere aanpassing van de randomisatie in kleine studies kan de *blokrandomisatie* zijn. Dit bestaat eruit dat binnen een bepaald 'blok' van patiënten, bijvoorbeeld zes patiënten, de behandelingen gelijkelijk verdeeld zijn. Bij twee verschillende behandelingen zullen dus in het blok van zes altijd drie mensen behandeling A krijgen en drie mensen behandeling B.

Toevalsvariatie blijft echter een onderdeel van iedere randomisatieprocedure. Bijgevolg zijn qua prognose vergelijkbare groepen niet gegarandeerd, zelfs niet bij een procedureel perfect uitgevoerde randomisatie. Vergelijkbaarheid van natuurlijk beloop (of prognose) dient achteraf te worden geverifieerd aan de hand van de verdeling van prognostisch relevante uitgangswaarden.

3.5.2 Vergelijkbaarheid van niet-specifieke factoren

De keuze van de referentiebehandeling wordt bepaald doordat de onderzoeker vaststelt welke aspecten van de indexbehandeling bestudeerd dienen te worden. Bij een geneesmiddel gaat de interesse meestal uit naar het effect van de stof (de chemische substantie) zelf. Het geneesmiddel wordt dan met een *placebo* vergeleken; het (niet-specifieke) placebo-effect blijft daarmee buiten de vergelijking.

Om het effect van niet-specifieke factoren zo goed mogelijk te bestuderen dient de placebo zo goed mogelijk te lijken op de indexbehandeling. Als de indexbehandeling een tablet is, zal de placebo qua kleur, grootte en dergelijke zo goed mogelijk moeten matchen. Als er twee actieve behandeling (A en B) met elkaar worden vergeleken, kan het moeilijk zijn om de beide behandelingen op elkaar te laten lijken. In dat geval kan gebruikgemaakt worden van de zogeheten *double dummy*. Hierbij worden twee placebo's gebruikt. De patiënt krijgt actief A plus placebo B of placebo A en actief B. Deze techniek kan ook worden gebruikt bij het vergelijken van twee verschillende behandelingsmodaliteiten, bijvoorbeeld injecties en tabletten.

Bij een chirurgische behandeling gaat de belangstelling meestal uit naar het effect van de interventie als geheel in vergelijking met voortgezette medicamenteuze behandeling. In dit geval is het ongewenst een splitsing aan te brengen in het effectieve deel van de interventie (bv. het plaatsen van een bypass), de ongunstige onderdelen van de interventie (bv. perioperatief bloedverlies) en eventuele gunstige 'placebo-effecten'. Er zijn dan per definitie geen niet-specifieke effecten. Patiënten uit de referentiegroep behoeven derhalve geen 'sham-operatie'. De behoefte aan een placebobehandeling komt dus voort uit de perceptie van de onderzoeker over welke aspecten van de indexbehandeling relevant zijn voor de vergelijking en welke niet-specifiek zijn en derhalve buiten de vergelijking dienen te blijven.

In een onderzoek naar de effectiviteit van carotischirurgie bij patiënten die een TIA hadden doorgemaakt en bij wie een carotisstenose van 70 tot 99% was vastgesteld, werd gerandomiseerd naar carotischirurgie dan wel voortgezette medicamenteuze behandeling. In deze situatie wordt de strategische beslissing op korte termijn over te gaan op carotischirurgie vergeleken met de beslissing (voorlopig) door te gaan met een medicamenteuze aanpak. Beide strategische keuzes impliceren een reeks klinische beslissingen, interventies en ander factoren die het beloop kunnen beïnvloeden. Voor de chirurgische ingreep houdt dit in een eventuele wachttijd voordat de operatie kan worden uitgevoerd, perioperatieve profylactische behandeling, chirurgische details, de vaardigheden van de chirurg, postoperatieve behandeling en langdurige medicamenteuze behandeling na een geslaagde interventie. Voor het medicamenteuze beleid betreft het in eerste instantie de keuze van de medicamenten. Later komen hier echter andere factoren bij, zoals het ontwikkelen van een duidelijke indicatie voor chirurgie (bv. een snelle toename van de stenose). De vraagstelling van het onderzoek heeft dus betrekking op een evaluatie van de strategische keuze, waarin opgenomen alle daaruit volgende beleidsbeslissingen. Alle onderdelen van de beleidskeuze dienen in de vergelijking te worden betrokken.

3.5.3 Vergelijkbaarheid van informatieverzameling

Informatie over de uitkomsten in individuele patiënten dient verzameld te worden op een wijze die identiek is voor de behandelingsgroepen. *Geblindeerde* verzameling en beoordeling van gegevens is de gebruikelijke methode, die met name essentieel is bij uitkomsten die onderhevig zijn aan (subjectieve) interpretatie. In een dubbelblind onderzoek, waarbij noch de behandelaar noch de patiënt op de hoogte is van de toegewezen behandeling, vindt deze beoordeling per definitie plaats zonder dat de beoordelaar (de behandelaar en/of de patiënt) op de hoogte is van de toegewezen behandeling. In een open onderzoek dienen hiertoe speciale voorzieningen getroffen te worden.

In het onderzoek naar de effectiviteit van carotischirurgie ligt het voor de hand het optreden van een ipsilaterale beroerte als uitkomst te kiezen. Dit onderzoek kan niet dubbelblind worden opgezet. Het is echter van het grootste belang de vaststelling van de uitkomsten geblindeerd te valideren. De gegevens van alle episodes die potentieel een beroerte kunnen zijn, worden onafhankelijk beoordeeld door een commissie waarvan de leden niet op de hoogte zijn van de behandeling. Voor iedere episode wordt door de commissie bepaald of voldaan is aan de van tevoren vastgestelde criteria voor een beroerte. Een bijkomend voordeel van deze procedure is dat de uitslagen volgens een gestandaardiseerde methode worden bepaald en dus reproduceerbaar zijn. Om deze reden worden dergelijke onafhankelijke classificatieprocedures ook vaak toegepast bij dubbelblind onderzoek.

De keuze van een 'harde' uitkomst (bv. sterfte binnen zeven dagen) maakt geblindeerde verzameling van informatie overbodig. Mits voor iedere patiënt informatie over de gehele (van tevoren bepaalde) observatieduur ingewonnen wordt, is deze uitkomst niet gevoelig voor informatiebias. In deze laatste situatie kan blindering van de behandelende arts of van de patiënt nog steeds nodig zijn in verband met vergelijkbaarheid van niet-specifieke factoren, bijvoorbeeld met betrekking tot het voorschrijven van comedicatie.

3.6 Externe validiteit of generaliseerbaarheid

De mate waarin de bevindingen uit een intern valide, vergelijkend onderzoek van toepassing zijn voor de andere patiënten uit de populatie, wordt aangeduid met de term *externe validiteit* of *generaliseerbaarheid*.

Het spreekt voor zich dat een onderzoek waarvan de methoden incorrect zijn, geen implicaties voor het klinisch handelen met zich meebrengt. Met andere woorden, interne validiteit is een absolute voorwaarde voor externe validiteit. Echter, interne validiteit impliceert geen externe validiteit. Een intern valide onderzoek met patiënten voor wie de criteria van de ziekte vaag of in het geheel niet gedefinieerd zijn, heeft geen externe validiteit. Kernvraag bij het beoordelen van generaliseerbaarheid is of er factoren zijn in de algemene populatie die afwijken van de onderzoekspopulatie en die van invloed kunnen zijn op het gemeten effect.

3.7 Kernpunten

Onderzoek in de confirmatory clinical development-fase heeft tot doel het evalueren van de effectiviteit en het bijwerkingenprofiel van een geneesmiddel. Bij het beoordelen van het waargenomen effect van therapeutische interventies dient rekening gehouden te worden met het natuurlijk beloop van de ziekte, de zogenaamde "niet-specifieke factoren" en het therapiegebonden effect.

De vraagstelling van een onderzoek kent drie kernelementen, te weten: de ziekte, de interventie en het ziektebeloop. Deze dienen door een onderzoeker te worden geanalyseerd bij het opzetten/uitvoeren van een onderzoek.

3.8 Samenvatting

Het doel van de onderzoeken tijdens de confirmatory clinical development-fase is het evalueren van de effectiviteit van een nieuwe behandeling en het bijwerkingenprofiel. De registratieautoriteiten zullen op basis van deze onderzoeken beoordelen of de risk-benefitbalans toelating tot de markt rechtvaardigt.

De onderzoeker die zich bezighoudt met de opzet en uitvoering van dit soort onderzoek moet op een aantal factoren letten. Ten eerste is er de vraag of aan het onderzoek een zinvolle en duidelijke vraagstelling ten grondslag ligt. Ten tweede is er de vraag in hoeverre bij de voorgestelde opzet het waargenomen effect gebaseerd zal zijn op het therapiegebonden effect; zijn er, met andere woorden, afdoende maatregelen genomen om te corrigeren voor variatie in natuurlijk beloop, niet-specifieke factoren en informatieverzameling.

Literatuur

Guyatt G et al. "Evidence-based medicine. A new approach to teaching the practice of medicine". *JAMA* 1992; 268 (17): 2420–5.

NASCET Collaborators, Beneficial Effect of Carotid Endarterectomy in Symptomatic Patients with high Grade Carotid Stenosis, NEJM, 1991; 325: 445–453.

The Dutch TIA trial: protective effects of low-dose aspirin and atenolol in patients with transient ischemic attacks or nondisabling stroke. The Dutch TIA Study Group. Stroke. 1988; 19:512–517.

Statistiek en datamanagement

Egbert Biesheuvel

4.1 Inleiding – 38

4.2 Basisbegrippen beschrijvende statistiek – 38

4.3 Basisbegrippen inferentiële statistiek – 39
4.3.1 Hypothesetoetsing – 39
4.3.2 Steekproefomvang – 41
4.3.3 Puntschatter en betrouwbaarheidsinterval – 43
4.3.4 Equivalentie – 44

4.4 Multipliciteit – 45

4.5 Interim-analyses en adaptive designs – 46
4.5.1 Interim-analyse – 46
4.5.2 Adaptive design – 47

4.6 Ontbrekende data en analyse datasets – 47
4.6.1 Ontbrekende data – 47
4.6.2 Analyse datasets – 49

4.7 Datamanagement – 49

4.8 Meerdere behandelingsgroepen – 50

4.9 Binaire data – 51

4.10 Overlevingsdata – 52

4.11 Systematische reviews en meta-analyse – 53
4.11.1 Systematische review – 53
4.11.2 Meta-analyse – 53

4.12 Kernpunten – 54

4.13 Samenvatting – 55

Literatuur – 55

4.1 Inleiding

We hebben dagelijks te maken met statistiek. De kranten rapporteren statistische informatie over bijvoorbeeld financiële zaken, maar ook over werkloosheid en politiek. Ook in klinisch onderzoek speelt statistiek een belangrijke rol, zeker als het gaat over wetenschappelijke publicaties. De ICH-richtlijn E6, *Guideline for good clinical practice* erkent de essentiële rol van statistiek in het opzetten en analyseren van klinische studies. En de ICH-richtlijn E9, *Statistical principles for clinical trials* is een leidraad voor het goed omgaan met statistische methodologie in klinische studies voor registratiedoeleinden.

Maar wat is statistiek nu eigenlijk? Statistiek is de wetenschap van verzamelen, samenvatten, presenteren en interpreteren van data. Anders gezegd: statistiek is het beschrijven, verklaren en voorspellen van informatie in een wereld vol met variatie om zodoende mogelijke signalen te onderscheiden van de aanwezige ruis.

Dit hoofdstuk zal statistische begrippen en concepten beschrijven die belangrijk zijn in de farmaceutische geneeskunde casu quo het klinisch onderzoek. De nadruk zal liggen op het uitleggen van deze concepten en niet op het rekenwerk.

4.2 Basisbegrippen beschrijvende statistiek

De beschrijvende statistiek houdt zich bezig met het samenvatten van data in kengetallen, zoals een gemiddelde en een standaardafwijking, waarna deze overzichtelijk gepresenteerd kunnen worden in een tabel of gevisualiseerd kunnen worden in een histogram of grafiek en zo inzicht geven in de data.

Data in klinische studies bestaan uit observaties van bepaalde kenmerken van individuen, zoals bloeddruk, bloedgroep en geslacht, die kunnen variëren en daarom worden aangeduid als variabelen. Variabelen kunnen worden onderverdeeld in categorische (kwalitatieve) en kwantitatieve variabelen. Voorbeelden van categorische variabelen zijn: bloedgroep, geslacht (beide nominaal), status van roken en ernst van een aandoening (beide ordinaal). Voorbeelden van kwantitatieve variabelen zijn: lengte, bloeddruk (beide continu) of aantal voorafgaande hartaanvallen (discreet).

Categorische variabelen worden samengevat in de frequentie (aantal) per klasse, of de relatieve frequentie (percentage) per klasse. Visueel kunnen ze worden weergegeven in staafdiagrammen, waarbij de hoogte van de staaf de (relatieve) frequentie aangeeft.

Kwantitatieve variabelen worden samengevat in kengetallen die de *locatie* (centrum) en de *spreiding* van de data weergeven.

De meest voorkomende maten voor de locatie zijn het (rekenkundig) gemiddelde en de mediaan.

Het *gemiddelde* (genoteerd als $\bar{x}$) is de som van alle observaties x_1, x_2 tot en met x_n gedeeld door het aantal (n) observaties: $\bar{x} = (x_1 + ... + x_n)/n$. Het gemiddelde wordt veel gebruikt als de data een symmetrische en unimodale verdeling (met maar één piek) volgen.

De *mediaan* is 'de middelste' waarde van de geordende data. Een voordeel van de mediaan is dat deze veel minder gevoelig is voor uitschieters. Bij enkele extreem hoge of lage waarden zegt een gemiddelde niet veel over de overige waarden, maar blijft de mediaan ongewijzigd.

De *modus* is binnen een frequentieverdeling de waarde of klasse die het vaakst voorkomt ('Jan Modaal').

Maten voor de spreiding in de data zijn de (interkwartiele) range, variantie en standaardafwijking.

Data kunnen verdeeld worden in vier kwartielen (gescheiden door Q1, Q2 en Q3), waarbij elk *kwartiel* een kwart van de data bevatten, van klein tot groot. De *range* is het verschil tussen de grootste en kleinste waarde. De *interkwartiele range* is het verschil tussen het derde en het eerste kwartiel.

De *variantie* is gebaseerd op de afstand van iedere observatie tot het gemiddelde $x_i - \bar{x}$. Hier simpelweg de som van nemen resulteert in nul, want dat is de definitie van het gemiddelde. Daarom wordt het kwadraat genomen om de afstand altijd positief te maken en daarna gemiddeld om een indruk te geven van de afstand tot het gemiddelde. Dit is de variantie:

$$Var(x) = \frac{(x_1 - \bar{x})^2 + \ldots + (x_n - \bar{x})^2}{n-1}$$

(Opmerking: voor technische en interpretatieredenen moet er door n-1 worden gedeeld, hoewel dit voor grote datasets bijna geen verschil maakt.)

Nadeel van de variantie is dat ze niet in de juiste schaal/eenheid is. Een voor de hand liggende oplossing is het nemen van de wortel. Dit leidt tot de *standaardafwijking*, die vaak wordt afgekort tot *s*, σ of SD (van het Engels: *standard deviation*):

$$s = \sqrt{\operatorname{var}(x)}$$

De standaardafwijking is dus een maat voor het verschil van iedere meting ten opzichte van het gemiddelde van alle metingen.

Er is vaak verwarring tussen de standaardafwijking van een waarneming en de standaardafwijking van een statistische grootheid zoals het gemiddelde, die een rol speelt in de inferentiële statistiek. (In het Engels wordt de eerste aangeduid als SD en de tweede als SEM, *standard error of the mean*) De SD is dus een maat voor de spreiding van één waarneming, de SEM is een maat voor de precisie van het gemiddelde; SEM = SD/√n. Deze relatie wordt ook wel de *wortel-n-wet* genoemd (zie ook Altman & Bland, 2005).

Bij de vaak voorkomende *normale verdeling* liggen de data voor 95% tussen plus en min twee maal de standaardafwijking van het gemiddelde.

4.3 Basisbegrippen inferentiële statistiek

4.3.1 Hypothesetoetsing

De inferentiële statistiek probeert aan de hand van een steekproef uitspraken te doen over de gehele populatie. Dit kan bijvoorbeeld door hypotheses te toetsen, effecten te schatten en betrouwbaarheidsintervallen te geven. Aan de hand van het volgende voorbeeld zal het concept van hypothese toetsen en gerelateerde begrippen worden uitgelegd.

- **Voorbeeld 1**

In een klinische studie naar patiënten met te hoge bloeddruk zijn 10 willekeurige patiënten behandeld met een nieuw, veelbelovend bloeddrukverlagend geneesmiddel (N) en 10 andere patiënten met een placebo (P). We willen weten of het geneesmiddel werkt of niet. Aan het einde van de studie nemen we de volgende verlagingen waar (◘ tabel 4.1).

We willen een uitspraak doen of het nieuwe geneesmiddel werkt. Omdat we slechts een steekproef onderzoeken, kunnen we nooit een 100% zekere uitspraak doen voor de hele populatie, maar slechts een uitspraak die een zekere kans van waarheid bevat. Met behulp van een

◘ Tabel 4.1   Studieresultaten.

behandeling			
nieuw geneesmiddel (N)		placebo (P)	
patiëntnummer	verlaging* in diastolische bloeddruk	patiëntnummer	verlaging* in diastolische bloeddruk
	mmHg		mmHg
1	8,1	2	9,7
3	29,5	5	−10,8
4	4,4	6	12,7
7	−4,1	8	2,9
10	10,6	9	−0,9
11	−2,4	13	−3,3
12	3,5	14	11,8
15	22,8	16	−13,3
17	12,1	19	4,0
18	17,4	20	−4,8
gemiddelde	10,2	gemiddelde	0,8
sd	10,7	sd	9,1
n	10	n	10

* negatieve waarden geven een toename in diastolische bloeddruk weer

toets zullen we de bewering verwerpen als die op grond van de waarnemingen te onwaarschijnlijk is om waar te zijn.

De gedachtegang van de statisticus is als volgt.

We veronderstellen dat er geen verschil bestaat tussen het nieuwe middel en de placebo. Toch vinden we een verschil in de studie. In de analyse berekenen we de kans om dit resultaat te vinden (onder de aanname dat er geen verschil is). Als deze kans klein is, concluderen we dat de aanname/stelling erg onwaarschijnlijk is en dat er dus een verschil bestaat.

Voor de toetsing gebruiken we een *nulhypothese* (H_0) en een *alternatieve hypothese* (H_1). H_0 is de bewering die we willen verwerpen en H_1 is de bewering is die we graag willen bewijzen (het complement van H_0). De hypotheses luiden:
- H_0: het nieuwe middel verlaagt de bloeddruk niet beter dan de placebo.
- H_1: het nieuwe middel verlaagt de bloeddruk beter dan de placebo.

H_0 wordt getoetst met een toetsingsgrootheid (zeg T). T drukt daarbij de 'afstand' (*likelihood*) uit tussen de geobserveerde resultaten en de verwachte resultaten onder de nulhypothese in de richting van de alternatieve hypothese, waarbij rekening wordt gehouden met de spreiding in de data.

In ons voorbeeld ligt het voor de hand om het verschil tussen beide groepsgemiddelden te nemen als maat voor de afstand en te corrigeren met de variantie van dit verschil. Op deze manier ontstaat de bekende t-toets ofwel *student t-toets*. Een zeer populaire toets voor continue data bij voldoende waarnemingen.

Deze toetsingsgrootheid wordt omgezet in een *p-waarde* (van het Engels: *probability value*), waarbij de p-waarde de kans is op de gevonden resultaten (of extremer) onder de nulhypothese. Ofwel de p-waarde is de kans dat het gevonden verschil op toeval berust, onder de aanname dat er in werkelijkheid geen verschil bestaat. Bij een kleine p-waarde is dit dus onwaarschijnlijk

Tabel 4.2 Beslisproces bij het toetsen van hypotheses.

werkelijkheid (onbekend voor iedereen)	conclusie na het onderzoek	
	H_0 wordt niet verworpen	H_0 wordt verworpen
H_0 is waar	kans $(1 - \alpha)$	kans α (significantieniveau)
	✓	type-I-fout
H_0 is niet waar	kans β	kans $(1 - \beta)$ (onderscheidingsvermogen)
	type-II-fout	✓

en beslissen we dat er wel een verschil bestaat. Een dergelijke beslissing kan aannemelijk maar desalniettemin fout zijn. Deze fout wordt aangeduid als *type-I-fout* en moet 'acceptabel' klein zijn. Met andere woorden: de type-I-fout is de kans dat er een verschil wordt gevonden terwijl het er in werkelijkheid *niet* is (vals-positief).

Gewoonlijk wordt deze vals-positieve foutmarge op 5% gezet. De waarde ervan moet voorafgaand aan de toetsing worden vastgesteld en wordt aangeduid als het *significantieniveau* van de toets, ofwel het α-niveau.

Als de p-waarde dus kleiner is dan het vooraf vastgelegde significantieniveau, wordt de nulhypothese verworpen en is het resultaat statistisch significant!

In het voorbeeld is de toetsingsgrootheid $T=2{,}116$, wat resulteert in een p-waarde van $p=0{,}0243$. Dat is kleiner dan het significantieniveau van 5%, en dus kan de nulhypothese worden verworpen en is statistisch aangetoond dat het nieuwe middel werkt!

Het zal niet verbazen dat er ook een *type-II-fout* is (aangeduid met β): de kans op een foutieve beslissing door de nulhypothese niet te verwerpen, terwijl in werkelijkheid de alternatieve hypothese waar is. Met andere woorden: de type-II-fout is de kans dat er *geen* verschil wordt gevonden terwijl dat er in werkelijkheid *wel* is (vals-negatief).

Als het nieuwe middel echt werkt, moet het experiment dit natuurlijk ook aantonen. Het complement van de type-II-fout wordt het *onderscheidingsvermogen* (Engels: *power*) van de toets genoemd. Dit is de kans dat het effect wordt aangetoond (alternatieve hypothese) als dat er ook werkelijk is. Het onderscheidingsvermogen voor een klinische studie wordt vaak op 80% of 90% gezet. Tabel 4.2 geeft een overzicht van het beslisproces bij het toetsen van hypotheses.

Deze kansen kunnen beïnvloed worden door de steekproefomvang van de studie: hoe groter de steekproefomvang, hoe kleiner de variatie van de toetsingsgrootheid en dus hoe preciezer het antwoord en des te groter het onderscheidingsvermogen (als het effect werkelijk bestaat).

4.3.2 Steekproefomvang

Een kleine studie zal dus alleen grote behandelingseffecten kunnen aantonen en klinisch relevante maar kleinere effecten over het hoofd kunnen zien. Een grote studie zal kleine behandelingseffecten statistisch significant kunnen aantonen, maar dat zegt niets over de klinische relevantie. Ook kost een te grote studie nodeloos veel geld, patiënten en tijd. Om deze reden is in de richtlijnen (ICH E6, *Good Clinical Practice*) opgenomen dat ieder protocol de omvang van de studie moet verantwoorden, inclusief reflectie op de keuze van het significantieniveau, het onderscheidingsvermogen en de klinische relevantie.

Als de onderzoeksvraag bekend is, kan de steekproefomvang van de klinische studie worden bepaald aan de hand van zes vragen:

1. *Hoe worden de behandelingen toegekend aan de patiënten?*
   Dit hangt af van het design van de studie. Zie ▶ H. 3 voor overwegingen inzake studiedesigns.
2. *Welke eindpunten (criteria) worden gebruikt om het behandelingseffect te meten?*
   Een continu eindpunt (in ons voorbeeld: verlaging in bloeddruk), een binair eindpunt (meestal minder precieze informatie en dus meer patiënten nodig), of meerdere criteria (zowel systolische als diastolische bloeddruk)?
3. *Wat is de spreiding van het gekozen eindpunt?*
   Die kan vaak aan de hand van eerdere studies worden ingeschat. Hoe groter de spreiding ten opzichte van het verwachte behandelingseffect, hoe meer patiënten nodig zijn om het effect aan te tonen.
4. *Wat is het behandelingseffect dat men verwacht of wil aantonen?*
   Dit effect wordt vaak aangeduid met Δ. Hoewel Δ onbekend is, kan dit vaak worden ingeschat aan de hand van literatuur, eerdere klinische studies en klinische relevantie. In ons voorbeeld is een verschil van 5 mmHg klinisch relevant, maar ons nieuwe middel zou ook best nog beter kunnen zijn. Een groter effect is makkelijker te vinden, wat betekent dat er minder patiënten nodig zijn in de studie.
5. *Wat is de nog acceptabele kans op een type-I-fout (α-niveau)?*
   Meestal is het significantieniveau 5%, maar dit kan ook strenger zijn (1%) of juist liberaler (10%). Bij een kleinere α is de kans op een toevalsbevinding kleiner, waardoor de beoogde studieomvang zal toenemen.
6. *Wat is de nog acceptabele kans op een type–II-fout (β)?*
   Een lage β (en dus een hoog onderscheidingsvermogen, of hoge *power*) betekent dat de kans klein is dat een werkelijk bestaand verschil wordt gemist. Hoe groter het onderscheidingsvermogen, hoe groter de studieomvang moet zijn.

In ons voorbeeld van een studie naar hoge bloeddruk hebben we een steekproefomvang van n=44 patiënten per groep nodig om een klinisch relevant verschil van $\Delta = 5$ mmHg met een power van 90% aan te tonen, als we een significantieniveau (α) van 5% hanteren en een spreiding van $\sigma = 8$ mmHg aannemen.

Merk op dat er een samenspel is tussen de keuzes van de type-I-fout en de *power* van een studie: een kleinere kans op een type-I-fout betekent dat de p-waarde kleiner moet zijn om significant te worden, en dus wordt het ook moeilijker om een werkelijk effect aan te tonen, dus wordt de *power* daardoor kleiner.

Een belangrijk punt dat nog niet is besproken, is de discussie over *eenzijdig* of *tweezijdig* toetsen. Tot nu toe ging het over eenzijdige toetsen: het effect kan slechts in een richting zijn. In klinisch onderzoek zijn tweezijdige toetsen veel meer op zijn plaats: het effect kan beide kanten op, zowel beter als slechter. Als neutrale beschouwer van een onderzoek ligt het voor de hand om met een effect in beide richtingen rekening te houden. Overheden verwachten dan ook tweezijdige toetsen en tweezijdige p-waarden.

In ons voorbeeld vertaalt een tweezijdig toetsingprobleem zich in:
- H_0: er is geen verschil in bloeddrukverlaging tussen N en P.
- H_1: er is een verschil in bloeddrukverlaging tussen N en P.

Hierbij kan het nieuwe middel beter zijn dan de placebo, maar ook slechter. Om de totale type-I-fout op het vastgestelde α-niveau te houden, is het gebruikelijk om een ½ α toe te staan in ieder van de richtingen. Het wordt dus moeilijker om een statistisch significant effect aan te tonen in één van de richtingen. In ons voorbeeld (p=0,0243) blijft het effect nog maar net statistisch significant als er tweezijdig wordt getoetst op 5%, dit is 2,5% in iedere richting. Een andere manier is om de eenzijdige p-waarde (p=0,0243) te verdubbelen (met een maximum van 1) om tot een tweezijdige p-waarde te komen. Waarna deze tweezijdige p-waarde (p=0,0486) wordt gebruikt op α-niveau (hier 5%).

Ook wordt de beoogde steekproefomvang groter bij tweezijdig toetsen. In ons voorbeeld moet de steekproefomvang worden vergroot tot n=54 per groep als de toets tweezijdig wordt uitgevoerd.

4.3.3 Puntschatter en betrouwbaarheidsinterval

Helaas vertelt een statistisch significante p-waarde niet hoe groot het behandelingseffect is, maar zegt het alleen dat het onwaarschijnlijk is dat het effect is toe te schrijven aan toeval. Omgekeerd vertelt een niet-significante p-waarde niet dat de behandeling niet werkt, maar alleen dat het effect statistisch niet is aangetoond.

De grootte van het behandelingseffect wordt weergegeven door een puntschatting en een *betrouwbaarheidsinterval* (Engels: *confidence interval*, CI). De puntschatting is een schatting van het werkelijke (onbekende) effect op de juiste schaal, en een betrouwbaarheidsinterval voor het behandelingseffect is een interval dat met een bepaalde kans (meestal 95%) het werkelijke (onbekende) behandelingseffect bevat. Overheden maar ook wetenschappelijke tijdschriften benadrukken steeds meer dat bij het rapporteren van resultaten betrouwbaarheidsintervallen gebruikt moeten worden in aanvulling op p-waarden.

Merk op dat het gebruik van puntschatters met betrouwbaarheidsintervallen ook goed mogelijk is in een exploratieve klinische studie, waar het toetsen van hypotheses veel minder van toepassing is.

In ons voorbeeld wordt het verschil in behandelingseffect als schatting genomen (namelijk 9,4) met het bijbehorende tweezijdige 95%-betrouwbaarheidsinterval dat berekend kan worden als (0,06, 18,72). Dit betekent dat het werkelijke behandelingseffect met 95% kans tussen de 0,06 en 18,72 ligt. In ons onderzoek kan het werkelijke behandelingseffect dus ook nog zo klein zijn dat het klinisch niet relevant is.

Er is een belangrijke relatie tussen een hypothese toetsen en betrouwbaarheidsintervallen. Met behulp van een puntschatting en een p-waarde kan een betrouwbaarheidsinterval worden afgeleid en omgekeerd.

In de situatie dat men een verschil wil aantonen (zoals in ons voorbeeld van een tweezijdige toets), geldt de volgende relatie:

| H_0 wordt verworpen op significantieniveau α | ⇔ | het (1 - α)% betrouwbaarheidsinterval sluit 0 uit |

In ons voorbeeld:

| met p=0,0486 wordt H_0 verworpen met een tweezijdige toets op α = 5% | ⇒ | het 95%-betrouwbaarheidsinterval sluit 0 uit |
| H_0 wordt verworpen op significantieniveau α = 5% | ⇐ | het 95%-betrouwbaarheidsinterval (0,06, 18,72) sluit 0 uit |

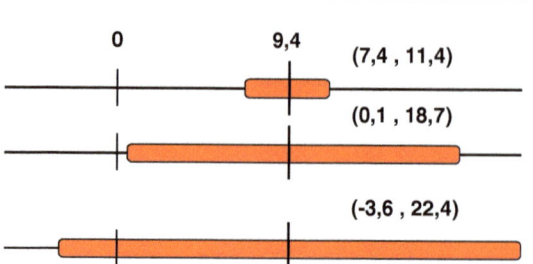

● **Figuur 4.1** Interpretatie betrouwbaarheidsinterval.

● Figuur 4.1 laat zien hoe de breedte van het betrouwbaarheidsinterval de interpretatie verandert.

Deze conclusies kunnen we alleen trekken als het onderzoek gerandomiseerd is en blind is uitgevoerd. Het essentiële belang van *randomisatie* en *blindering* in klinische studies is beschreven in ▶ H. 3.

Klinische studies kunnen niet alleen aan de hand van hun ontwerp worden geclassificeerd, maar ook aan de hand van hun hypotheses:

- *Superioriteitsstudie*: ontworpen om aan te tonen dat de ene behandeling effectiever is dan de andere.
- *Non-inferioriteitsstudie*: ontworpen om aan te tonen dat de ene behandeling niet noemenswaardig slechter is dan de andere (maar deze behandeling heeft wel andere voordelen).
- *Equivalentiestudie*: ontworpen om aan te tonen dat beide behandelingen gelijkwaardig zijn.

Gegeven de discussie over toetsing van hypotheses en typen fouten mag het duidelijk zijn dat het aantonen van non-inferioriteit/equivalentie meer is dan een niet-significant resultaat in een superioriteitsstudie!

4.3.4 Equivalentie

Wanneer zijn behandelingen equivalent? In de praktijk wordt van tevoren een klinisch acceptabel maximumverschil Δ gedefinieerd. Als het werkelijke behandelingsverschil minder is dan Δ, worden de behandelingen equivalent genoemd.

- H_0: behandelingsverschil is groter of gelijk aan Δ.
- H_1: behandelingsverschil is kleiner dan Δ.

Dit klinisch acceptabele maximumverschil Δ moet uiteraard kleiner zijn dan een klinisch relevant verschil, maar het bepalen van Δ is een onderwerp op zichzelf. Vaak wordt hiervoor een meta-analyse uitgevoerd. Belangrijk hierbij zijn de richtlijnen van de EMA (*Guideline on the choice of the non-inferiority margin*, 2005) en de FDA (*Guidance for industry, non-inferiority clinical trials*, 2010).

Bij het toetsen van equivalentie wordt vrijwel altijd gebruikgemaakt van de volgende belangrijke relatie met betrouwbaarheidsintervallen:

| H_0 wordt verworpen op significantie niveau α | ⇔ | het $(1 - \alpha)\%$ betrouwbaarheidsinterval ligt binnen $(-\Delta, +\Delta)$ |

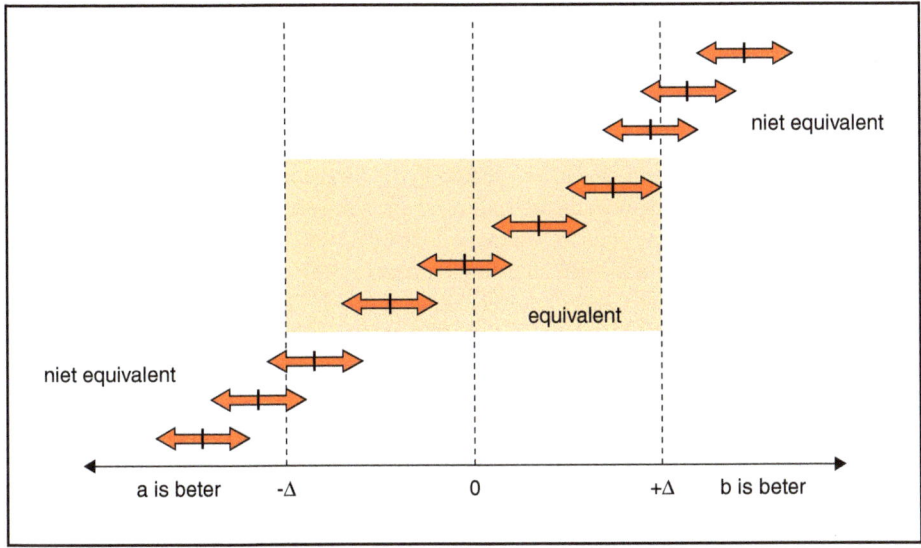

■ **Figuur 4.2** Equivalentie en betrouwbaarheidsintervallen.

■ Figuur 4.2 laat zien wanneer er wel en niet equivalentie wordt aangetoond met behulp van een betrouwbaarheidsinterval.

Een non-inferioriteitsstudie kan min of meer beschouwd worden als een eenzijdige variant van een equivalentiestudie: de behandeling mag niet slechter zijn dan de vooraf te bepalen marge Δ. Equivalentiestudies komen vaak voor in fase I (zoals bio-equivalentiestudies), terwijl non-inferioriteitsstudies gebruikelijker zijn in fase-III-onderzoek, waarbij de vergelijkende behandeling vaak de gouden standaard is.

4.4 Multipliciteit

In het algemeen wordt een totale vals-positieve foutmarge (type-I-fout) van 5% geaccepteerd. Maar wat als er verschillende toetsen worden uitgevoerd op 5%-niveau? Bijvoorbeeld:
- de onderlinge vergelijking van diverse behandelingen (verschillende doseringen versus placebo);
- verschillende eindpunten (diastolische en systolische bloeddruk, effectiviteit en veiligheid, maar ook responders en samengestelde eindpunten in aanvulling op de afzonderlijke eindpunten);
- diverse tijdstippen;
- subgroepen (op grond van leeftijd, geslacht, ernst van de aandoening, baseline-karakteristieken);
- interim-analyses.

De kans dat er ten minste één vals-positief resultaat wordt geclaimd, is bij verschillende toetsen al snel veel groter dan 5%! Bij twee onafhankelijke toetsen is de kans op ten minste één vals-positief resultaat al bijna 10%, bij 10 (50) onafhankelijke toetsen is deze kans al ruim 40% (92%).

Dit is onacceptabel voor overheden en wetenschappelijke publicaties. Zie bijvoorbeeld ook de aandachtspunten van de EMA (*Points to consider on multiplicity issues in clinical trials*, 2002). Het is dan ook noodzakelijk om vooraf een strategie vast te leggen hoe er wordt omgegaan met multipliciteit om de totale foutmarge toch onder controle te houden: 1) vermijd het door slechts één vergelijking (eindpunt, tijdstip, behandeling) als primaire hypothese te selecteren, of 2) selecteer een statistische methode die hiervoor corrigeert. Een eenvoudige en vaak toegepaste methode is de *Bonferroni-correctie*: test ieder van de k-vergelijkingen op een α-niveau van $α/k$. Deze methode controleert de totale vals-positieve fout, maar kan erg conservatief zijn. Er is een scala aan statistische methoden beschikbaar die corrigeren voor multipliciteit. Welke methode wordt gekozen, hangt af van de vraagstelling, het design en het type data. Bekende voorbeelden zijn *Dunnett* (bij het vergelijken van meerdere doseringen versus placebo), *Pocock* en *O'Brien-Fleming* (bij een sequentiële proefopzet met meerdere tijdstippen), *Holm* en *Hochberg* (bij meerdere eindpunten).

Merk op dat het corrigeren voor multipliciteit vaak ten koste gaat van de *power* van de studie. Immers: als ieder van de afzonderlijke toetsen een vals-positieve foutenmarge heeft die kleiner is dan 5% (om de totale type-I-fout op 5% te houden), moet iedere p-waarde kleiner zijn om significant te worden en dus wordt de kans om een werkelijk effect te vinden (*power*) kleiner.

Het zoeken naar significante effecten in subgroepen bij een negatief studieresultaat is dan ook moeilijk vanwege multipliciteit, en vaak misleidend. Er zijn bijna altijd subgroepen te definiëren die significante effecten laten zien. Dit is anders dan het verzoek van overheden om altijd naar subgroepen te kijken. Hier gaat het om het onderzoeken of de behandelingseffecten homogeen zijn voor de diverse groepen. Hierbij is het inzichtelijker om behandelingseffecten en betrouwbaarheidsintervallen voor iedere subgroep te geven en afzonderlijke p-waarden te vermijden.

Het mag duidelijk zijn dat bij het retrospectief en ad-hoc zoeken in databestanden (*datadredging*) naar significante effecten het multipliciteitsprobleem zich ook nadrukkelijk voordoet! Het op zichzelf beoordelen van zulke bevindingen is dan ook niet goed mogelijk omdat onduidelijk is hoeveel toetsen er in totaal zijn uitgevoerd.

4.5 Interim-analyses en adaptive designs

4.5.1 Interim-analyse

Een *interim-analyse* is het tussentijds evalueren van data met het doel om tussentijdse beslissingen te nemen (voor de studie in kwestie). De redenen kunnen divers zijn, bijvoorbeeld:
- eerder willen stoppen als er al een aantoonbaar behandelingseffect is;
- stoppen bij tegenvallende resultaten als er geen statistisch significant behandelingseffect meer verwacht wordt aan het eind van de studie ('*futiliteit*');
- herberekenen van de studieomvang, omdat parameters (zoals variantie) verkeerd zijn geschat bij het opzetten van de studie;
- evalueren van bijwerkingen.

Het probleem van multipliciteit doet zich hier ook vaak gelden. Bij het uitvoeren van een interim-analyse is het dan ook van belang om de (statistische) principes van tevoren vast te leggen in het protocol: aantal interim-analyses, redenen en welke correctie om de type-I-fout onder controle te houden. Merk op dat indien men eerder stopt vanwege futiliteit niet de type-I-fout maar juist de type–II- fout (vals-negatief) in het geding komt.

Een ander belangrijk aspect is de uitvoering van de interim-analyse. Dit moet een zo vertrouwelijk mogelijk proces zijn om de validiteit van de studie te waarborgen, zeker als er sprake is van ontblindering tijdens de interim-analyse. Immers, kennis van de tussentijdse resultaten kan de voortgang van de studie beïnvloeden en zo onzuiverheid introduceren. Het is dan ook heel gebruikelijk (en vaak aangeraden door overheden) dat een onafhankelijke partij de interim-analyse uitvoert en alleen de conclusie ervan meedeelt aan het studieteam, om het vervolg van de studie zo min mogelijk te beïnvloeden. Deze onafhankelijke partij, vaak aangeduid als *data monitoring committee* (DMC), is niet betrokken bij de uitvoering van de studie en maakt geen deel uit van de sponsor van de studie.

4.5.2 Adaptive design

De laatste jaren is een *adaptive design* een populaire proefopzet. Het idee bij een adaptive design is de mogelijkheid om op basis van interim-analyses aspecten van de studie aan te passen zonder de validiteit van de resultaten aan te tasten. Aanpassingen zijn bijvoorbeeld: verandering van de studiegrootte voor het resterende deel van de studie, verandering in het primaire eindpunt, het discontinueren van een of meer behandelingsgroepen, of het beperken van de oorspronkelijke populatie tot een specifieke hoogrisicogroep.

Adaptive designs zijn complex en niet zonder problemen. Buiten alle logistieke complicaties, zijn vooral de interpretatie van de resultaten en het berekenen van schatters en betrouwbaarheidsintervallen lastig. Hoe een behandelingseffect te interpreteren als het primaire eindpunt en de oorspronkelijke populatie zijn aangepast?

De recente *draft*-richtlijn van de FDA (*Guidance for industry, adaptive design clinical trials for drugs and biologics*, 2010) onderscheidt duidelijk twee categorieën: 1) designs die we goed begrijpen, en 2) designs die we niet goed begrijpen. Tot de eerste categorie behoren bijvoorbeeld de groepsequentiële methoden en aanpassen van de steekproefgrootte op blinde gegevens (dus zonder te weten wie welke behandeling heeft). In de tweede categorie behoren bijvoorbeeld het aanpassen van de steekproefgrootte op grond van interim-effectschatters en het aanpassen van meer designaspecten binnen één en dezelfde studie. Het is duidelijk een gebied in beweging, waarbij nog niet alles uitgekristalliseerd is.

Het is een veelvoorkomend misverstand dat adaptieve studies sneller en goedkoper zouden zijn dan conventionele studies. Dat is natuurlijk niet het geval als besloten wordt de steekproefomvang te vergroten. Een adaptieve studie biedt mogelijkheden om tussentijds bij te sturen of te corrigeren en zodoende betere informatie te krijgen zonder de validiteit van de resultaten aan te tasten. Een adaptive design is geen methode om de resultaten van een studie die dreigt te falen aan te passen in een poging er toch nog een succesvolle studie van te maken. Het is *adaptive by design* en dus van tevoren bedacht en vastgelegd, niet pas na het zien van tegenvallende resultaten.

4.6 Ontbrekende data en analyse datasets

4.6.1 Ontbrekende data

In iedere klinische studie zullen er altijd patiënten zijn van wie data ontbreken. Een belangrijke vraag is hoe om te gaan met deze patiënten? De data van deze patiënten totaal uitsluiten in de analyse kan leiden tot grote onzuiverheid. Stel dat een grote groep patiënten op een bepaalde behandeling uitvalt vanwege ernstige bijwerkingen en gebrek aan effectiviteit, dan kan het negeren van deze data het geschatte behandelingseffect duidelijk vertekenen.

Er bestaat geen universele methode om met ontbrekende data in klinische studies om te gaan. Toch zijn er wel een aantal methoden om met ontbrekende data om te gaan in de statistische analyse:

- *Complete case*-analyse: alleen de patiënten met complete data worden meegenomen in de analyse. Het aantal waarnemingen is dan flink kleiner en dus is het onderscheidingsvermogen lager dan voorzien.
- *Single imputation*: het vervangen van de ontbrekende waarden door een goede schatting om zo de data compleet te maken. Bijvoorbeeld door een gemiddelde waarde in te vullen. Het bekendste voorbeeld van single imputatie is de LOCF-methode (*last observation carried forward*), waarbij de laatst gemeten waarde wordt ingevuld voor alle volgende, ontbrekende waarden. Deze methode was (is) zeer populair en kan onder bepaalde aannames conservatieve schattingen geven. Steeds vaker echter worden ook de nadelen van deze methode erkend, zoals een te kleine variantie.
- *Multiple imputation*: het meerdere keren vervangen van een ontbrekende waarde, waarbij telkens de analyse wordt uitgevoerd en uiteindelijk de gegevens worden samengevoegd. Op deze manier kan de variantie correct worden geschat en kunnen de imputaties ook afhangen van het karakter van de ontbrekende data. Nadeel is dat de resultaten beïnvloed worden door de juiste keuze van imputatie.
- Geavanceerde methoden zoals *likelihood-based*-methoden en *pattern mixture*-modellen. Deze methoden proberen op grond van statistische kennis de ontbrekende data impliciet te verdisconteren in de analyse. Grondige statistische kennis is noodzakelijk om te kunnen beoordelen of de methode valide is in een bepaalde situatie.

Het is van belang om te weten door welke oorzaak de data ontbreken, want die oorzaak bepaalt het karakter van de ontbrekende data en ook welke statistische methode geschikt is om hiermee om te gaan. Statistici onderscheiden verschillende vormen van ontbrekende data:

- *Missing completely at random* (MCAR), waarbij de ontbrekende waarde niet afhangt van de waarden in verleden, heden en toekomst, maar bijvoorbeeld aan het toevallig niet werken van het meetapparaat. De complete case is valide onder MCAR.
- *Missing at random* (MAR), waarbij de ontbrekende waarde mag afhangen van het verleden, maar niet van het heden en de toekomst, bijvoorbeeld alleen de mensen met voorheen extreem lage waarden ontbreken. LOCF maakt gebruik van deze aanname.
- *Missing not at random* (MNAR), waarbij de ontbrekende waarde wel afhangt van het heden en/of de toekomst, bijvoorbeeld de waarde is te hoog om door het apparaat gemeten te worden, of de patiënt heeft geen meting vanwege een serieuze bijwerking.

Merk op dat MCAR de sterkste aanname maakt en MNAR de minst sterke.

Het is van belang om vooraf te bedenken en vast te leggen hoe er met ontbrekende data zal worden omgegaan. En het is in alle situaties raadzaam om sensitiviteitsanalyses toe te passen. Zie ook de Europese richtlijn (*Guideline on missing data in confirmatory clinical trials*, 2010). Een sensitiviteitsanalyse is een aanvullende analyse om te zien hoe gevoelig de conclusies zijn als een bepaalde aanname/methode in de finale analyse wordt vervangen door een andere. Bijvoorbeeld, hoe verandert de conclusie als een LOCF-methode wordt vervangen door een pattern mixture-model.

4.6.2 Analyse datasets

Het gebruik van de verschillende datasets in de analyse is gerelateerd aan de discussie over ontbrekende data.

Een *per protocol*-(PP) dataset is beperkt tot die patiëntengroep die het protocol precies genoeg heeft gevolgd, dus de behandeling netjes heeft afgemaakt, zich netjes heeft gehouden aan alle regels en (bijna) geen ontbrekende gegevens heeft. Deze analyse beperkt zich min of meer tot de ideale patiëntengroep en kan op die manier nogal vertekenen. (Als bijna alle patiënten uitvallen vanwege ernstige bijwerkingen, zal de overgebleven groep een te gunstig effect weergeven.) Wel is deze groep maximaal blootgesteld aan de behandeling en speelt zodoende een belangrijke rol bij een non-inferioriteitsvraagstelling en het beoordelen van het maximaal bereikbare effect.

Een *intention-to-treat*-(ITT) aanpak is het andere uiterste: alle patiënten worden meegenomen in de analyse met de behandeling die ze hadden moeten krijgen volgens het randomisatieproces, ongeacht of ze deze behandeling ook echt hebben gekregen (of zelfs een andere hebben ondergaan). Deze aanpak geeft in veel gevallen een conservatieve vergelijking tussen de diverse behandelingen en weerspiegelt veel beter de dagelijkse praktijk dan de PP-analyse. Een LOCF-methode werd/wordt vaak gebruikt om met ontbrekende data om te gaan.

Omdat ITT nogal eens verwees naar een populatie die zich beperkte tot patiënten die daadwerkelijk behandeld waren en waarover ook gegevens met betrekking tot een primair eindpunt bekend waren, is er geprobeerd om deze spraakverwarring te voorkomen en heeft men de term *full analysis set* geïntroduceerd in de ICH-richtlijn E9. De full analysis set benadert het ITT-principe zo goed mogelijk. In de praktijk wordt echter de term ITT nog vaak gebruikt.

De keuze welke dataset in de primaire analyse wordt gebruikt, wordt voorafgaand aan het onderzoek vastgelegd in het studieprotocol. In fase-III-studies is dat vaak een ITT-aanpak. De andere dataset kan dan worden gebruikt voor een sensitiviteitsanalyse.

4.7 Datamanagement

Hiervoor is beschreven hoe er met ontbrekende data kan worden omgegaan in de analyse, maar voorkomen is natuurlijk beter dan genezen (zie ook Little e.a., 2012). Hierbij speelt klinisch datamanagement een belangrijke rol.

Klinisch datamanagement is het proces van verzamelen, valideren en beheren van patiëntdata in klinische studies in overeenstemming met de richtlijnen en standaarden. In de praktijk is er daarom bij bijna iedere klinische studie een datamanager betrokken die dit hele proces overziet. Het primaire doel is het leveren van volledige data van hoge kwaliteit door het aantal fouten en ontbrekende data tot een minimum te beperken.

Het proces begint al tijdens de ontwikkeling van het studieprotocol door een database op te zetten die alle data zal gaan bevatten en door het *case report form* (CRF) te ontwerpen. Het CRF is het hulpmiddel/medium om alle gegevens van elke patiënt te verzamelen. Traditioneel is dit een papieren versie, maar een elektronische versie (eCRF) is steeds gangbaarder, zodat data direct kunnen worden overgezet naar de database. Het CRF moet zo ontworpen worden dat alle data precies volgens het protocol worden verzameld. Als bijvoorbeeld het lichaamsgewicht in 1 decimaal nauwkeurig gemeten moet worden, moet dit duidelijk uit het CRF blijken, zodat misverstanden bij het invullen worden voorkomen en het gewicht op een consistente manier voor iedere patiënt wordt verzameld.

Om de data te valideren worden er *edit checks* geprogrammeerd. Deze checks genereren *queries* die mogelijk foutieve data identificeren, die vervolgens aan de onderzoekers kunnen worden gemeld om verklaard en/of gecorrigeerd te worden. Als bijvoorbeeld het protocol voorschrijft dat de leeftijd van de patiënt tussen de 18 en 60 moet zijn, kan een edit check leeftijden buiten deze range opsporen en als foutief aanmerken. Ook worden er afleidingen geprogrammeerd om de datakwaliteit te verhogen. Bijvoorbeeld de leeftijd kan eenvoudig en zonder fouten berekend worden door op het CRF naar de geboortedatum en de bezoekdatum te vragen in plaats van direct naar de leeftijd zelf.

Het coderen van medische termen zorgt dat medische termen die gerapporteerd zijn in het CRF geclassificeerd worden tot standaardterminologie, die gebruikt kan worden in de statistische analyse. Een voorbeeld is het veelgebruikte *medical dictionary for regulatory activities* (MedDRA), een systeem om bijwerkingen en overige medicatie te coderen. Medische codering is cruciaal, omdat niet coderen of foutief coderen kan leiden tot het niet tijdig signaleren van een mogelijk veiligheidsprobleem. Bijvoorbeeld, verschillende onderzoekers kunnen verschillende termen gebruiken voor eenzelfde bijwerking. Zonder codering zouden deze termen in de statistische analyse niet herkend worden als een en dezelfde bijwerking.

De datamanager zorgt er ook voor dat alle andere datastromen, zoals laboratoriadata van bloed en urine, ECG, EEG-data, beschikbaar komen in de studiedatabase.

Als alle datamanagementactiviteiten aan het eind van de studie klaar zijn, wordt de database formeel 'op slot' gezet (*database lock*). Dit betekent dat de data schoon zijn, niet meer veranderd mogen worden en vrij worden gegeven voor de statistische analyse.

4.8 Meerdere behandelingsgroepen

Als er meer dan twee behandelingsgroepen zijn in de klinische studie, is het van belang om de kernvraag van het onderzoek scherp in de gaten te houden: wil men een *dose-response* aantonen (wat heel belangrijk kan zijn in een fase-I- of fase-II-studie), wil men alle doseringen vergelijken met een placebo, of wil men non-inferioriteit aantonen ten opzichte van een actieve stof (waarbij de actieve stof weer beter moet zijn dan een placebo)?

In deze paragraaf beschrijven we geen details, maar proberen we alleen een paar belangrijke zaken te verduidelijken.

Willen we meerdere behandelingen met elkaar vergelijken (zoals alle behandelingen versus placebo, of alle doseringen onderling), dan zouden we kunnen overwegen om voor iedere vergelijking een simpele t-toets uit te voeren. Dit is echter niet correct en een *analysis of variance*-techniek (ANOVA) is dan op zijn plaats, gebaseerd op dezelfde aannames over de data als de t-toets. Deze techniek is in staat om de variantie op te splitsen in de variantie binnen de behandelingsgroepen en tussen de behandelingsgroepen, en zodoende de juiste variantie te vinden voor ieder van de vergelijkingen (contrasten) die men wil onderzoeken. Zo kunnen in één statistisch model meerdere behandelingen onderling worden getoetst. Aanvullend moet het multipliciteitsprobleem worden geadresseerd.

Als er ook nog gecorrigeerd moet worden voor een covariaat (zoals bijvoorbeeld de bloeddruk tijdens baseline), dan wordt deze techniek vaak aangeduid als ANCOVA (*analysis of covariance*). Een statistisch efficiëntere methode voor het analyseren van verschil van baselinewaarden is dan ook vaak het analyseren van de waarden zelf met behulp van een ANCOVA-model – hoewel het resultaat dan niet meer direct geïnterpreteerd kan worden vanuit de verschillen tussen de groepen, wat onderzoekers soms als vervelend ervaren.

4.9 Binaire data

Hoewel de statistische principes onafhankelijk zijn van het type data, zijn de specifieke technieken en details wel afhankelijk van het type data, zoals dat ook het geval is bij de beschrijvende statistiek.

Een belangrijk type data dat veel voorkomt in klinische studies is een binaire observatie, een dichotome uitkomst, denk bijvoorbeeld aan succes/falen, beter/ziek en levend/dood.

Bij een kwantitatieve variabele worden behandelingseffecten bijna altijd uitgedrukt als verschilmaat. Bij binaire variabelen wordt vaak gekozen voor een relatief risico of een odds-ratio als maat, waarbij voor veel mensen het onderscheid niet duidelijk is. Het volgende voorbeeld probeert dit te verhelderen.

- **Voorbeeld 2**

In een gerandomiseerde, dubbelblinde, klinische studie zijn patiënten met een ernstige hartaandoening behandeld met een nieuwe behandelingsmethode of met de standaardmethode. Na een jaar is er gekeken welke patiënten verbeterd zijn (succes) en welke geen verbetering laten zien (mislukking) (◘ tabel 4.3).

De fractie (*rate*) patiënten die geen verbetering laat zien, is bij de standaardbehandeling dus 48,5% (49/101) en bij de experimentele behandeling 25,5% (26/102). Voor de individuele patiënt is dit percentage de uitdrukking van het risico op geen verbetering door de behandeling.

Door het risico in de experimentele behandeling te delen door het risico in de standaardbehandeling ontstaat een maat voor het behandelingseffect, namelijk het *relatief risico* (RR, *relative risk*). Een RR van 1 duidt op gelijke effectiviteit van beide behandelingen, een RR < 1 op een gunstig effect en een RR > 1 op een ongunstig effect van de experimentele behandeling. In het voorbeeld geldt RR=0,53, dus een duidelijk gunstig effect (◘ tabel 4.4).

Een hieraan nauw verwante maat is de *relatieve risicoreductie* (RRR); de reductie in risico van de experimentele groep ten opzichte van de standaardgroep. In het voorbeeld is de RRR = (0,485 − 0,255) / 0,485=0,47. Dit betekent dat door de experimentele behandeling het risico op mislukking (geen verbetering) met 47% afneemt ten opzichte van de standaardbehandeling. De RRR is gelijk aan 1 − RR.

In ◘ tabel 4.4 staat ook nog een andere veelgebruikte maat, namelijk de *odds-ratio* (OR). Met *odds* wordt bedoeld de verhouding tussen mislukking en succes. De verhouding tussen beide odds leidt tot de odds-ratio. Een OR van 1 duidt op gelijke effectiviteit, een OR < 1 op een gunstig effect en een OR > 1 op een ongunstig effect. Maar dit voorbeeld laat ook zien dat er numeriek wel verschillen zijn. Een relatief risico wordt vaak intuïtiever ervaren, maar kan niet berekend worden in een case-controleonderzoek (een odds-ratio wel). Daarentegen wordt een odds-ratio in de wetenschappelijke wereld het meest gebruikt omdat het statistisch prettige eigenschappen heeft, zoals het makkelijk kunnen corrigeren voor covariaten.

Een andere voor de hand liggende maat die gebruikt kan worden, is het verschil in risico's te nemen, waardoor de *absolute risicoreductie* (ARR) ontstaat. In het voorbeeld geldt ARR=0,23 (0,485 − 0,255), ofwel een percentage van 23%. Dit is te interpreteren als dat er 23 minder mislukkingen zijn wanneer er 100 patiënten behandeld worden met de experimentele behandeling. Hier nauw aan verwant is het aantal nodige behandelingen om 1 mislukking te voorkomen: *number needed to treat* (NNT). In het voorbeeld is NNT=1 / (0,485 − 0,255)=4,35. Dit betekent dat er 4,35 patiënten behandeld moeten worden met de experimentele behandeling om 1 mislukking te voorkomen.

◘ Tabel 4.3 Studie-uitkomsten na 1 jaar.

behandeling	mislukking	succes	totaal
standaard	49	52	101
experimenteel	26	76	102

◘ Tabel 4.4 Effectmaten.

behandeling	risico op mislukking	odds
experimenteel standaard	26 / 102 = 0,255 49 / 101 = 0,485	26 / 76 = 0,342 49 / 52 = 0,942
ratio	RR* = 0,255 / 0,485 = 0,53	OR* = 0,342 / 0,942 = 0,36
	RRR* = (0,485 − 0,255) / 0,485 = 1 − RR = 0,47	
verschil	ARR* = 0,485 − 0,255 = 0,23	
	NNT* = 1 / (0,485 − 0,255) = 4,35	

* RR = relatieve risico, OR = odds-ratio, RRR = relatieve risicoreductie, ARR = absolute risicoreductie, NNT = number needed to treat.

In veel situaties geeft men toch de voorkeur aan de relatieve risicoreductie boven de absolute risicoreductie, omdat behandelingseffecten in deze maat meer indruk maken. In ons voorbeeld: een RRR van 47% lijkt veel meer dan een ARR van 23%.

4.10 Overlevingsdata

Een ander belangrijk type data heeft betrekking op overleving (*survival*), waarbij de tijd tot het optreden van een bepaalde gebeurtenis (overlijden, maar ook herstel) wordt gebruikt in de analyse. Dit geeft dus extra informatie ten opzichte van de binaire uitkomst van het wel/niet optreden van de gebeurtenis (*event*). Vaak is er bij het meten van *tijd-tot-event-data* sprake van gecensureerde waarnemingen. Voorbeelden van censureren zijn: de patiënt stopt voordat het event zich voordoet, er doet zich een andere gebeurtenis voor die het bewuste event voorkomt, het event heeft zich nog niet voorgedaan aan het einde van de studie. De tijd tot aan het moment van censuur telt mee in de analyse.

De overlevingsfunctie S(t) speelt een belangrijke rol in de analyse van dit type data en is gedefinieerd als de kans dat het event na tijdstip t plaatsvindt. Op tijdstip 0 is die kans dus 100%.

De *Kaplan-Meier*-procedure (KM) wordt vaak gebruikt in het analyseren van tijd-tot-event-data. Het idee hierbij is dat de tijdsas zodanig wordt opgedeeld dat telkens als een of meer patiënten een event krijgen, de overlevingsfunctie wordt geschat door de fractie patiënten die geen event heeft ten opzichte van het aantal patiënten dat op dat moment nog in de studie zit. Een grafische weergave leidt tot de typische KM-curves, zoals in ◘ figuur 4.3 is weergegeven.

Er kan ook getest worden of de KM-curves van elkaar verschillen met een logrank-toets of een geavanceerder *Cox proportional hazard*-model. Deze methode kan ook rekening houden met covariaten (andere risicofactoren) en heeft slechts weinig aannames.

De steekproefomvang bij tijd-tot-event-data wordt bepaald door het aantal events dat nodig is in plaats van het aantal patiënten.

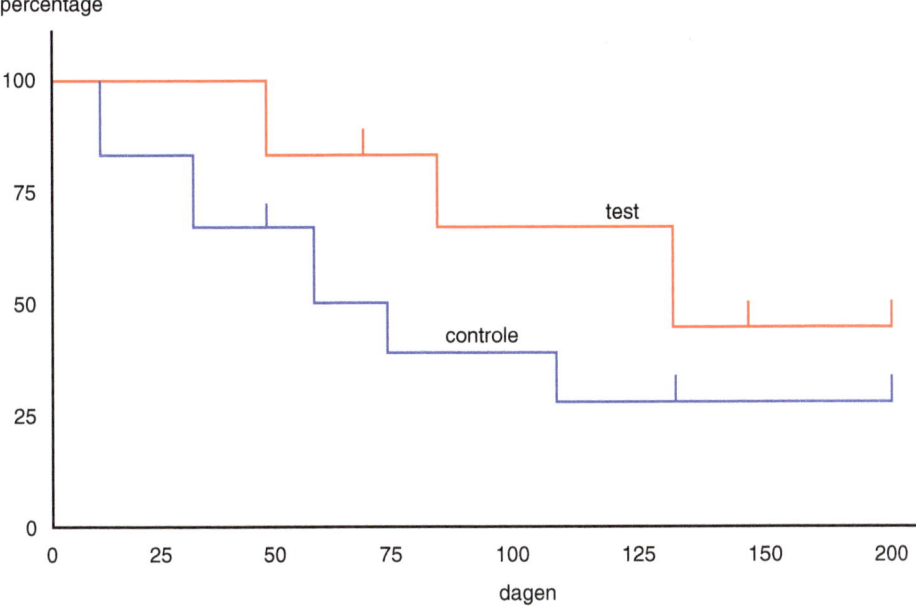

◘ Figuur 4.3   Kaplan-Meier-curves.

4.11 Systematische reviews en meta-analyse

4.11.1 Systematische review

Bij een systematische review wordt aan de hand van een gestructureerde zoekstrategie op formele wijze informatie gecombineerd van alle relevante studies over eenzelfde klinisch relevante onderzoeksvraag. Dit moet zo transparant en reproduceerbaar mogelijk gebeuren om systematische vertekening van resultaten te vermijden.

Een systematische review is een belangrijk onderdeel van geneeskunde op basis van bewijs, *evidence-based medicine* (EBM): het expliciet, oordeelkundig en consciëntieus gebruiken van het best beschikbare bewijs bij het maken van een behandelingskeuze voor de patiënt. De Cochrane Collaboration is een gerenommeerd internationaal netwerk dat veel systematische reviews uitvoert.

4.11.2 Meta-analyse

Een meta-analyse is een belangrijke component van een systematische review en verhoogt de bewijskracht. Een meta-analyse is een statistische techniek die gebruikt wordt om resultaten van individuele studies te combineren om zo een globaal behandelingseffect te berekenen (Egger, 1997). Het combineren van resultaten geeft een preciezere schatting van het behandelingseffect dan een enkele studie en biedt de mogelijkheid om consistentie (homogeniteit) van het behandelingseffect te bepalen. Voor het combineren van studieresultaten hoeven niet alle individuele waarnemingen beschikbaar te zijn. Beschrijvende statistieken, zoals groepsgemiddelden, standaardafwijkingen en aantal waarnemingen per studie, zijn vaak al voldoende

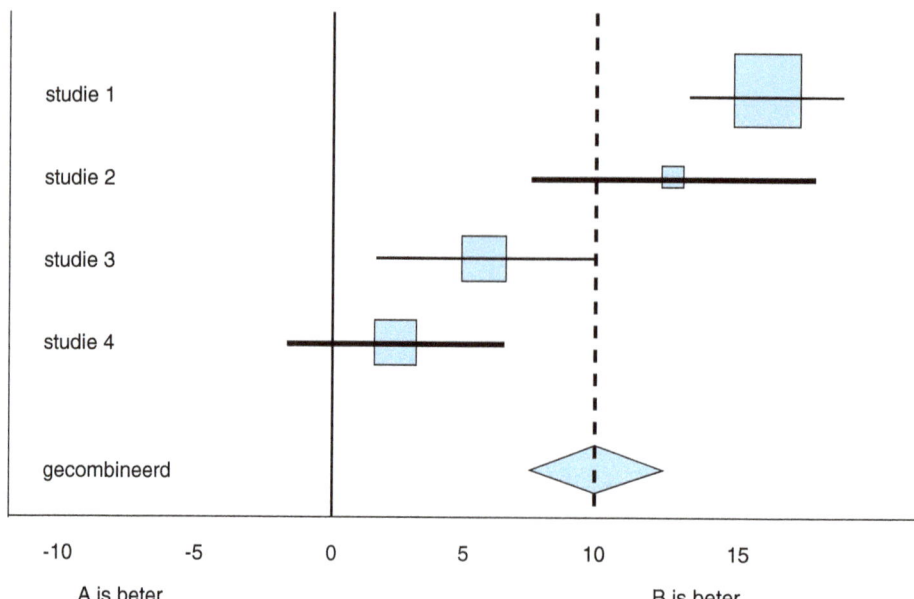

● **Figuur 4.4** Een voorbeeld van een forest plot.

om deze techniek toe te passen. Dit is van belang omdat deze gegevens vaak vermeld staan in publicaties.

Een grafische weergave in de vorm van een *forest plot* is sterk aan te raden. In zo'n weergave zijn de geschatte behandelingseffecten en betrouwbaarheidsintervallen van iedere studie zichtbaar, maar ook van alle gecombineerde studiegegevens (● Figuur 4.4).

4.12 Kernpunten

- Statistiek begint met het goed identificeren van de werkelijke onderzoeksvraag (verwoorden van de hypotheses), om vervolgens mee te denken over het juiste design van de klinische studie en de noodzakelijke steekproefomvang. Hierna is het van belang om de juiste gegevens te verzamelen.
- Nadat de gegevens zijn verzameld, kan statistiek helpen om de hoeveelheid informatie overzichtelijk samen te vatten door ze weer te geven in kengetallen en grafische weergaven (beschrijvende statistiek).
- Ook is het mogelijk om met statistiek uitspraken te doen op basis van een steekproef over de gehele populatie (inferentiële statistiek) door onderscheid te maken tussen signaal en ruis (p-waarden, puntschatters en betrouwbaarheidsintervallen). Deze kwantitatieve benadering van een medisch onderzoek kan vertekening van resultaten (*bias*) voorkomen en in complexe situaties (zoals multipliciteit en ontbrekende data) toch zorgen voor een correcte uitspraak op grond van de onderzoeksgegevens.
- Van tevoren vastleggen hoe de statistische analyse zal plaatsvinden, is belangrijk voor de validiteit en interpretatie van de resultaten.

4.13 Samenvatting

Medische statistiek is een breed onderwerp en het is onmogelijk om in één hoofdstuk alle onderwerpen de revue te laten passeren. In dit hoofdstuk is dan ook geprobeerd om bepaalde essentiële statistische concepten uit te leggen en een aantal veelvoorkomende statistische methoden en situaties toe te lichten. Het rekenwerk is buiten beschouwing gelaten, maar daar kunnen computers en speciale statistische software zoals SAS, SPSS en S-PLUS voor worden gebruikt. In dit hoofdstuk hebben we duidelijk proberen te maken welke belangrijke rol statistiek speelt in het huidige medische onderzoek en de wijze waarop statistiek met onderzoeksvragen omgaat. Statistiek is de wetenschap van het zodanig verzamelen, samenvatten, presenteren en interpreteren van data dat onderzoekers een weloverwogen beslissing kunnen nemen. Statistiek vereist, maar is geen vervanging voor, gezond verstand, een onderzoekende geest en een kwantitatieve wetenschappelijke insteek.

Literatuur

Altman DG, Bland JM. Standard deviations and standard errors, British Medical Journal, 2005;331:903.
Committee for Medicinal Products for Human Use. Guideline on missing data in confirmatory clinical trials. CPMP/EWP/1776/99 Rev 1 corr, 2010.
Committee for Medicinal Products for Human Use. Guideline on the choice of the non-inferiority margin, EMEA/CPMP/EWP/2158/99; 2005.
Committee for Proprietary Medicinal Products. Points to consider on multiplicity issues in clinical trials. CPMP/EWP/908/99, 2002.
Egger M, Smith GD, Philips AN. Meta-analysis: principles and procedures. British Medical Journal, 1997;315(7121):1533–7.
Food and Drug Administration. Guidance for industry, adaptive design clinical trials for drugs and biologics. Draft guidance; 2010.
Food and Drug Administration. Guidance for industry, non-inferiority clinical trials. Draft guidance; 2010.
International Conference on Harmonization. Topic E6 (R1): Guideline for good clinical practice: note for guidance on good clinical practice, CPMP/ICH/135/95; 1996.
International Conference on Harmonization. Topic E9: Statistical principles for clinical trials: note for guidance on statistical principles for clinical trials, CPMP/ICH/363/96; 1998.
Little RJ, D'Agostino R, Cohen ML, e.a. The prevention and treatment of missing data in clinical trials. The New England Journal of Medicine, 2012;267(14):1355–60.

Registratie van geneesmiddelen

André Broekmans en Peter Mol

5.1   **Inleiding – 59**

5.2   **De spelers – 60**
5.2.1   European Medicines Agency – 60
5.2.2   College ter Beoordeling van Geneesmiddelen – 61
5.2.3   Beroepsgroepen – 62
5.2.4   Patiënten – 62
5.2.5   Farmaceutische industrie – 62

5.3   **Preregistratie (het ontwikkelingsproces) – 63**
5.3.1   De SmPC als leidraad voor de ontwikkeling – 63
5.3.2   De rol van guidelines – 63
5.3.3   Wetenschappelijk advies – 64

5.4   **Het registratieproces – 65**
5.4.1   Centrale procedure – 65
5.4.2   Mutual recognition procedure – 66
5.4.3   Decentralised procedure – 66

5.5   **Het beoordelingsproces – 67**
5.5.1   Het registratiedossier – 67
5.5.2   Juridische grondslag – 67
5.5.3   Verificatie van de good practices – 68
5.5.4   Onderzoek bij kinderen – 68
5.5.5   De wetenschappelijke beoordeling – 69

5.6   **De handelsvergunning (registratie) – 71**
5.6.1   Afleverstatus – 72
5.6.2   Zelfzorggeneesmiddelen – 72

5.7	**Postregistratie** – 73
5.7.1	Geneesmiddelenbewaking postregistratie – 73
5.7.2	Aanvullingen en wijzigingen in het registratiedossier – 75
5.7.3	De SmPC in postregistratiefase – 75
5.7.4	Schorsen en doorhalen van de registratie – 76

5.8 **Transparantie** – 76

5.9 **Kernpunten** – 77

5.10 **Samenvatting** – 77

Websites – 78

5.1 Inleiding

Een handelsvergunning is nodig voordat een geneesmiddel op de markt kan worden gebracht. Het geneesmiddel is dan geregistreerd, maar daarmee is nog niet besloten om het geneesmiddel in het verzekeringspakket op te nemen en te vergoeden (zie ▶ H. 7).

Geneesmiddelen kunnen zijn:

- kleine moleculen (bv. acetylsalicylzuur: het aspirientje);
- biologische producten (bv. urinaire gonadotrofines);
- biotechnologische producten (recombinantproducten of monoclonale antilichamen);
- vaccins (bv. het griepvaccin);
- *advanced-therapy medicinal products* (geavanceerde geneesmiddelen, bv. voor stamceltherapie, gentherapie). Glybera (alipogene tiparvovec) is bijvoorbeeld als eerste gentherapeuticum in 2012 in Europa geregistreerd voor de indicatie familiaire lipoproteïnelipasedeficiëntie (LPLD) met ernstige aanvallen van pancreatitis.

Homeopathische geneesmiddelen en kruidengeneesmiddelen zijn ook geneesmiddelen, maar vallen onder een verlicht regime en worden in dit boek niet besproken.

De titel van dit hoofdstuk suggereert dat de registratie de belangrijkste stap is in de levensloop van een geneesmiddel. Niets is minder waar: registratie markeert slechts de overgang van de ontwikkelingsfase van het geneesmiddel naar de fase van gebruik onder normale omstandigheden. Alle fasen van de levensloop van een geneesmiddel zijn streng gereguleerd, van het ontwikkelingsproces, het toelatingsproces tot en met de farmacovigilantie (geneesmiddelenbewaking na toelating op de markt).

Nog steeds zijn de criteria voor de toelating tot de markt: werkzaamheid, veiligheid en kwaliteit (een kwalitatief goed en consistent product). Sinds het begin van deze eeuw wordt dit operationeel gedefinieerd als: de balans tussen werkzaamheid en veiligheid (*benefit-risk balance*), waarbij de farmaceutische kwaliteit onderdeel is van die balans.

Nieuwe geneesmiddelen worden voornamelijk ontwikkeld door innovatieve farmaceutische bedrijven en start-upbedrijven die een afsplitsing zijn van een academische groep. Ze beperken zich niet alleen tot de Europese markt, maar ontwikkelen het geneesmiddel ook voor andere regio's, met name de VS, Japan en de (opkomende) markten in Azië en Zuid-Amerika. Dit betekent dat de bedrijven ook rekening houden met de registratie-eisen van andere autoriteiten. Veel klinisch onderzoek vindt plaats in andere regio's dan Europa.

De geneesmiddelenregelgeving wordt door de EU vastgesteld. Dit heeft een sterk harmoniserend effect op het geneesmiddelenonderzoek en -gebruik in de Europese Unie. Toch wordt de regelgeving op nationaal niveau nog steeds verschillend geïnterpreteerd, waardoor onnodige barrières ontstaan bij het in de handel brengen van een geneesmiddel. De interpretatie van resultaten van onderzoek wordt bemoeilijkt doordat het klinische onderzoek ook in andere regio's wordt uitgevoerd, waar soms verschillen in (co)morbiditeit en geneeskundige zorg bestaan.

Toch mag Europa zich gelukkig prijzen met een registratiesysteem dat voorspelbaar is en transparant voor zowel de (innovatieve) farmaceutische industrie als voor andere belanghebbenden, zoals consumenten, patiënten, artsen en apothekers.

Het huidige systeem voorziet in een juridisch kader voor zowel de ontwikkeling van het geneesmiddel, de beoordeling en goedkeuring ervan, alsook voor het volgen van het geneesmiddel in de praktijk (geneesmiddelenbewaking). In Europa wordt veel belang gehecht aan goed vergelijkend onderzoek met geneesmiddelen die zijn geregistreerd of worden gebruikt voor dezelfde aandoening (indicatie).

In de laatste jaren vragen overheden meer informatie over de toegevoegde waarde van het geneesmiddel als belangrijke maat voor opname in het verzekerde pakket. Dit betekent dat de registratieautoriteiten en de *health technology assessment-autoriteiten (HTA)* de dialoog met elkaar aangaan en dat farmaceutische bedrijven in een vroeg stadium ook al advies vragen aan de HTA-autoriteiten.

5.2 De spelers

5.2.1 European Medicines Agency

De *European Medicines Agency* (EMA) in Londen is de spil in het netwerk van nationale registratieautoriteiten. De EMA coördineert op Europees niveau alle activiteiten die nodig zijn voor ontwikkeling, beoordeling en farmacovigilantie.

De EMA kent zeven wetenschappelijke comités. In deze comités, waarin vertegenwoordigers uit de lidstaten zitten, wordt gestreefd naar besluitvorming op basis van unanimiteit, maar indien dit niet lukt, dan is een meerderheidsbesluit voldoende. Voor dit hoofdstuk zijn de volgende comités van belang:

- De CHMP (*Committee for Medicinal Products for Human Use*): beoordeling van en besluitvorming (in de vorm van *opinions*) over humane geneesmiddelen. De *opinions* worden vervolgens door de Europese Commissie omgezet in juridisch bindende besluiten.
- De PRAC (*Pharmacovigilance Risk Assessment Committee*): beoordeling en bewaking van veiligheidskwesties met een bindend advies aan de CHMP en de CMDh (*Coordination Group for Mutual Recognition and Decentralised Procedures – Human*).
- De COMP (*Committee for Orphan Medicinal Products*): vaststelling van de status van weesgeneesmiddelen, waardoor deze geneesmiddelen in aanmerking kunnen komen voor speciale steun door de EMA tijdens de ontwikkeling en bescherming van de markt in de eerste jaren van de handelsvergunning.
- De PDCO (*Paediatric Committee*): beoordeling van de ontwikkelingsprogramma's voor geneesmiddelen voor kinderen en goedkeuring van het *Paediatric Investigation Plan (PIP)*.
- De CAT *(Committee for Advanced Therapies)*: beoordeling van gentherapie- en celtherapieproducten en gemanipuleerde weefsels.

Daarnaast kent de EMA een groot aantal tijdelijke en vaste werkgroepen ter ondersteuning van deze wetenschappelijke comités. Vermeldenswaard zijn:

- De SAWP (*Scientific Advisory Working Party*): wetenschappelijk advies in alle fasen van de ontwikkeling. Het rapporteert aan de CHMP, die formeel het advies uitbrengt.
- De SAG's (*Scientific Advisory Groups*): specialistisch advies aan de CHMP tijdens de beoordeling van een geneesmiddel. De leden zijn specialisten in hun gebied (bv. in de oncologie) en waar nodig kan een SAG worden aangevuld met superspecialisten.

De lidstaten leveren de experts voor de wetenschappelijke activiteiten van de EMA en zijn in het eigen land verantwoordelijk voor de inspectie (GMP, GLP, GCP en GPhP) en voor de geneesmiddelenbewaking.

Voor de coördinatie tussen de lidstaten met betrekking tot de procedures, zoals de wederzijdse erkenningsprocedure en de decentrale procedure, is de CMDh aangewezen. De CMDh neemt ook beslissingen ingeval de lidstaten geen overeenstemming bereiken in deze procedures.

5.2.2 College ter Beoordeling van Geneesmiddelen

In Nederland is het College ter Beoordeling van Geneesmiddelen (CBG), in het Engels *Medicines Evaluation Board* (MEB), verantwoordelijk voor de geneesmiddelen die nationaal in de handel worden gebracht en levert het expertise voor de beoordeling van geneesmiddelen op Europees niveau. Het CBG is vertegenwoordigd in alle wetenschappelijke comités van de EMA en in de CMDh. Het CBG is ook betrokken bij de beoordeling en toelating van veterinaire geneesmiddelen en nieuwe voedingsmiddelen.

Het CBG is een zelfstandig bestuursorgaan, het kan onafhankelijk van de minister besluiten nemen. Het college bestaat uit een voorzitter en ten minste negen en ten hoogste zeventien andere leden (artsen, apothekers en wetenschappers). Voorzitter en leden worden benoemd door de Minister van VWS.

De ambtstermijn van de voorzitter en de leden is vier jaar en kan telkens worden verlengd met vier jaar door herbenoeming. De werkwijze en verantwoordelijkheden van het college zijn vastgelegd in de Geneesmiddelenwet. Al sinds 1963 zijn de vastgelegde taken het beoordelen en bewaken van de werkzaamheid, risico's en kwaliteit van geneesmiddelen. Het college wordt ondersteund door ruim 220 medewerkers.

Het CBG is verantwoordelijk voor de geneesmiddelenbewaking. Het meldingssysteem voor bijwerkingen is ondergebracht bij het Nederlands Bijwerkingen Centrum (Lareb). Beroepsbeoefenaren en patiënten kunnen rapporteren aan Lareb, maar ook direct aan de bedrijven. Lareb zorgt ervoor dat relevante informatie ter beschikking komt van het CBG.

De Inspectie voor de Gezondheidszorg (IGZ) is verantwoordelijk voor het toezicht op de *good clinical practices* (GCP). Ze voert GCP-inspecties uit bij bedrijven, maar ook bij *clinical trial sites* in Nederland. De IGZ voert ook *good manufacturing practice* (GMP-)inspecties uit in farmaceutische productiebedrijven. Deze bedrijven zijn verplicht kwaliteitsdefecten te melden bij de IGZ.

Het CBG is lid van het informele samenwerkingsverband tussen de Europese registratieautoriteiten, de *Heads of Medicines Agencies*, die relevante ontwikkelingen binnen het Europese registratiesysteem bespreken en de activiteiten binnen de *Mutual Recognition and Decentralised Procedure* coördineren.

- **Internationale samenwerking**

Geneesmiddelen worden niet langer meer ontwikkeld specifiek voor één regio. Innovatieve farmaceutische bedrijven doen de ontwikkeling op wereldschaal. De klinische onderzoeken worden uitgevoerd in verschillende delen van de wereld, onder verantwoordelijkheid van de lokale autoriteiten. Grondstoffen voor geneesmiddelen worden betrokken uit landen als China en India. De productie van geneesmiddelen vindt steeds vaker plaats in lagelonenlanden.

Dit heeft gevolgen voor het toezicht op de gehele keten van geneesmiddelenontwikkeling en -productie. De keten is niet meer te overzien door één registratieautoriteit. Vandaar dat de autoriteiten wereldwijd in toenemende mate met elkaar samenwerken en informatie uitwisselen.

Formele samenwerkingsverbanden tussen landen worden vastgelegd *in mutual recognition agreements*. Zo'n afspraak is bijvoorbeeld dat partijen informatie uitwisselen en elkaars inspecties erkennen. Als gevolg van zo'n regeling houden de EMA en FDA regelmatig videoconferenties over actuele onderwerpen die zowel Europa als de VS raken.

De *International Conference on Harmonisation* (ICH) is een formeel samenwerkingsverband tussen de registratieautoriteiten van de VS, Japan en de EU en de industrieorganisaties uit die landen. De ICH heeft tot doel de harmonisatie van registratie-eisen te bevorderen door het ontwikkelen van guidelines op terreinen waarop regionale verschillen bestaan. De ICH-GCP-guideline is daar een goed voorbeeld van (zie ▶ H. 8).

Informelere samenwerkingsverbanden zijn de *International Conference of Drug Regulatory Authorities* (ICDRA), die om de twee jaar wordt gehouden onder de auspiciën van de WHO, en het *Pharmaceutical Inspection Convention and Pharmaceutical Inspection Co-operation Scheme* (PIC/S), waarbinnen GMP-inspecties met elkaar samenwerken.

5.2.3 Beroepsgroepen

Voor een goede regulering van geneesmiddelen is het wenselijk dat de beroepsgroepen van artsen en apothekers nauw betrokken zijn bij de wetenschappelijke eisen die worden gesteld aan geneesmiddelen. In Europees verband wordt dit gefaciliteerd door concept-guidelines ook voor commentaar voor te leggen aan de (Europees) georganiseerde beroepsgroepen. In toenemende mate wordt hiervan gebruikgemaakt. In sommige wetenschappelijke comités van de EMA zijn de beroepsgroepen ook vertegenwoordigd, zoals in de PRAC en PDCO.

Mede door de druk van organisaties als het *Cochrane Collaboration Centre* zijn er belangrijke stappen gezet om de geneesmiddelenbeoordeling transparanter te maken.

In Nederland heeft het CBG ook regelmatig overleg met apothekers en artsen over voor Nederland relevante kwesties. Er wordt bijvoorbeeld gesproken over bijsluiters of de relevantie van geneesmiddelinteracties.

5.2.4 Patiënten

De laatste jaren worden patiëntengroeperingen in toenemende mate betrokken bij de voorbereiding van regelgeving en de besluitvorming over geneesmiddelen. De EMA en het CBG hebben een formeel overleg met patiëntenorganisaties. Patiëntenorganisaties zijn vertegenwoordigd in de raad van beheer van de EMA, maar ook in een aantal wetenschappelijke comités, zoals PRAC, PDCO, COMP en CAT. Ook in het stadium van de wetenschappelijke adviesprocedures zijn soms patiëntenvertegenwoordigers aanwezig, om vanuit hun perspectief bepaalde aspecten van het klinische ontwikkelingsprogramma te becommentariëren.

5.2.5 Farmaceutische industrie

In Europees verband zijn de innovatieve, farmaceutische bedrijven verenigd in de *European Federation of Pharmaceutical Industries and Associations* (EFPIA), gevestigd in Brussel. Binnen de EFPIA zijn talrijke werkgroepen actief die meehelpen om het Europese registratiesysteem vorm te geven en om vanuit het industrieperspectief commentaar te geven op de ontwikkeling van regelgeving en guidelines. Dochters van de EFPIA zijn de *European Biopharmaceutical Enterprises* (EBE) en de *European Vaccine Manufacturers* (EVM), die specifieke aandacht besteden aan biotechnologische geneesmiddelen respectievelijk vaccins.

Verder zijn op Europees niveau de *European Biotechnology Industry Organisation* (EuroBIO) en de *European Generic Medicines Association* (EGA) actief. De eerste organisatie richt zich breed op biotechnologie R&D, dus niet alleen op die van de farmaceutische industrie. De tweede organisatie behartigt de belangen van de generieke industrie.

Op nationaal niveau is Nefarma, Vereniging innovatieve geneesmiddelen Nederland, actief. Nefarma is ook lid van EFPIA. Binnen Nefarma houden werkgroepen zich bezig met de R&D-activiteiten in Nederland. BioFarmind, Vereniging voor Biotechnologische Farmaceutische

Industrie, is specifiek gericht op biotechnologische geneesmiddelen en de Bogin, Bond van Generieke Geneesmiddelenindustrie Nederland, op generieke geneesmiddelen. Deze organisaties zijn ook gesprekspartner van het CBG in de Contact Commissie Registratie (CCR). In de CCR worden beleidsvoornemens van het CBG en implementatieproblemen van bedrijven besproken.

5.3 Preregistratie (het ontwikkelingsproces)

5.3.1 De SmPC als leidraad voor de ontwikkeling

De SmPC (*summary of products characteristics*) wordt aan het einde van het registratietraject vastgesteld. In dit document wordt op een systematische wijze alle belangrijke informatie over het geneesmiddel samengevat, zoals de indicatie voor gebruik, dosering, contra-indicaties etc. Het document bevat daarmee praktische informatie voor behandelend arts en apotheker. Van de SmPC wordt ook de bijsluiter afgeleid die de patiënt ontvangt in de verpakking van het afgeleverde geneesmiddel. De SmPC is ook een belangrijke bron van informatie voor het Farmacotherapeutisch Kompas.

In het dossier dat het bedrijf aanlevert, bevindt zich alle informatie die tijdens het ontwikkelingswerk is verzameld, over de chemisch-farmaceutische ontwikkeling, de resultaten van het dierfarmacologische en toxicologische onderzoek, en de verrichte klinische onderzoeken. Alle claims die door het bedrijf worden gemaakt in de SmPC worden geverifieerd aan de hand van dit dossier.

In de beginfase van de ontwikkeling wordt het profiel van het geneesmiddel gepostuleerd (*target product profile*, TPP) op grond van de eigenschappen van geneesmiddel, de farmacokinetiek en de verwachte eindorgaaninteracties. Dit profiel wordt getoetst in onderzoek en de gegevens uit dit onderzoek worden gebruikt om de TPP bij te stellen, dan wel het onderzoek niet verder voort te zetten. Dit laatste vanwege bijvoorbeeld onvoldoende werkzaamheid en/of ongewenste bijwerkingen.

Het TPP ondergaat in de loop van de ontwikkeling een transitie naar de SmPC.

5.3.2 De rol van guidelines

Door de EMA is een groot aantal guidelines vastgesteld die bedrijven aanwijzingen geven voor de ontwikkeling van een geneesmiddel. Een onderscheid kan worden gemaakt tussen *scientific guidelines, regulatory and procedural guidelines* en *administrative guidelines*. De scientific guidelines beslaan alle aspecten van de ontwikkeling van het geneesmiddel. Op de EMA-website wordt een onderscheid gemaakt tussen de guidelines voor *quality, biologicals, non-clinical, clinical efficacy and safety* en zogenaamde *multi-disciplinary guidelines*, dat zijn guidelines die meerdere disciplines bestrijken. Ten slotte wordt een overzicht gegeven van de ICH-guidelines.

Ook andere (registratie)autoriteiten zoals de FDA en de WHO hebben guidelines voor de ontwikkeling van geneesmiddelen.

In het begin van het ontwikkelingstraject van een nieuw geneesmiddel analyseren bedrijven veelal alle relevante guidelines en verwerken deze in het programma van eisen waaraan het geneesmiddel moet voldoen. Daarnaast wordt de wetenschappelijke literatuur bestudeerd over vergelijkbare geneesmiddelen om een indruk te krijgen over de aspecten die van belang kunnen zijn. Ook de openbare beoordelingsrapporten van reeds goedgekeurde geneesmiddelen bevatten waardevolle informatie.

De guidelines zijn meestal dwingende aanbevelingen voor het bedrijf, maar ze zijn niet bindend. Als er goede redenen zijn om van deze aanbevelingen af te wijken, wordt dit vaak geaccepteerd mits goed beargumenteerd. Het is wel aan te raden om hierover overeenstemming te bereiken met de registratieautoriteiten. Dit gebeurt dan in het kader van een wetenschappelijke adviesprocedure.

5.3.3 Wetenschappelijk advies

Een belangrijk hulpmiddel is het wetenschappelijk advies van de registratieautoriteiten. Bedrijven kunnen het wetenschappelijk advies gebruiken voor diverse doeleinden:
- Terugkoppeling vragen over het doel en de opzet van het ontwikkelingsprogramma, vooral als er geen specifieke guidelines bestaan of ervan wordt afgeweken. Alle aspecten van de ontwikkeling kunnen aan bod komen, zowel chemisch-farmaceutische, preklinische als klinische. Ook vragen met betrekking tot het *risk management* plan kunnen aan de orde komen.
- Introduceren van het nieuwe geneesmiddel bij de toekomstige rapporteur of *reference member state* (RMS, alleen bij nationaal advies). Dit wordt door het CBG eigenlijk gezien als een oneigenlijk gebruik van de procedure.

Het bedrijf heeft twee opties voor het aanvragen van advies. Het kan gebruikmaken van de mogelijkheid om direct naar de EMA te gaan via de SAWP. In dat geval wordt de adviesaanvraag ingediend bij de EMA en worden twee coördinatoren aangesteld die onafhankelijk van elkaar een advies schrijven. Deze adviezen worden vervolgens in de SAWP-vergadering besproken en indien nodig wordt de firma voor een nadere toelichting uitgenodigd. Daarna volgt een gezamenlijk advies, dat wordt bekrachtigd door de CHMP. Het resultaat is een pan-Europees gedragen advies. Uit onderzoek van de EMA blijkt dat bedrijven die van deze faciliteit gebruikmaken en het advies volgen, een hogere kans hebben op het verkrijgen van een handelsvergunning.

Het alternatief is om nationaal advies te vragen bij een of meer (vooraanstaande) registratieautoriteiten. Het gaat hier vooral om de Nederlandse, Engelse, Zweedse, Duitse en Franse registratieautoriteiten. Een nationaal advies is vooral handig voor een snel advies op een deelaspect van het ontwikkelingsprogramma. Het proces voor de nationale adviesaanvraag verloopt namelijk sneller en informeler dan de aanvraag van een EMA-advies. Het wetenschappelijk advies van de EMA is streng gereguleerd, zeer formeel en met harde termijnen en een schriftelijk advies als uitkomst. Voor een in Europa mogelijk controversieel issue is het echter raadzaam om uiteindelijk toch op het Europese niveau advies te vragen. Dit geeft meer zekerheid dat een uiteindelijke gemaakte keuze wordt gedragen door een meerderheid van de CHMP.

In de EU wordt geëxperimenteerd met het gelijktijdig uitbrengen van advies vanuit regulatoir oogpunt en vanuit health technology assessment-perspectief. Deze service wordt onder meer geboden door het CBG, de MPA (Zweden), de MHRA (Verenigd Koninkrijk).

Wereldwijd opererende bedrijven proberen een zo efficiënt mogelijk ontwikkelingsprogramma uit te voeren, dat rekening houdt met de eisen van de belangrijkste registratieautoriteiten, zoals de FDA en EMA. De FDA biedt meer frequente interacties aan over het ontwikkelingsprogramma en de resultaten ervan. Dit kan ertoe leiden dat een bedrijf een keuze moet maken uit de verschillende adviezen, waardoor niet altijd tegemoet kan worden gekomen aan alle registratie-eisen. Vanuit de bedrijven wordt aangedrongen op een mechanisme dat ervoor zorgt dat EMA en FDA een gezamenlijk advies kunnen uitbrengen. Nu bestaat nog alleen de mogelijkheid om parallel advies aan te vragen zonder dat de FDA en EMA onderling overeenstemming bereiken over de eisen.

5.4 Het registratieproces

In de EU zijn er verschillende mogelijkheden om een handelsvergunning te krijgen:
- de centrale procedure (*centralised procedure*, CP),
- de wederzijdse erkenningsprocedure (*mutual recognition procedure*, MRP),
- de decentrale procedure (*decentralised procedure*, DCP).

De termijnen voor de afhandeling van deze procedures liggen vast en worden in het algemeen ook gehaald. Dit geldt voor de CP en ook voor het Europese gedeelte van de MRP en DCP. De tijd die na een MRP en DCP verloopt voordat een nationale registratie wordt afgegeven, kan echter nogal variëren.

Over het algemeen is het mogelijk om voornoemde procedures binnen een jaar af te ronden, mits er geen grote bezwaren tegen registratie worden aangegeven.

5.4.1 Centrale procedure

De CP leidt tot een handelsvergunning voor de gehele EU. De procedure is *verplicht* voor:
- alle biotechnologische geneesmiddelen, ook de zogenaamde *biosimilars* (biosimilars kunnen worden beschouwd als het generieke equivalent van een biotechnologisch geneesmiddel);
- alle gentherapie- en celtherapieproducten en gemanipuleerde weefsels;
- nieuwe geneesmiddelen voor:
  - aids,
  - maligniteiten,
  - neurodegeneratieve ziekten,
  - diabetes mellitus,
  - auto-immuunziekten,
  - virale ziekten.

De procedure is *optioneel* (d.w.z. het bedrijf kan één van de drie procedures kiezen) voor o.a.:
- alle andere, nieuwe geneesmiddelen;
- geneesmiddelen met een significante therapeutische, wetenschappelijke of technologische innovatie (dit ter beoordeling van de EMA);
- geneesmiddelen die een speciale bijdrage kunnen leveren aan de behandeling van patiënten (dit ter beoordeling van de EMA);
- generieke geneesmiddelen van geneesmiddelen die reeds via de CP zijn geregistreerd.

Er zijn anno 2013 nog maar weinig geneesmiddelen met een nieuw actief bestanddeel die niet via de centrale procedure worden geregistreerd.

Voor de CP wordt een dossier ingediend bij de EMA. De CHMP wijst een rapporteur en een corapporteur aan, dat is een lid of plaatsvervangend lid van de CHMP. Onder verantwoordelijkheid van de rapporteur en de corapporteur worden door hun beoordelingsteams en onafhankelijk van elkaar twee rapporten opgesteld, waarop de overige CHMP-leden commentaar mogen geven. De beoordelingsteams zijn de enigen die het dossier volledig bestuderen. Doordat zij onafhankelijk van elkaar werken, wordt voorkomen dat (onbedoeld) een bepaald beeld van het geneesmiddel ontstaat. De rapporten worden toegestuurd aan het bedrijf. Na consolidatie van de rapporten tot één rapport wordt een *list of questions* opgesteld. Het bedrijf krijgt vervolgens gelegenheid te reageren met aanvullende informatie. Het antwoord van het bedrijf wordt beoordeeld en verwerkt in het gemeenschappelijke beoordelingsrapport. Indien geadviseerd wordt tot goedkeuring, volgt ook een beoordeling van de SmPC, bijsluiter en verpakkingsteksten. Het bedrijf kan nog één keer reageren, waarna besluitvorming plaatsvindt (*opinion*). Het besluit wordt door de Europese Commissie omgezet tot een handelsvergunning geldig in alle landen van de EU.

Geneesmiddelen die officieel zijn toegelaten door de Europese Commissie worden via een administratieve procedure min of meer automatisch toegelaten tot de landen van de Europese Economische Ruimte: Noorwegen, IJsland en Liechtenstein. In Zwitserland heeft een bedrijf twee opties: het dossier indienen parallel aan de CP, of de Europese beslissing afwachten, waarna het dossier wordt ingediend met verwijzing naar de beoordeling door de EMA.

5.4.2 Mutual recognition procedure

De MRP begint nadat in een lidstaat een handelsvergunning is verkregen. Er is dus een nationale registratie aan voorafgegaan. Het registratiedossier en het beoordelingsrapport van de nationale registratie-autoriteit (*reference member state*, RMS) worden gebruikt om een handelsvergunning aan te vragen in andere lidstaten van de EU. Dit kan een of meer lidstaten betreffen (*concerned member state*, CMS). Het uitgangspunt is dat de beoordeling wordt overgenomen door de betreffende CMS's. Alleen als een CMS belangrijke bezwaren heeft in termen van een *potential serious risk for public health* wordt de CMDh om een uitspraak gevraagd, die vervolgens in unanimiteit moet beslissen. Mocht dit niet gebeuren, dan wordt de CHMP ingeschakeld, die een meerderheidsbesluit (opinion) kan nemen. Na een positieve opinion wordt via de Europese Commissie het besluit bindend gemaakt voor de betreffende CMS's.

5.4.3 Decentralised procedure

De DCP kan gebruikt worden als het geneesmiddel nog niet in een EU-land is geregistreerd. In de DCP wordt door een lidstaat (de RMS) het voortouw genomen in de beoordeling van het registratiedossier. Het registratiedossier is ingediend bij de CMS's die betrokken zijn bij de procedure. De RMS deelt het beoordelingsrapport met de CMS's en die kunnen aanvullende opmerkingen maken. Het bedrijf reageert vervolgens op de bezwaren en vragen. Na ontvangst van de aanvullende gegevens wordt het beoordelingsrapport van de RMS aangepast, en als het voorstel is om het geneesmiddel te registreren, worden ook de SmPC, de bijsluiter en verpakkingsteksten beoordeeld. De CMS's wordt vervolgens gevraagd de conclusies te accepteren. Mocht een CMS het niet met de conclusies eens zijn, dan wordt het meningsverschil voorgelegd aan de CMDh. De procedure verloopt verder als bij de mutual recognition procedure.

5.5 Het beoordelingsproces

5.5.1 Het registratiedossier

Alle informatie die wordt verzameld tijdens het ontwikkelingsproces, wordt gebruikt om het registratiedossier samen te stellen. De ICH heeft de structuur van het dossier geharmoniseerd (de CTD, *common technical document*) en ook de elektronische variant ervan (eCTD). Dit maakt het mogelijk om hetzelfde dossier te gebruiken voor registratieaanvragen in een groot aantal landen, alleen de zogenaamde module 1 is land-/regiospecifiek.

Het dossier heeft de volgende modules:
- Module 1: De administratieve gegevens specifiek gericht op het land resp. de regio. Hij bevat de voorstellen voor de SmPC, de bijsluiter en de verpakkingsteksten. In deze module zitten ook de specifieke Europese eisen zoals het *risk management plan*, de beschrijving van het *pharmacovigilance system* (zie ook ▶ H. 6) en het *paediatric investigation plan*.
- Module 2: De samenvattingen van het chemisch-farmaceutische gedeelte, het preklinische gedeelte (dierfarmacologie, toxicologie) en het klinische gedeelte (*dose-finding*, fase-III-onderzoek, onderzoek in speciale populaties etc.).
- Module 3: Volledige beschrijving en onderbouwing van het productieproces, inclusief de controles op de kwaliteit van het product.
- Module 4: Alle preklinische onderzoeken.
- Module 5: De studierapporten van alle klinische onderzoeken.

5.5.2 Juridische grondslag

Allereerst wordt de juridische grondslag van de registratieaanvraag geverifieerd en vastgesteld. De EU kent de volgende grondslagen:
- Volledige aanvraag (art 8(3) van Directive 2001/83/EC): Het dossier bevat alle onderdelen die nodig zijn om de merites van het geneesmiddel zelfstandig te beoordelen. Het gaat dan veelal om geneesmiddelen met een nieuw werkzaam bestanddeel. Als een onderzoek niet is verricht (bv. door het niet volgen van een guideline), moet dat met argumenten gerechtvaardigd zijn.
- Generieke, hybride dan wel biosimilaraanvraag (art 10 van Directive 2001/83/EC): In deze gevallen hoeft geen volledig dossier te worden ingediend. Het chemisch-farmaceutische gedeelte moet altijd volledig zijn. Daarnaast kan gebruikgemaakt worden van het dossier van het oorspronkelijk geregistreerde product, mits het geneesmiddel langer dan acht of tien jaar (dit verschilt per land) in een van de lidstaten of in de EU is geregistreerd (periode van *data-exclusivity*).
Voor generieke geneesmiddelen waarvan bio-equivalentie met het reeds geregistreerde geneesmiddel is aangetoond, kan vervolgens worden verwezen naar het preklinische en klinische deel van het dossier.
Indien bio-equivalentie niet zonder meer kan worden aangetoond en bij biosimilaraanvragen, is gericht aanvullend onderzoek nodig en waar mogelijk kan verwezen worden naar het oorspronkelijke dossier.
- *Well established use*-aanvraag (art 10a van Directive 2001/83/EC): In deze gevallen gaat het om een geneesmiddel dat meer dan tien jaar gebruikt is binnen de EU met een gedocumenteerde werkzaamheid en acceptabele veiligheid. Het preklinische en klinische gedeelte van het dossier mag bestaan uit literatuurreferenties.

- *Combinatiegeneesmiddelen* (*fixed dose combinations*; art 10b van Directive 2001/83/EC): Het gaat om bekende, geregistreerde geneesmiddelen die in een vaste combinatie worden gebruikt. Indien de *data-exclusivity* nog van kracht is, is een volledig dossier nodig. Anders kan volstaan worden met onderzoeken met de vaste combinatie alleen.
- *Informed consent* (art 10c van Directive 2001/83/EC): Het bedrijf van het oorspronkelijke dossier geeft toestemming om het dossier te gebruiken. Het bedrijf dat de aanvraag doet, moet of permanente toegang tot het dossier hebben of zelf het dossier in het bezit hebben.

In dit kader is het zinvol om hier de *conditional marketing approval* te noemen. Deze kan worden aangevraagd door het bedrijf, dan wel tijdens de procedure door de CHMP worden aanbevolen als het geneesmiddel bedoeld is voor levensbedreigende of ernstig invaliderende ziekten, dan wel een weesgeneesmiddel (*orphan drug*) is. Er moet voldaan worden aan de volgende voorwaarden:

1. Het gaat om een *unmet medical need*, dat wil zeggen dat er geen andere of alleen goede behandelopties beschikbaar zijn.
2. De balans tussen werkzaamheid en veiligheid is positief.
3. Het is mogelijk om noodzakelijke, aanvullende gegevens na registratie te verkrijgen.
4. De voordelen om het geneesmiddel nu reeds beschikbaar te stellen zijn groter dan de risico's die wachten op deze aanvullende gegevens met zich meebrengt.

Daarnaast is er nog de registratie onder *exceptional circumstances*. Het gaat dan om een volledige aanvraag waarbij het bijvoorbeeld door de extreem kleine patiëntenpopulatie niet te verwachten is dat meer (definitieve) informatie beschikbaar zal komen.

5.5.3 Verificatie van de good practices

In het dossier zijn verklaringen opgenomen waaruit moet blijken dat het geneesmiddel wordt geproduceerd volgens GMP en dat de fabriek een door de overheid goedgekeurde productieplaats is. Indien dit nog niet het geval is, wordt een GMP-inspectie verricht.

Laboratoriumonderzoeken dienen volgens *good laboratory practice* (GLP) te zijn uitgevoerd. Tenslotte worden de klinische onderzoeken onder GCP uitgevoerd. Daar waar nodig kunnen gerichte inspecties worden gehouden (zie ▶ H. 8). Daarnaast is belangrijk dat bedrijven een goed gedocumenteerd farmacovigilantiesysteem operationeel hebben (zie ▶ H. 6). Dit systeem wordt ook geïnspecteerd.

5.5.4 Onderzoek bij kinderen

Bedrijven worden gestimuleerd om tijdens de ontwikkeling van het geneesmiddel voor volwassenen ook te beginnen met de ontwikkeling voor gebruik bij kinderen (van 0 tot 17 jaar oud). De PDCO begeleidt dit proces. Vroeg in het ontwikkelingsproces wordt van het bedrijf verwacht dat het een *paediatric investigation plan* (PIP) indient. Hierin wordt beschreven welke maatregelen nodig zijn om een kindvriendelijke formulering te ontwikkelen en welke onderzoeken gedaan worden in de verschillende leeftijdsgroepen. Richtsnoer is niet de volwassenenindicatie maar de mogelijke toepassing bij kinderen (dit gebaseerd op het profiel van het geneesmiddel en de ziekten bij kinderen). Ook dient aangegeven te worden het tijdspad van de ontwikkeling in relatie tot de volwassenenindicatie. De PDCO kan beslissen dat het PIP wordt uitgevoerd nadat de volwassenenindicatie is afgerond. Het PIP wordt vastgesteld door de PDCO. Een vrijstelling (*waiver*) kan worden verkregen als het geneesmiddel niet geschikt is voor kinderen.

Het registratiedossier dient een verklaring te bevatten van de PDCO dat het PIP volgens plan is afgehandeld.

5.5.5 De wetenschappelijke beoordeling

Het beoordelingsproces verloopt in fasen. Na indiening van het dossier wordt in de CP de beoordeling uitgezet bij twee nationale registratieautoriteiten, terwijl één RMS de initiële beoordeling op zich neemt in de DCP en MRP. De overige betrokken landen, de *concerned member states* (CMS), reageren op verschillende momenten op de initiële beoordeling van de rapporteurs of RMS.

Aangezien de meeste nieuwe geneesmiddelen via de CP worden aangeboden, volgt hier een nadere beschrijving van het wetenschappelijk beoordelingsproces in de CP. De beoordeling in de MRP en DCP vindt in analogie plaats, waarbij de RMS de voortrekkersrol vervult. In ◘ figuur 5.1 is schematisch de centrale procedure beschreven.

Nadat door de CHMP twee leden (nationale autoriteiten) zijn aangewezen als rapporteur en corapporteur, vindt er vaak een presubmissie meeting plaats. De firma presenteert aan de rapporteurs de belangrijkste gegevens die verzameld zijn om de indicatie te onderbouwen.

De beoordeling wordt uitgevoerd door een team van deskundigen, meestal in dienst van de registratieautoriteit of in opdracht van de registratieautoriteit. De claims die gemaakt worden in de SmPC, worden beoordeeld aan de hand van het dossier. In eerste instantie worden daarvoor de samenvattingen en individuele onderzoeksrapporten gebruikt. Dit in tegenstelling tot de FDA waar in eerste instantie de individuele onderzoeken worden bestudeerd.

- **Het CBG als (co)rapporteur**

De verschillende deskundigen beoordelen de volgende aspecten in de eerste tachtig dagen van de procedure:
- de kwaliteit van het geneesmiddel en borging van het productieproces,
- het preklinische dossier (onderbouwing effectiviteit, eventuele korte en lange termijn veiligheidssignalen bij klinische blootstelling, toxiciteit),
- de impact op het milieu (*environmental risk assessment*),
- de rationale van het werkingsmechanisme (preklinisch en klinisch),
- de interne validiteit van de onderzoeken (zijn de studieopzet en uitvoering van voldoende kwaliteit?),
- de relevantie van de gepresenteerde geneesmiddeleffecten (o.a. grootte van het effect, surrogaat versus klinische uitkomstmaat, bijwerkingen),
- de voorgestelde SmPC,
- het *risk management plan* (RMP) om eventuele problemen in de praktijk na registratie passief dan wel actief te monitoren.

Er worden deelrapporten geschreven over het kwaliteitsdeel, het preklinische en het klinische deel van het dossier.

In het belangrijkste beoordelingsdocument – de *overview* – worden de verschillende beoordelingen samengevoegd. Tegenwoordig wordt een gestructureerd format gebruikt om de uiteindelijke beslissing over de benefit-riskbalans meer transparant te maken. In het overviewrapport worden eerst de belangrijkste gedemonstreerde positieve effecten zakelijk beschreven,

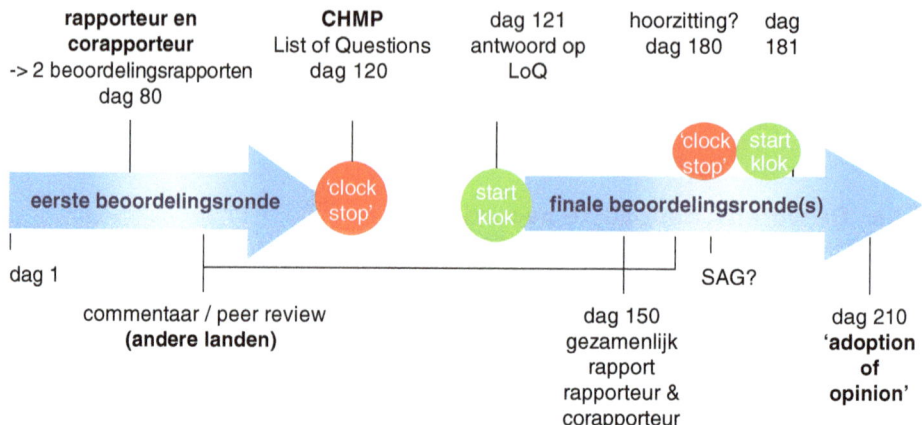

□ **Figuur 5.1** Centrale procedure voor wetenschappelijke beoordeling van nieuwe geneesmiddelen.

waarna de onzekerheid met betrekking tot de gevonden effecten wordt benoemd. Bijvoorbeeld: Het geneesmiddel verlaagt op korte termijn de bloeddruk, maar het is onvoldoende duidelijk of de bloeddruk ook voldoende wordt verlaagd in een oudere populatie met nierfunctiestoornissen en wat het effect is op lange termijn op cardiovasculaire uitkomsten.

Vervolgens worden de negatieve effecten beschreven, de bijwerkingen. Ook hier volgt weer een paragraaf waarin de onzekerheden rond de bijwerkingen worden benoemd. Bijvoorbeeld: Er wordt een toename gezien in het aantal patiënten met verhoogde leverenzymwaarden, maar het is onduidelijk wat dit betekent in termen van levertoxiciteit.

Ten slotte wordt de balans tussen positieve en negatieve effecten opgemaakt en wordt deze in de context geplaatst van eventuele andere beschikbare middelen.

Dit leidt tot een voorlopige conclusie of het geneesmiddel geregistreerd kan worden of dat er ernstige bezwaren (*major objections*) zijn geïdentificeerd die de registratie belemmeren. Tevens worden andere bedenkingen (*other concerns*) benoemd die moeten worden opgehelderd, voordat een uiteindelijk oordeel wordt gegeven. Deze *other concerns* zijn in principe geen directe reden om de registratie van een geneesmiddel te weigeren.

Het is belangrijk om zich te realiseren dat de afweging van baten en risico's, en de eventuele uiteindelijke bezwaren in sterke mate worden bepaald door de beoogde indicatie.

Binnen het CBG vindt op verschillende momenten informeel en formeel afstemming plaats tussen de beoordelaars en de CHMP-vertegenwoordiger. Voordat het 'dag 80'-rapport aan de EMA en de CHMP wordt aangeboden, wordt het eerst voorgelegd aan het college. Het college toetst de kwaliteit van het rapport en de wetenschappelijke validiteit van de conclusies. De CHMP (en daarmee de nationale autoriteiten) krijgt vervolgens dertig dagen de tijd om commentaar te leveren op de rapporten van beide rapporteurs. Op basis van de twee rapporten en de reacties van de nationale autoriteiten wordt een geconsolideerd beoordelingsrapport (dag 120-rapport) met een lijst met vragen (*list of questions*) opgesteld.

De firma krijgt drie maanden de gelegenheid om te reageren op de bezwaren en vragen (de '*clock stop*'-periode). De rapporteurs hebben vervolgens dertig dagen de tijd om een geconsolideerd 'dag 150'-rapport op te stellen waarin de antwoorden van de firma zijn beoordeeld. Dit kan resulteren in een aantal nog openstaande bezwaren en vragen. Na reactie van de andere autoriteiten volgt uiteindelijk de beslissing om het geneesmiddel al dan niet te registreren. In deze tweede ronde ligt de nadruk sterk op de uiteindelijk gevraagde indicatie, beoordeling van de SmPC en het RMP. Op het 'dag 180'-rapport kan nog één korte ronde volgen waarin de firma kan reageren op resterende bezwaren. In deze fase kan de CHMP een SAG vragen behulpzaam te zijn bij het beoordelen en interpreteren van bepaalde aspecten van de benefit-riskbalans. Het bedrijf kan ook om zo'n advies vragen. Daarnaast bestaat er de mogelijkheid dat een hoorzitting met de CHMP wordt georganiseerd.

Op dag 210 neemt de CHMP een beslissing (opinion) en bij een positief besluit worden de SmPC, de bijsluiter, verpakkingsteksten en de RMP vastgesteld. In dit RMP komen de risicoperkende maatregelen voor het gebruik van het middel in de praktijk aan de orde.

Het advies (opinion) om het geneesmiddel te registreren wordt voorgelegd aan de Europese Commissie, die dan een handelsvergunning afgeeft.

Bij een negatief advies kan de firma in beroep gaan bij de CHMP, die in een korte periode met andere rapporteurs een nieuw advies uitbrengt. Gedurende het gehele beoordelingsproces kan het bedrijf de registratieaanvraag terugtrekken. Dit gebeurt vooral in de laatste fase, als duidelijk wordt dat de CHMP een negatief advies dreigt uit te brengen. De reden voor het terugtrekken wordt altijd op de website van de EMA gepubliceerd.

- **De rol van het CBG als het niet optreedt als (co)rapporteur**

In het geval het CBG niet als (co)rapporteur optreedt, begint de beoordeling pas op dag 80, wanneer de rapporteurs hun rapporten naar de andere lidstaten sturen. De beoordeling wordt weer uitgezet bij de verschillende deskundigen van het CBG en vindt plaats zonder gedetailleerde bestudering van het dossier. De deskundigen schrijven een kort commentaarrapport waarin de conclusies van de rapporteurs en de belangrijkste geïdentificeerde problemen (*major objections*) centraal staan. Het commentaarrapport bediscussieert waarom wel of niet de aanbevelingen van de rapporteurs zouden moeten worden gevolgd. Ook volgt er een eerste commentaar op de belangrijkste secties van de SmPC, met name toegespitst op de indicatie, contra-indicatie(s) en doseringsadviezen. Het rapport is geen nieuwe opzichzelfstaande beoordeling, maar moet worden gelezen in samenhang met de rapporten van de rapporteurs. Alle rapporten worden vervolgens besproken met het college en de Nederlandse CHMP-vertegenwoordiger. Het inhoudelijke commentaar van het CBG wordt op een gestandaardiseerde wijze (in een EMA-commentaarsjabloon) naar de EMA en CHMP gestuurd.

In de tweede en eventueel derde ronde wordt vaak geen commentaarrapport meer geschreven, slechts de belangrijkste discussiepunten worden benoemd en er wordt een standpunt ingenomen en onderbouwd. Het belangrijkste document is hierbij weer het EMA-commentaarsjabloon. Het Nederlandse standpunt wordt opnieuw aan het college voorgelegd als er relevante wijzigingen zijn ten opzichte van het eerder door het CBG ingenomen standpunt. Het ingevulde sjabloon wordt dan weer naar de EMA en de lidstaten gestuurd voor de bespreking in de CHMP-vergadering. De Nederlandse vertegenwoordiger zal dan het CBG-standpunt in de CHMP-vergadering verdedigen.

5.6 De handelsvergunning (registratie)

De handelsvergunning wordt ingeschreven in een register. Voor geneesmiddelen die de CP gevolgd hebben in het communautaire register van de Europese Commissie en voor geneesmiddelen die nationaal geregistreerd zijn in het nationale register, voor Nederland wordt dit door het CBG bijgehouden. Het CBG heeft zowel de nationaal als de Europees geregistreerde geneesmiddelen opgenomen in de Geneesmiddelen Informatiebank, waar nodig met doorverwijzing naar de website van de EMA.

In de besluitvorming over de registratieaanvraag worden niet alleen de onderzoeken wetenschappelijk beoordeeld, ook wordt geverifieerd of voldaan wordt aan bepaalde administratieve eisen. Hieronder vallen de binnen- en buitenverpakking van het geneesmiddel. Er zijn items die op een verpakking dienen te staan, zoals de naam van het geneesmiddel, het werkzame bestanddeel met de sterkte en houdbaarheidsgegevens. Een belangrijk onderdeel van de besluitvorming is ook de vaststelling van de afleverstatus (Uitsluitend Recept of niet).

5.6.1 Afleverstatus

De criteria voor het vaststellen van de *Uitsluitend Recept (UR-)*status liggen vast in regelgeving:
- Wanneer bij normaal gebruik zonder medische begeleiding het geneesmiddel direct of indirect gevaar voor de gezondheid kan veroorzaken. Medische begeleiding is vereist omdat er grote risico's op bijwerkingen zijn. Dit geldt bijvoorbeeld voor antibiotica. Gebruik zonder begeleiding verhoogt het risico dat bacteriën resistent worden tegen het antibioticum.
- Het geneesmiddel wordt veelvuldig en in zeer ruime mate niet overeenkomstig het gebruiksvoorschrift gebruikt, ten gevolge waarvan de gezondheid direct of indirect in gevaar kan komen. Dit betreft onder andere geneesmiddelen met een risico op afhankelijkheid of verslaving.
- Nieuwe geneesmiddelen of nieuwe toedieningsvormen van bekende geneesmiddelen die vanwege de nieuwheid nader moeten worden bestudeerd op werkzaamheid of bijwerkingen. Dit betekent dat een nieuw geneesmiddel in de eerste vijf jaar altijd receptplichtig is.
- Geneesmiddelen bestemd voor parenterale toediening (per injectie).

In sommige lidstaten van de Europese Unie bestaat daarnaast de mogelijkheid de afleverstatus verder te beperken, bijvoorbeeld tot bepaalde groepen medisch specialisten. In Nederland heeft men hiervoor niet gekozen. Vaak wordt in de SmPC aangegeven welke deskundigheid nodig is om het betreffende geneesmiddel voor te schrijven.

5.6.2 Zelfzorggeneesmiddelen

Uit het bovenstaande volgt dat niet alle geneesmiddelen in aanmerking komen voor zelfzorg. Belangrijke inhoudelijke overwegingen om een geneesmiddel ook geschikt te verklaren voor zelfzorg zijn:
- De indicatie (toepassing) is geschikt voor zelfzorg. Een goed voorbeeld zijn de H_2-antagonisten die geregistreerd zijn voor ulcuslijden en refluxoesofagitis. De bedrijven hebben speciaal onderzoek verricht naar het effect op het symptoom zuurbranden voordat deze toepassing werd goedgekeurd.
- Het veiligheidsprofiel is bekend (ten minste vijf jaar ervaring) en is zodanig dat geen medische begeleiding nodig is.

In Nederland zijn de zelfzorggeneesmiddelen ingedeeld in drie categorieën:
- *Uitsluitend Apotheek (UA)*: Geneesmiddelen met een relatief mild potentieel risico. Het geneesmiddel mag uitsluitend afgeleverd worden door de apotheek.
- *Uitsluitend Apotheek of Drogist (UAD)*: Geneesmiddelen met een relatief laag potentieel risico. Het geneesmiddel mag bij zowel apotheek als drogist worden verkregen.

– *Algemene Verkoop (AV)*: Geneesmiddelen met een relatief zeer laag potentieel risico. Het geneesmiddel mag ook bij andere verkooppunten, zoals supermarkt of benzinestation, worden verkocht.

Aan de Algemene Verkoop (AV) kunnen aanvullende eisen worden gesteld aan de verpakkingsgrootte (kleiner aantal eenheden per verpakking) en de doseersterkte (lagere dosering).

5.7 Postregistratie

Na afgifte van de handelsvergunning mag een geneesmiddel in de handel worden gebracht. Vaak vindt de marktintroductie pas plaats nadat een besluit is genomen over de opname van het geneesmiddel in het verzekerde pakket (zie ▶ H. 7).

De fase na registratie is ook streng gereguleerd. Bedrijven dienen zich te houden aan de regels voor reclame-uitingen (▶ H. 11). Ze dienen te beschikken over een farmacovigilantiesysteem dat in staat is meldingen van bijwerkingen adequaat te verwerken en door te geven aan de registratieautoriteiten. Ook de nationale overheden dienen een systeem te hebben voor het melden van bijwerkingen door artsen, apothekers en patiënten. In Nederland loopt dit via het Nederlands Bijwerkingen Centrum Lareb. Het bedrijf dient continu de balans tussen werkzaamheid en veiligheid te bewaken en hierover te rapporteren. Artsen, apothekers en patiënten kunnen aanvullende informatie vragen over het geneesmiddel. Hiervoor dient een speciale functie te zijn ingericht binnen bedrijven.

5.7.1 Geneesmiddelenbewaking postregistratie

Op het moment van registratie van een geneesmiddel is de kennis over baten en risico's van een geneesmiddel niet compleet. Vooral de kennis over de veiligheid van een geneesmiddel is niet volledig. Het preregistratieonderzoek wordt nu eenmaal onder ideale omstandigheden in een homogene en geselecteerde patiëntenpopulatie uitgevoerd om een nauwkeurige schatting van het geneesmiddeleffect mogelijk te maken zonder verstorende factoren. Verder hebben de studies een beperkte duur en omvang.

Geneesmiddelenbewaking heeft tot doel om nog onbekende bijwerkingen te signaleren, te analyseren en eventuele maatregelen te treffen zodat deze bijwerkingen in de praktijk kunnen worden gemanaged. Het doel is om de baten-risicobalans ook na registratie optimaal te houden.

Geneesmiddelbewaking heeft een aantal instrumenten tot haar beschikking.

Allereerst is er de routinefarmacovigilantie. Dit is van oudsher het monitoren en interpreteren van spontane meldingen van bijwerkingen. In Nederland verzamelt het Nederlands Bijwerkingen Centrum Lareb in opdracht van het CBG de meldingen van artsen, apothekers en patiënten. Het Lareb rapporteert dan eventuele signalen, bijvoorbeeld in series van meldingen, aan het CBG. Met het in werking treden van de nieuwe Europese farmacovigilantiewetgeving in 2012 melden Lareb en de bedrijven bijwerkingen rechtstreeks aan de Eudravigilance database, een Europese database onder beheer van de EMA. Hierin worden alle gerapporteerde meldingen van bijwerkingen uit de lidstaten verzameld evenals wereldwijde meldingen.

Als uit de meldingen een signaal naar voren komt van relevante nieuwe bijwerkingen, onderneemt het CBG actie, eventueel in Europees verband, door bijvoorbeeld veranderingen in de SmPC voor te stellen. Het CBG volgt met name die meldingen voor de geneesmiddelen waarvoor het rapporteur dan wel RMS is.

Tevens moeten de bedrijven via de zogenoemde periodieke rapportages van veiligheidsinformatie (*periodic safety update reports*, PSUR's) een overzicht geven van alle nieuwe ontwikkelingen op het gebied van de risico's van hun producten. Deze PSUR's moeten voor recent geregistreerde producten vaker worden ingediend dan voor oudere geneesmiddelen. Door het instellen van een *harmonised birth date* voor nationaal geregistreerde geneesmiddelen en *PSUR-worksharing* in Europees verband, is het opstellen, indienen en beoordelen van deze rapporten efficiënter gemaakt.

De nieuwe farmacovigilantiewetgeving voorziet in een *single European assessment* van de PSUR. De inhoud van de PSUR wordt aangepast. Het bedrijf moet niet alleen een afweging maken van de risico's, maar ook de baten betrekken in die afweging, zodat continu de balans tussen werkzaamheid en veiligheid beoordeeld kan worden.

De PRAC van de EMA zal op basis van deze *PSUR-assessment* een afweging maken of er op basis van de signalen verdere actie nodig is, bijvoorbeeld in de vorm van wijzigingen in de SmPC, direct informeren van de beroepsgroepen, of schorsen dan wel doorhalen van de handelsvergunning.

De CHMP (voor via de CP geregistreerde producten) of de CMDh (voor de overige producten) zal vervolgens deze aanbevelingen overnemen, behalve wanneer zij op basis van wetenschappelijke argumenten een andere afweging maakt.

Vermeldenswaard is nog een aantal andere farmacovigilantiemaatregelen. De registratieautoriteit kan met het bedrijf afspreken dat de doelgroep van patiënten gerichter geïnformeerd wordt met specifiek voorlichtingsmateriaal ten einde een optimaal gebruik van een middel te bevorderen. In bijzondere situaties kan worden afgesproken dat patiëntenregisters worden bijgehouden of een zwangerschapspreventieprogramma wordt gestart.

In geval van ernstige twijfel over de veiligheid dan wel werkzaamheid van een geneesmiddel kan een bedrijf verplicht worden specifieke onderzoeken te verrichten, een postautorisatie veiligheidsstudie (*post authorisation safety study*, PASS) of zelfs een postautorisatie effectiviteitsstudie (*post authorisation efficacy study*, PAES).

In de nieuwe wetgeving is ook vastgelegd dat de autoriteiten en registratiehouders de effectiviteit van deze maatregelen controleren en indien nodig verdere maatregelen treffen. De implicaties en reikwijdte van de nieuwe wetgeving zijn bij het schrijven van dit hoofdstuk nog niet volledig helder. Wel kan worden gesteld dat met deze wetgeving de geneesmiddelenbewaking een grotere rol in het registratieproces heeft gekregen.

Alle routinefarmacovigilantiemaatregelen en aanvullende maatregelen worden beschreven in het *risk management plan* (RMP), dat voor het geneesmiddel bij registratie wordt vastgesteld aan de hand van geïdentificeerde of potentiële veiligheidsproblemen in het registratiedossier. Het RMP wordt na registratie bijgesteld indien nieuwe gegevens daartoe aanleiding geven.

Uiteindelijk is de communicatie over risico's van geneesmiddelen een belangrijke taak van de geneesmiddelbewaking. Dit gebeurt allereerst door het benoemen van de bijwerkingen in de SmPC of de bijsluiter. Steeds vaker wordt gebruikgemaakt van directe informatie aan de beroepsgroepen en patiënten. Dit kan via een brief (*direct healthcare professional communication letter*) of een e-mailservice, dan wel publicatie op de website van de registratieautoriteit.

Op grond van nieuw gevonden, ernstige bijwerkingen of negatieve studiebevindingen die tot een verschuiving in de baten-risicobalans leiden, kan worden besloten tot een formele herbeoordeling van de baten-risicobalans. Tijdens deze herbeoordeling kan het geneesmiddel tijdelijk worden geschorst.

5.7.2 Aanvullingen en wijzigingen in het registratiedossier

Geneesmiddelen ontwikkeling is een dynamisch proces dat niet ophoudt op het moment dat het geneesmiddel is geregistreerd. Er kunnen nog programma's lopen voor andere toepassingen (indicaties), andere doseringen, andere toedieningsvormen of andere formuleringen.

De resultaten van dergelijke programma's kunnen pas in de praktijk worden toegepast nadat de registratieautoriteiten hieraan goedkeuring hebben verleend. Hiervoor zijn een aantal procedures ontwikkeld gebaseerd op de aard van de wijziging. De aard van de wijzigingen wordt als volgt ingedeeld:

- *Type-IA-variatie*: een wijziging die slechts een minimaal effect of überhaupt geen effect heeft op de kwaliteit, veiligheid of werkzaamheid van het desbetreffende geneesmiddel. Dit zijn veelal administratieve of kleine chemisch-farmaceutische wijzigingen. Deze wijzingen worden niet beoordeeld (notificatie is voldoende) en worden automatisch geëffectueerd.
- *Type-II-variatie*: een wijziging die een significant effect kan hebben op de kwaliteit, veiligheid of werkzaamheid van het desbetreffende geneesmiddel. Het gaat hier vaak om nieuwe indicaties, een andere dosering en dergelijke. De wijziging wordt beoordeeld in negentig dagen.
- *Line extension*: een verandering in de werkzame stof of een verandering in de sterkte of farmaceutische vorm. De wijziging wordt beoordeeld als een nieuwe registratieaanvraag, dus in maximaal 210 dagen.
- *Type-IB-variatie*: een verzamelclassificatie bedoeld om alle andere wijzigingen te benoemen, te weten: een wijziging die geen kleine wijziging van type IA, geen ingrijpende wijziging van type II en geen *line extension* is. Het gaat hier vaak om chemisch-farmaceutische wijzigingen. De wijziging wordt binnen dertig dagen beoordeeld, tenzij het om een belangrijke wijziging gaat, dan wordt de periode negentig dagen.

Bij deze wijzigingen hebben de rapporteur in de CP en de RMS in de MRP of DCP een voortrekkersfunctie in analogie van de behandeling van de oorspronkelijke registratieaanvraag.

5.7.3 De SmPC in postregistratiefase

De SmPC is het belangrijkste product van het registratieproces. Het bevat praktische informatie voor de behandelend arts en apotheker en het is de bron voor de patiëntenbijsluiter. Registratieautoriteiten en bedrijven houden de SmPC zo actueel mogelijk. Dit betekent dat regelmatig wijzigingen worden doorgevoerd in de SmPC en de daarvan afgeleide patiëntenbijsluiter.

De SmPC kan worden gewijzigd door:
- nieuw opgetreden bijwerkingen of veranderingen in de frequentie van bestaande bijwerkingen;
- nieuwe informatie die het goed gebruik van het geneesmiddel kan bevorderen (bv. doseringsaanpassing bij verminderde nierfunctie, toevoeging van een contra-indicatie, opname van een waarschuwing, een geneesmiddelinteractie e.d.);
- nieuwe toepassing van het geneesmiddel (bv. bij een ACE-remmer de toevoeging van de indicatie nefrotisch syndroom);
- een ander doseringsregime (bv. 1 × daags doseren i.p.v. 2 × daags);

- verwijdering van een indicatie omdat in die indicatie de balans werkzaamheid-veiligheid niet meer positief is;
- nieuwe aanwijzingen voor het gebruik in specifieke populaties, bv. ouderen, kinderen of patiënten met nierfunctiestoornissen.

Bij belangrijke wijzigingen in de SmPC, vaak ingegeven door wijzigingen in het veiligheidsprofiel van het geneesmiddel, kunnen registratieautoriteiten bedrijven opdracht geven tevens de beroepsgroepen te informeren via een *direct healthcare professional communication letter*. Deze informatie wordt dan ook op de websites gepubliceerd.

Bedrijven kunnen zelf ook het initiatief nemen door de tekst van de SmPC aan te passen door middel van een *urgent safety restriction*. Autoriteiten moeten hiermee wel binnen 24 uur akkoord gaan. Deze maatregel wordt niet vaak gebruikt, omdat het belangrijker is eerst een afgewogen oordeel te vormen over de beschikbare informatie alvorens tot actie over te gaan.

Ten slotte kan de registratieautoriteit in afwachting van een definitieve beoordeling of in afwachting van aanvullende informatie de handel in de lidstaat stopzetten of de handelsvergunning tijdelijk schorsen.

Mocht de balans werkzaamheid-schadelijkheid niet meer positief uitvallen, dan kan de registratieautoriteit beslissen de handelsvergunning definitief in te trekken (doorhalen in het register).

5.7.4 Schorsen en doorhalen van de registratie

Hiervoor zijn de mogelijkheden besproken voor het schorsen en doorhalen van een registratie.

In Nederland kan de IGZ besluiten de handel in een geneesmiddel te staken vanwege veiligheidsproblemen. Dit kan bijvoorbeeld plaatsvinden als er een kwaliteitsdefect is ontdekt. Zo was er In 2007 een genotoxische verontreiniging bij Viracept® die leidde tot terugtrekking van het product. Een dergelijk besluit dient meteen gemeld te worden aan de verantwoordelijke registratieautoriteit: Voor CP-producten zijn dat de EMA en de Europese Commissie, voor DCP- en MRP-producten is dat het CBG. De verantwoordelijke registratieautoriteit bepaalt vervolgens welke andere maatregelen nodig zijn zoals het schorsen of doorhalen van de registratie. Schorsing van een registratie vindt meestal plaats als de indruk bestaat dat het bedrijf op (relatief) korte termijn het probleem adequaat kan adresseren. Mocht dit niet het geval zijn, dan vindt meestal een doorhaling plaats. Natuurlijk dient in dit proces adequate hoor en wederhoor plaats te vinden alvorens het besluit uit te voeren.

Bedrijven kunnen ook besluiten de registratie op eigen initiatief door te halen. Dit kan bijvoorbeeld uit commerciële overwegingen worden gedaan. In Nederland beoordeelt het CBG of het patiëntenbelang mogelijk in het geding komt, bijvoorbeeld als het gaat om een geneesmiddel voor een indicatie waarvoor geen alternatieven beschikbaar zijn, of om een geneesmiddel dat gebruikt wordt in bepaalde patiëntgroepen zoals kinderen. In een dergelijke situatie gaat het CBG in gesprek met het bedrijf om te bekijken op welke wijze het geneesmiddel voor de Nederlandse patiënten beschikbaar kan blijven. Het CBG kan echter niets afdwingen.

5.8 Transparantie

Het registratieproces was tot rond 2000 voor de buitenwereld een zwarte doos die geen inzicht gaf op grond waarvan besluiten werden genomen. Ook de farmaceutische industrie bracht niet altijd alle informatie in het publieke domein. Als gevolg van een aantal incidenten (zoals het suïciderisico bij bepaalde antidepressiva) ontstond grote druk op zowel de industrie als de registratieautoriteiten om transparanter te worden.

De eerste stappen werden gezet met het publiceren van de EPAR's (*European Public Assessment Reports*) door de EMA. In een EPAR worden de belangrijkste resultaten van de onderzoeken samengevat en worden de afwegingen gegeven die zijn gemaakt in de besluitvorming. Het CBG volgde als eerste met het publiceren van NPAR's (*National Public Assessment Reports*). Daar bleef het niet bij. Tegenwoordig kennen we de trialregisters, waarin niet alleen de voorgenomen studies worden gerapporteerd, maar ook de belangrijkste uitkomsten van deze studies. Het is zelfs voorwaarde voor publicatie van de resultaten in de toonaangevende wetenschappelijke tijdschriften.

Er worden ook stappen gezet om de volledige studies beschikbaar te stellen op grond waarvan de registratieautoriteit een beslissing heeft genomen. Hoe dit precies vorm gaat krijgen, is bij het schrijven van dit hoofdstuk nog niet geheel duidelijk. Twee factoren spelen hierbij een rol: ten eerste de bescherming van de privacy van de deelnemende patiënten en onderzoekers en ten tweede de bescherming van de commerciële, competitieve belangen van de betrokken bedrijven. Dit laatste weegt natuurlijk niet zwaar bij het beschikbaar stellen van de resultaten van klinische onderzoeken, maar wel van preklinische studies die inzicht geven in de researchstrategie van een bedrijf.

Het is ook te verwachten dat het publiek meer betrokken raakt bij de besluitvorming over geneesmiddelen. In de nieuwe farmacovigilantiewetgeving wordt voorzien in het houden van publieke hoorzittingen door de PRAC.

5.9 Kernpunten

- De gehele levensloop van een geneesmiddel, van de wieg tot het graf, is streng gereguleerd. Registratie is slechts een momentopname.
- Internationale samenwerking en afstemming zijn noodzakelijk om de gevolgen van de globalisering van geneesmiddelenontwikkeling en -productie in goede banen te leiden.
- De SmPC is het belangrijkste document in de ontwikkeling van een nieuw geneesmiddel. De claims in dit document geven richting aan de ontwikkeling.
- Wetenschappelijk advies van registratieautoriteiten is een essentieel onderdeel van de geneesmiddelenontwikkeling.
- De Centrale Procedure wordt vooral gebruikt door innovatieve farmaceutische bedrijven.
- De Wederzijdse Erkenningsprocedure en de Decentrale Procedure worden vooral gebruikt door genericabedrijven.
- De claims in de SmPC worden geverifieerd aan de hand van de resultaten van de verschillende onderzoeken.
- De SmPC en daarmee de bijsluiter wordt continu geactualiseerd door ervaringen met het geneesmiddel in de praktijk en resultaten van nieuwe onderzoeken.

5.10 Samenvatting

Kennis van de regelgeving is van belang in de levensloop van een geneesmiddel. De juridische context bepaalt de mogelijkheden om het geneesmiddel naar de patiënt te brengen en om het goed gebruik in de praktijk te bevorderen. De talrijke technische aanbevelingen (*guidelines*) helpen om het geneesmiddel zo efficiënt mogelijk te ontwikkelen en te voldoen aan de registratie-eisen. Een belangrijk instrument tijdens de ontwikkeling is verder het wetenschappelijk advies, zowel van de EMA als van nationale registratieautoriteiten. De SmPC is het sleuteldocument tijdens de ontwikkelingsfase, in het registratieproces en voor het gebruik van het geneesmiddel in de dagelijkse praktijk.

Websites

College ter Beoordeling van Geneesmiddelen (CBG). ► http://www.cbg-meb.nl/cbg/nl
European Medicines Agency (EMA). ► http://www.ema.europa.eu/ema/
Europese Regelgeving. ► http://ec.europa.eu/health/human-use/legal-framework/index_en.htm
Geneesmiddelenwet. ► http://wetten.overheid.nl/BWBR0021505/geldigheidsdatum_04-02-2013
Inspectie voor de Gezondheidszorg (IGZ). ► http://www.igz.nl/

Farmacovigilantie

Kees van Grootheest

6.1   **Inleiding – 81**

6.2   **Wat is farmacovigilantie? – 81**
6.2.1   Het belang van farmacovigilantie – 81
6.2.2   Ontwikkeling van de farmacovigilantie – 83

6.3   **Begrippen en organisaties – 83**

6.4   **Kenmerken van bijwerkingen – 85**
6.4.1   Type-A-bijwerkingen – 85
6.4.2   Type-B-bijwerkingen – 85
6.4.3   Bijwerkingen en genetische factoren – 86
6.4.4   Bijwerkingen van vaccins – 86

6.5   **Methoden van postmarketingsurveillance – 87**
6.5.1   Signaalgenererende methoden – 87
6.5.2   Signaalbevestigende methoden – 87
6.5.3   Lareb Intensive Monitoring – 88

6.6   **Rapportage van bijwerkingen – 88**
6.6.1   Beoordelingsproces – 89
6.6.2   Zonder melders geen meldingen – 89
6.6.3   Melden door patiënten – 89
6.6.4   Meldingen via farmaceutische bedrijven – 89

6.7   **Causaliteitsbeoordeling – 90**
6.7.1   Elementen bij causaliteitsbeoordeling – 91

6.8   **Geneesmiddelen en zwangerschap – 92**

6.9   **Organisatie van de farmacovigilantie in Nederland – 92**
6.9.1   Lareb – 93
6.9.2   CBG – 93
6.9.3   PPN – 94

6.10	De internationale organisatie – 94
6.10.1	WHO – 94
6.10.2	EMA – 94
6.10.3	MedDRA – 95
6.10.4	CIOMS – 95

6.11 Farmacovigilantie als wetenschap – 95

6.12 Waar is informatie over bijwerkingen te vinden? – 96

6.13 Kernpunten – 97

6.14 Samenvatting – 97

Literatuur – 97

6.1 Inleiding

De veiligheid van geneesmiddelen staat toenemend in de belangstelling, zowel in de wereld van het geneesmiddel (registratieautoriteiten, farmaceutische bedrijven) als van de media. Ook diegenen voor wie geneesmiddelen uiteindelijk bestemd zijn, kijken er steeds kritischer naar. Er lijkt een verwachting ten aanzien van geneesmiddelen te zijn waarbij geen enkel risico meer acceptabel is. Echter, geen enkel geneesmiddel is zonder risico. Een bijwerking die in de media aan de orde wordt gesteld, betekent vaak een verwijt, soms aan de fabrikant en bijna altijd aan de registratieautoriteiten. Hoewel dit fenomeen in de VS uitgesprokener is, heeft het ook in Europa bijgedragen aan een aantal recente veranderingen op het gebied van farmacovigilantie.

Het gaat bij geneesmiddelen altijd om een stof die in potentie toxisch is; dit is vooral afhankelijk van de dosis. Bij het toelaten van geneesmiddelen tot gebruik in de dagelijkse praktijk en bij het voorschrijven en daadwerkelijk gebruiken van geneesmiddelen, gaat het om een afweging tussen de gewenste effecten (*benefits*) en mogelijke nadelen (*harms*). De nadruk die soms op de bijwerkingen van geneesmiddelen wordt gelegd, doet niet altijd recht aan het gewenste effect. Het gaat om een juist gebruik van geneesmiddelen, waarbij de eventuele nadelen zorgvuldig moeten worden afgewogen tegen de gezondheidswinst die behaald kan worden. Een juiste indicatiestelling is hiervoor een eerste voorwaarde. De uitspraak van Jick is nog steeds geldig: '*Drugs are remarkable non-toxic*' (Jick, 1974).

6.2 Wat is farmacovigilantie?

Farmacovigilantie is kritisch kijken naar geneesmiddelen. Het is voortdurend waakzaam zijn en aandacht hebben voor de balans tussen de positieve effecten van geneesmiddelen en de ongewenste neveneffecten. Dat betekent: aandacht hebben voor bijwerkingen van geneesmiddelen en op een wetenschappelijk verantwoorde manier kijken of die bijwerkingen ook het gevolg zijn van het gebruik van dat geneesmiddel. Het is ook een boeiend vakgebied op het grensvlak van farmacie en geneeskunde, van wetenschap en praktijk, van populatie en individu (Van Grootheest, 2003).

Het woord 'pharmacovigilance' werd in de jaren zestig van de vorige eeuw in Frankrijk voor het eerst gebruikt, toen men daar bij de *Centres anti-poisons* meldingen van bijwerkingen ging verzamelen met als doel een nieuwe Softenonramp te voorkomen. In 1973 zijn in Frankrijk de regionale *Centres de Pharmacovigilance* van start gegaan en kreeg het woord 'pharmacovigilance' breder ingang. Het is prof. dr. R.J. Royer geweest die deze term heeft voorgesteld aan de landen die sinds 1980 participeerden in het *Drug Monitoring Programme* van de Wereldgezondheidsorganisatie (WHO) en daarmee internationaal heeft doen aanvaarden.

De gebruikelijke Nederlandse vertaling van *pharmacovigilance* is geneesmiddelenbewaking. Het Latijnse *vigilate*, waar het woorddeel vigilance vandaan komt, betekent echter: waakzaamheid, wakker zijn, en niet: bewaken. Het gaat niet om de functie van cipier, maar om die van wijkagent voor wie geldt: *vigilat ut quiescant*: hij waakt opdat wij kunnen rusten. Geneesmiddelenwaakzaamheid zou een betere vertaling van het internationale begrip *pharmacovigilance* zijn, maar het woord 'farmacovigilantie' is inmiddels goed ingeburgerd in het Nederlands.

6.2.1 Het belang van farmacovigilantie

Wanneer een nieuw geneesmiddel op de markt toegelaten wordt, is het veiligheidsprofiel ervan beoordeeld aan de hand van de resultaten van klinische studies. Deze klinische studies kennen echter beperkingen. Zo zijn degenen die participeren in deze studies vaak (jonge) gezonde mannen en zelden (oudere) vrouwen die veel geneesmiddelen gebruiken – en zeker geen zwangeren. Hoewel dit wel begrijpelijk is, maakt het wel dat de onderzoekspopulatie sterk afwijkt van de populatie die het geneesmiddel in de praktijk gaat gebruiken.

Hoewel relatief vaak voorkomende bijwerkingen tijdens de preklinische studies wel worden gedetecteerd, is het aantal patiënten dat wordt geïncludeerd niet groot genoeg om zeldzaam voorkomende bijwerkingen op te sporen. Een andere beperking van de meeste klinische studies, wanneer er wordt gekeken naar het detecteren van bijwerkingen, is de beperkte duur van de studies, waardoor het lastig is om een uitspraak te doen over de langetermijneffecten van een nieuw geneesmiddel.

Bij nieuwe geneesmiddelen is het veiligheidsprofiel dus nog niet helemaal uitgekristalliseerd, waardoor het van belang is een middel te volgen nadat het op de markt wordt toegelaten. Ook bij geneesmiddelen die al langere tijd op de markt zijn, kunnen er na jaren nog nieuwe bijwerkingen aan het licht komen. Een bekend voorbeeld hiervan is het optreden van oogveldvernauwing bij het anti-epilepticum vigabatrine, dat vaak pas na jaren gebruik optreedt.

Wat is nu de omvang van de schade veroorzaakt door bijwerkingen van geneesmiddelen? Ongeveer 5% van de opnames op de interne afdeling van een ziekenhuis is het gevolg van bijwerkingen. Dit getal is over een periode van meer dan veertig jaar een constante in de literatuur (Van Grootheest, 2003).

Een prospectieve observatiestudie uitgevoerd in het Verenigd Koninkrijk keek naar het aandeel van geneesmiddelgerelateerde ziekenhuisopnames. Van de 18.820 patiënten was 6,5% opgenomen als gevolg van geneesmiddelengebruik. Bij 80% van deze 1.225 patiënten waren geneesmiddelen de directe aanleiding, bij de andere patiënten zouden geneesmiddelen een rol hebben kunnen spelen. NSAID's waren het frequentst aanleiding voor een ziekenhuisopname, namelijk zo'n 30% (Pimohamed et al., 2002).

Een vergelijkbaar Nederlands onderzoek, dat enkele jaren later is uitgevoerd, laat overeenkomstige resultaten zien (Leendertse et al., 2008). In dit onderzoek werden spoedopnames in 21 Nederlandse ziekenhuizen beoordeeld. Van deze opnames was 5,6% geneesmiddelgerelateerd. Patiënten die vijf of meer geneesmiddelen chronisch gebruikten, hadden een twee keer zo hoog risico op een bijwerkinggerelateerde opname. Uit eerder uitgevoerd onderzoek bij ouderen kwam dit probleem van polyfarmacie ook al naar voren. Het percentage ziekenhuisopnames van ouderen door het optreden van bijwerkingen lag in dit geval zelfs rond de 15%.

Beide onderzoeken laten zien dat zowel de gezondheidsschade als de economische schade ten gevolge van het optreden van bijwerkingen groot is, vooral omdat het leidt tot veel ziekenhuisopnames. Een groot deel van deze opnames is te voorkomen. Preventie van bijwerkingen is daarom van groot belang.

> **Vijf gouden regels om bijwerkingen te voorkomen**
> 1. Schrijf minder voor – zowel minder snel als minder vaak.
> 2. Stop op tijd – het op tijd stoppen met geneesmiddelen is even belangrijk als het op tijd ermee beginnen. Dit geldt in het bijzonder in de laatste levensfase.
> 3. Gebruikt iemand langdurig meer dan vijf geneesmiddelen, dan is regelmatig overleg tussen arts en apotheker onderdeel van een goede beroepsuitoefening.
> 4. Wees terughoudend met nieuwe geneesmiddelen, zeker als huisarts.
> 5. In het onderwijs, zowel van artsen als van apothekers, moet meer aandacht zijn voor farmacotherapie in al haar aspecten.

6.2.2 Ontwikkeling van de farmacovigilantie

In 1951 publiceerde dr. L. Meijler zijn boek *Schadelijke nevenwerkingen van geneesmiddelen*, waarin hij op basis van literatuuronderzoek een overzicht gaf van de toen bekende bijwerkingen van geneesmiddelen (Meijler, 1951). Om meerdere redenen was zijn boek baanbrekend. In de periode na de Tweede Wereldoorlog was er groot enthousiasme over de enorme vooruitgang die er geboekt werd bij de medicamenteuze behandeling van voorheen dodelijke ziekten met nieuwe geneesmiddelen zoals antibiotica. In die omstandigheden heeft Meijler de moed gehad om aandacht te vragen voor een evenwichtige benadering van farmacotherapie, en dat tien jaar vóór de geneesmiddelenwereld werd wakker geschud (*vigilate!*) door het 'Softenondrama' (Van Grootheest & Dukes, 2003).

Rond 1960 werden wereldwijd meer dan 10.000 kinderen geboren met ernstige aangeboren afwijkingen die waren ontstaan doordat de moeder thalidomide (Softenon®) had gebruikt tijdens de zwangerschap. Meijler was zijn tijd vooruit en voelde zich genoodzaakt zich te verdedigen:

» Laat men ons vooral goed begrijpen: het ligt niet in onze bedoeling het gebruik van welk geneesmiddel uit ons arsenaal ook, te ontraden. Het tegendeel is waar. Men zal een geneesmiddel beter kunnen gebruiken, wanneer men naast de voordelen ook de nadelen daarvan kent. «

Dit schreef hij in het voorwoord van de eerste uitgave van zijn opus magnum, waarvan, meer dan dertig jaar na zijn dood, de vijftiende internationale editie verscheen (Aronson, 2006).

Softenonslachtoffers in Nederland hebben zich verenigd in de Stichting NESOS, die voor hun belangen opkomt.

Bijwerkingen die de laatste decennia van de twintigste eeuw veel aandacht kregen, waren onder meer agranulocytose (afbraak van de witte bloedlichaampjes) door aminofenazon, aplastische anemie (remming van de bloedaanmaak) door chlooramfenicol, chronische niervergiftiging door pijnstillers als Saridon® en kwaadaardige tumoren ten gevolge van het röntgencontrastmiddel thoriumdioxide. Later volgden de tot verlamming en blindheid leidende subacute myelo-optico neuropathie door clioquinol (Enterovioform®, Mexaform®), leverontsteking door erytromycine-estolaat, ontsteking en vergroeiing van het buikvlies en het bindvlies van het oog door practolol. Ook werden opnieuw ernstige aangeboren afwijkingen geconstateerd. Nu door di-ethylstilbestrol (DES), dat nota bene werd gebruikt ter bescherming van de zwangerschap.

Enkele jaren geleden was er veel aandacht voor de veiligheid van geneesmiddelen en de procedures rond de beoordeling daarvan toen de fabrikant van rofecoxib (Vioxx®) het geneesmiddel van de markt haalde in 2004. Het recentste grote product dat van de markt is gehaald, is het middel rosiglitazon (Avandia®) in 2010. Het werd gebruikt voor de behandeling van diabetes mellitus.

6.3 Begrippen en organisaties

- **Farmacovigilantie**

Er zijn in de loop van de tijd verschillende definities van farmacovigilantie voorgesteld (Edwards & Aronson, 2000). Algemeen wordt de definitie van de Wereldgezondheidsorganisatie (WHO) gebruikt.

Deze heeft farmacovigilantie gedefinieerd als:

> De wetenschap en activiteiten die behoren bij het opsporen, beoordelen, begrijpen en voorkomen van bijwerkingen van geneesmiddelen en andere geneesmiddelgerelateerde problemen (WHO, 2002).

Kern van deze definitie is dat er een onderscheid gemaakt wordt tussen farmacovigilantie als wetenschap en als activiteit. In de praktijk wordt farmacovigilantie nogal eens alleen gezien als het geheel van de activiteiten die volgens internationale regelgeving verricht moeten worden door de farmaceutische bedrijven en overheden, vaak in onderlinge samenhang. Dit geheel wordt wel *regulatory pharmacovigilance* genoemd.

- **Bijwerkingen**

Een bijwerking (*adverse drug reaction*) kan worden gedefinieerd als een schadelijke reactie op het gebruik van een geneesmiddel bij een gebruikelijke dosering. Dit dient te worden onderscheiden van een adverse drug event. Dit is elke gebeurtenis die optreedt bij het gebruik van een geneesmiddel, zonder dat duidelijk is of dit een oorzakelijke relatie heeft met het geneesmiddel. Het is aan deskundigen op het gebied van farmacovigilantie om door middel van een zorgvuldige causaliteitsbeoordeling te kijken of zo'n relatie mogelijk is. Als over bijwerkingen wordt gesproken, gaat het feitelijk vaak over *vermoede* bijwerkingen.

- **Medicatiefouten**

Er is een overlap tussen bijwerkingen ten gevolge van de eigenschappen van het geneesmiddel of van de gebruiker en bijwerkingen die het gevolg zijn van verkeerd met een geneesmiddel omgaan. Zowel in de nieuwe Europese regelgeving als in de WHO-definitie wordt aangegeven dat medicatiefouten die leiden tot een bijwerking ook onderdeel zijn van farmacovigilantie en dus de aandacht moet hebben van nationale meldcentra voor bijwerkingen en van farmaceutische bedrijven. Ook het Nederlands Bijwerkingen Centrum Lareb krijgt meldingen die niet direct de eigenschappen van het geneesmiddel betreffen, maar veel meer de wijze waarop daarmee is omgegaan. De Koninklijke Nederlandse Maatschappij ter bevordering der Pharmacie (KNMP) onderhoudt een systeem, Centrale Registratie Medicatiefouten, waarbij medicatiefouten tussen zorginstellingen worden uitgewisseld.

- **Vervalste en vervuilde geneesmiddelen**

Er komen wereldwijd steeds meer vervalste (*counterfeit*) geneesmiddelen op de markt. Het gaat hier om geneesmiddelen die vaak van minder goede kwaliteit zijn, of geneesmiddelen waarin stoffen zitten die daar niet in thuishoren. Soms zit er in dergelijke vervalste geneesmiddelen zelfs helemaal geen werkzame stof. Bij deze laatsten gaat het nogal eens om alternatieve middelen. Het spreekt voor zich dat aandacht voor deze problemen onderdeel is van een goed farmacovigilantiesysteem. Ook in Nederland komen er, mede door internetaankopen, steeds meer berichten van counterfeit en vervuilde geneesmiddelen.

- **Medische hulpmiddelen/implantaten**

Als regel behoren medische hulpmiddelen, waaronder implantaten, niet tot het aandachtsgebied van farmacovigilantie. Toch is ook hier overlap mogelijk. Een voorbeeld is het optreden van injectieplaatsreacties en pijn bij het injecteren bij intraveneus gebruik van methotrexaat door problemen met de injectiespuit waarmee het middel werd toegediend. In toenemende mate is er onrust rond medische hulpmiddelen, in het bijzonder implantaten, zoals borstimplantaten (lekken) en heupprotheses (verhoogde metaalspiegel in het bloed).

De procedures rond het goedkeuren en bewaken van de veiligheid van medische hulpmiddelen, waaronder implantaten, wijken af van de gang van zaken bij geneesmiddelen. Een meldsysteem met een zorgvuldige analyse daarvan kan ook hier bijdragen aan het tijdig herkennen van problemen en het voorkomen van meer schade.

- **Off-label voorschrijven**

Er is sprake van off-label gebruik als het geneesmiddel niet conform de geregistreerde indicatie en dosering wordt toegepast. Hierbij kan onder meer worden gedacht aan het voorschrijven van een geneesmiddel boven de maximaal toegestane dosering, voor een ander indicatiegebied, tegen adviezen over contra-indicaties in, of voor een groep patiënten voor wie het geneesmiddel niet geregistreerd is, zoals kinderen. In Nederland mogen geneesmiddelen alleen off-label gebruikt worden indien daarover binnen de beroepsgroep protocollen of standaarden zijn ontwikkeld. Als er geen protocollen of standaarden zijn, is overleg tussen de behandelende arts en de apotheker noodzakelijk.

Er zijn aanwijzingen dat off-label voorschrijven vaker leidt tot bijwerkingen.

6.4 Kenmerken van bijwerkingen

Er zijn verschillende typen bijwerkingen te onderscheiden. Deze typeringen geven inzicht in de ontstaanswijze van de bijwerking, maar ze geven ook richting aan het te voeren beleid.

6.4.1 Type-A-bijwerkingen

Type-A-bijwerkingen berusten op de farmacologische werking van het geneesmiddel. Het merendeel van alle bijwerkingen zijn type-A-bijwerkingen. Ruwweg zou gesteld kunnen worden dat deze bijwerkingen bij iedere patiënt kunnen ontstaan, mits de dosis maar hoog genoeg is. Een voorbeeld van een type-A-bijwerking is een bradycardie bij digoxine. Bij adequate dosering wordt de geleiding in de AV-knoop vertraagd (eerstegraads blokverlenging PR-interval), echter bij te hoge dosering kan een tweede- of derdegraads AV-blok ontstaan.

Kenmerken van een type-A-bijwerking zijn:
- De bijwerking kan verklaard worden door het farmacologische effect van het geneesmiddel.
- De bijwerking is dosisafhankelijk.
- Er is een duidelijke tijdsrelatie tussen het starten van het geneesmiddel en het optreden van de klachten.
- De incidentie is meestal relatief hoog (> 1%).
- De bijwerking is in experimenteel onderzoek reproduceerbaar.
- De bijwerking wordt meestal reeds gezien in grote studies vóór registratie en staat vermeld in de bijsluiter.

6.4.2 Type-B-bijwerkingen

Type-B-bijwerkingen zijn patiëntgebonden bijwerkingen. Zij zijn niet op grond van het farmacologische werkingsmechanisme te voorspellen. Veelal betreft het immunologische of allergische reacties. Meestal ontstaat een type-B-bijwerking plotseling en verloopt ernstig. Een bekend voorbeeld van een type-B-bijwerking is een anafylactische reactie, maar ook ernstige bloedbeeldafwijkingen, hepatitis, nefritis en alveolitis vallen hieronder.

Kenmerken van een type-B-bijwerking zijn:
- De bijwerking is niet herleidbaar uit het farmacologisch effect van het geneesmiddel.
- De bijwerking is niet dosisafhankelijk.
- De tijdsrelatie en het mechanisme zijn onzeker.
- De incidentie is relatief laag.
- De bijwerking wordt meestal pas ontdekt als het geneesmiddel op de markt is.
- De bijwerking is niet reproduceerbaar bij andere patiënten.

Naast de type-A- en -B-bijwerkingen worden nog andere typen onderscheiden. Deze typen komen veel minder vaak voor. De type-C-bijwerkingen zijn de chronische bijwerkingen. Hieronder wordt bijvoorbeeld de tolerantie voor geneesmiddelen verstaan. De type-D-bijwerkingen ten slotte zijn de bijwerkingen met een zeer lange latentietijd (*delayed*). Voorbeelden hiervan zijn carcinogene effecten en effecten op de voortplanting. Juist door de lange latentietijd kan het ontdekken van nieuwe bijwerkingen uit deze categorie weleens moeizaam zijn.

6.4.3 Bijwerkingen en genetische factoren

Genetische factoren spelen vaak een rol bij het ontstaan van bijwerkingen. Verschillende geneesmiddelen worden gemetaboliseerd door het cytochroom P450-enzymsysteem in de lever en de laatste jaren is de rol van dit systeem in de pathogenese van bijwerkingen steeds duidelijker geworden. Een aantal patiënten heeft een aangeboren verminderde of juist verhoogde werkzaamheid van dit enzymsysteem, waardoor geneesmiddelen vertraagd of juist versneld omgezet worden. De stof zelf of een van zijn metabolieten kan farmacologisch actief zijn en aanleiding geven tot een verhoogde kans op bijwerkingen. Zo worden verschillende psychofarmaca omgezet door het cytochroom 2D6. Bij een verminderde werkzaamheid van dit enzym zal de afbraak trager zijn. De relatief hoge plasmaspiegelconcentraties zullen dan vaker aanleiding geven tot de eerdergenoemde type-A-bijwerkingen.

Is bekend dat een patiënt een polymorfisme heeft voor een van de cytochroom P450-iso-enzymen, dan kan het risico op bijwerkingen bij geneesmiddelen die via ditzelfde iso-enzym gemetaboliseerd worden dus verhoogd zijn. Naast dit enzymsysteem zijn er nog ander enzymsystemen waarbij genetische variaties voor kunnen komen. Het is bij een aantal huisartsenlaboratoria in Nederland en België mogelijk om genetisch onderzoek te doen dat een indruk geeft van de werkzaamheid van deze iso-enzymen.

6.4.4 Bijwerkingen van vaccins

Vaccins hebben, hoewel ze juridisch als geneesmiddel worden beschouwd, toch eigen kenmerken. Ze worden veelvuldig gebruikt voor de preventie van ziekten en dus als regel aan gezonde personen gegeven. Ze zijn vaak onderdeel van een *public health*-programma, waarbij een hoge dekkingsgraad gewenst is. Bijwerkingen van vaccins zijn mild en komen weinig voor; ernstige bijwerkingen zijn zeldzaam. Ze worden *adverse events following immunization* (AEFI) genoemd.

In Nederland is Lareb het nationale centrum voor melding van bijwerkingen van vaccins. Jaarlijks wordt een overzicht gegeven van ontvangen meldingen.

6.5 Methoden van postmarketingsurveillance

Onder *postmarketingsurveillance* (PMS) worden alle activiteiten verstaan die gebeuren om de veiligheid van geneesmiddelen te monitoren na toelating tot gebruik in de praktijk. De term beperkt zich nadrukkelijk tot de activiteiten na toelating, hoewel er in feite sprake is van een continuüm: de activiteiten in de premarketingfase en de postmarketingfase zijn steeds meer aansluitend en aanvullend. Dit blijkt onder meer uit het feit dat steeds vaker een geneesmiddel voorwaardelijk wordt toegelaten (*conditional approval*). Het is wellicht duidelijker om de term farmacovigilantie te gebruiken, die immers alle activiteiten omvat om inzicht te krijgen in veiligheid van geneesmiddelen, zowel voor als na registratie. Ook wetenschappelijke activiteiten vallen onder deze term. Verschillende wetenschappelijke methoden worden binnen het veld van de farmacovigilantie gebruikt (Härmark & Van Grootheest, 2008).

6.5.1 Signaalgenererende methoden

De meldingen die bij een farmacovigilantiecentrum, zoals in Nederland het Nederlands Bijwerkingen Centrum Lareb, binnenkomen zijn individuele gevallen (*cases*). In de farmacovigilantie zijn het juist deze individuele meldingen die de basis vormen voor nieuwe kennis over de voor- en nadelen van een geneesmiddel.

Farmacovigilantie houdt zich voornamelijk bezig met postmarketingsurveillance, de bewaking van de veiligheid van geneesmiddelen nadat ze zijn goedgekeurd voor gebruik. Hierbij wordt vooral één methode van onderzoek gebruikt: verzamelen en beoordelen van meldingen van bijwerkingen in het kader van een meldsysteem. Dit wordt meestal met een anglicisme *spontaan* meldsysteem genoemd. Deze methode wordt ook wel een signaalgenererende methode genoemd vanwege enkele beperkingen van het systeem, die hieronder nader genoemd worden. In de praktijk heeft dat meldsysteem zijn grote waarde de afgelopen decennia wel bewezen. Zo is het merendeel van de veiligheidsproblemen rond geneesmiddelen waar we de afgelopen tien jaar in Europa en de VS mee geconfronteerd zijn, door dit meldsysteem aan het licht gekomen. Het is de enige methode waarbij alle geneesmiddelen gedurende hun hele bestaan voortdurend bewaakt kunnen worden, en dat tegen aanvaardbare kosten.

Ook als het gaat om de nieuwste generatie geneesmiddelen, de zogenaamde biologicals, blijkt een meldsysteem de effectiefste manier van veiligheidsbepaling te zijn (Ebbers, 2012).

6.5.2 Signaalbevestigende methoden

Er is uiteraard ook wel kritiek mogelijk op meldsystemen als methode van dataverzameling. Zo is er bij een meldsysteem altijd sprake van onderrapportage: niet alle bijwerkingen worden gemeld. Ook is niet precies bekend hoeveel mensen het te onderzoeken geneesmiddel ook daadwerkelijk gebruikt hebben – in epidemiologische termen: de noemer is niet bekend.

Het gevolg daarvan is dat niet betrouwbaar berekend kan worden hoe vaak een bepaalde bijwerking voorkomt – anders gezegd: wat de incidentie is.

Het gaat bij een spontaan meldsysteem niet zozeer om het bepalen van een incidentie, maar om het vinden van aanwijzingen dat er wellicht iets aan de hand is. Dit wordt *signaaldetectie* genoemd: zijn er aanwijzingen voor een eerder onbekend risico? Daarbij is er als regel wel een redelijk vermoeden van de omvang van dat risico, maar het is niet betrouwbaar in getal en maat uit te drukken.

Epidemiologische studies worden vaak als signaalbevestigende methoden genoemd, waarbij het gaat om grotere aantallen patiënten waarop ook bijvoorbeeld berekening van incidentiegetallen mogelijk is.

Bij epidemiologische studies wordt de laatste jaren veel gebruikgemaakt van registers: databases waarin van veel patiënten informatie is verzameld. Vaak is dat informatie die niet voor geneesmiddelenveiligheid verzameld is, zoals een database met gegevens van patiënten van huisartsen of databases met uitgifte-informatie van apothekers of ontslaggegevens van ziekenhuizen. Het is daarom gewenst dat de cases, de gevonden data die van toepassing lijken te zijn, worden geverifieerd: gaat het echt om de informatie die verondersteld wordt, of is er sprake van een bias? Bijvoorbeeld: de veronderstelde bijwerking blijkt duidelijk een andere oorzaak te hebben dan het geneesmiddel.

Het is van belang om te beseffen dat het in de epidemiologie om het risico voor een populatie gaat, een groep mensen, en niet om het risico voor het individu. Dit is van belang voor hen die ook met populaties van doen hebben, zoals farmaceutische bedrijven en natuurlijk vooral: registratieautoriteiten. Voor de arts of apotheker die met een individuele patiënt van doen heeft, is nog een vertaalslag nodig: wat betekent deze informatie voor de man of vrouw tegenover me? (Smulders et al., 2010)

6.5.3 Lareb Intensive Monitoring

Naast een spontaan rapportagesysteem, dat als een passieve vorm van geneesmiddelenbewaking gezien kan worden, zijn er ook methoden ontwikkeld om geneesmiddelen actief te volgen. *Lareb Intensive Monitoring* (LIM) is een systeem van actieve geneesmiddelenbewaking, waarmee Lareb sinds 2006 ervaring heeft (Härmark, 2012). LIM volgt het gebruik van nieuwe geneesmiddelen vanaf het moment dat patiënten het middel voor het eerst gaan gebruiken. Met vragenlijsten over geneesmiddelgebruik en bijwerkingen komt via het internet in korte tijd veel kennis beschikbaar over het onderzochte geneesmiddel. Het is zo mogelijk om snel meer informatie over geneesmiddelengebruik in de praktijk te krijgen, zoals het optreden van bijwerkingen en het verloop daarvan, maar het geeft ook informatie over bijvoorbeeld therapietrouw.

6.6 Rapportage van bijwerkingen

Het beoordelen van meldingen van bijwerkingen is in de praktijk de ruggengraat van de geneesmiddelenbewaking en dus een belangrijke activiteit voor alle professionals die in de farmacovigilantie actief zijn. Er zijn internationaal veel afspraken gemaakt die eisen stellen aan dit beoordelingsproces. Deze ontwikkeling is versterkt door de talrijke *Good Pharmacovigilance Guidelines,* die in 2012 door de EMA zijn opgesteld als uitwerkingen van de nieuwe Europese regelgeving op dit gebied en die ook voor Nederland maatgevend zijn.

6.6.1 Beoordelingsproces

Elke melding moet worden gecontroleerd op volledigheid van de kerngegevens en wordt daarna ingevoerd in een databank. De meldingen worden bij invoer in de databank gecontroleerd op mogelijke dubbelmeldingen. Daarna worden de bijwerkingen, indicaties, testgegevens en dergelijke in de melding gecodeerd aan de hand van de MedDRA-terminologie. Elke melding wordt beoordeeld op causaliteit door getrainde beoordelaars, artsen en apothekers. Iedere melder ontvangt, indien gewenst, een bericht terug over de melding. De meldingen worden in geanonimiseerde vorm gedeeld, door Lareb, bijvoorbeeld met de WHO-databank en de Eudravigilance databank van de European Medicines Agency. Nederlandse vestigingen van farmaceutische bedrijven geven de meldingen die zij ontvangen ook aan hun hoofdkantoor door. Hiervoor wordt het ICH-E2B-format gebruikt. De meldingen die opgeslagen zijn in de databank kunnen gebruikt worden voor signaaldetectie.

6.6.2 Zonder melders geen meldingen

Richtte de farmacovigilantie zich in de eerste jaren vooral op artsen, nu worden alle professionals die in de gezondheidszorg werkzaam zijn, geacht bijwerkingen te melden. In Nederland zijn apothekers en huisartsen trouwe melders en blijven medische specialisten en ziekenhuisapothekers wat achter, ondanks het feit dat er toenemende aandacht is voor patiëntveiligheid is in ziekenhuizen en andere zorginstellingen. Het is een wettelijke verplichting om ernstige gevallen bij Lareb te melden. Melden bij Lareb gebeurt in meer dan 90% van de gevallen elektronisch via de website van Lareb.

6.6.3 Melden door patiënten

Sinds 2003 kunnen ook patiënten in Nederland bijwerkingen melden bij Lareb. Bij sommige farmaceutische bedrijven was dat al eerder mogelijk. Nederland is een van de eerste landen ter wereld waar melden door patiënten formeel mogelijk is. Inmiddels vormen de meldingen door patiënten een substantieel deel van het aantal meldingen, dat bovendien voortdurend toeneemt. Lareb doet onderzoek naar de bijdrage die deze meldingen leveren aan de kwaliteit van de geneesmiddelenbewaking (Van Hunsel, 2011). Nieuwe Europese regels op het gebied van farmacovigilantie geven patiënten in heel Europa de mogelijkheid tot melden.

Ook in Europees verband kregen patiënten een duidelijkere plaats en werden zij betrokken bij beleidsvoornemens in Brussel. De EMA heeft gestructureerd overleg met Europese patiëntenorganisaties.

6.6.4 Meldingen via farmaceutische bedrijven

Farmaceutische bedrijven hebben belang bij een goede geneesmiddelenbewaking. Ook zij ontvangen meldingen van bijwerkingen en voor hen is dienaangaande een erg uitvoerige Europese regelgeving van toepassing. Alle ernstige meldingen worden tussen Lareb en de Nederlandse registratiehouders (*marketing authorisation holders*) uitgewisseld (◘ figuur 6.1). Ernstige meldingen die door de farmaceutische industrie worden doorgegeven, worden opgenomen in de databank van Lareb.

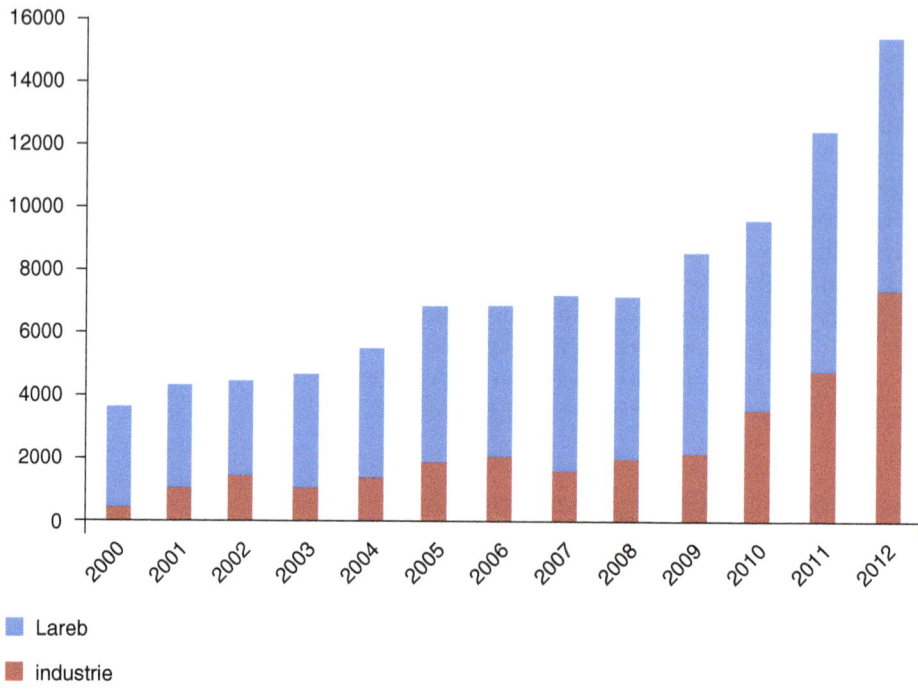

◘ **Figuur 6.1** Aantal meldingen van bijwerkingen in Nederland.

Bijwerkingen/reacties, de zogenaamde SUSAR's (*suspected unexpected serious adverse reactions*) en SAE's (*serious adverse events*), die optreden in klinisch geneesmiddelenonderzoek, kunnen gemeld worden via de webportal ToetsingOnline van de Centrale Commissie Mensgebonden Onderzoek (CCMO). Er zijn tussen Lareb en CCMO afspraken gemaakt over het doorsturen van deze meldingen naar de Eudravigilance databank van de EMA.

6.7 Causaliteitsbeoordeling

Het beoordelen van individuele meldingen is de kerntaak van de arts of apotheker die zich met geneesmiddelenbewaking bezighoudt. Het gaat hierbij om de zogenaamde causaliteitsbeoordeling: is de gemelde bijwerking inderdaad afkomstig van het geneesmiddel (Meyboom et al., 1997)?

Naast kennis over het geneesmiddel, het vakgebied van de apotheker, is inzicht in de ziektegeschiedenis van de patiënt noodzakelijk – en hier zijn artsen voor nodig. Voor farmacovigilantie is een goed samenspel tussen deze twee disciplines noodzakelijk. Er bestaan verschillende methoden voor een causaliteitsbeoordeling (Agbabiaka, Savovic & Ernst, 2008).

Voor beoordeling van het oorzakelijke verband tussen het gebruik van het geneesmiddel en de bijwerking wordt vaak gebruikgemaakt van het *algoritme van Naranjo* (◘ tabel 6.1) (Naranjo et al., 1981). Aan de hand van tien vragen wordt hiermee een score berekend. Deze geeft aan hoe waarschijnlijk het is dat het hier om een bijwerking gaat, maar laat onverlet het belang van een zorgvuldige klinisch-farmacologische afweging.

◘ **Tabel 6.1** Algoritme van Naranjo. Dit algoritme is een hulpmiddel voor het bepalen van een oorzakelijk verband tussen het gebruik van een geneesmiddel en een mogelijke bijwerking. Door de scores van de verschillende vragen bij elkaar op te tellen, berekent u een somscore. Het is niet noodzakelijk deze score te berekenen alvorens te melden.

	Ja	Nee	Onbekend
Is deze reactie bekend bij dit geneesmiddel?	1	0	0
Trad het beeld op nadat het geneesmiddel gestart werd?	2	-1	0
Verminderde de mogelijke bijwerking toen het middel gestaakt werd of een specifieke antagonist toegediend werd?	1	0	0
Trad de mogelijke bijwerking opnieuw op toen het geneesmiddel opnieuw werd toegediend? (rechallenge)	2	-1	0
Waren er andere oorzaken voor de opgetreden klinische verschijnselen?	-1	2	0
Trad de reactie opnieuw op tijdens het gebruik van een placebo?	-1	1	0
Was de plasmaspiegel dermate hoog dat een toxisch effect te verwachten was?	1	0	0
Nam de ernst van de reactie toe bij dosisverhoging en af bij dosisverlaging?	1	0	0
Had de patient een soortgelijke reactie op hetzelfde of een gerelateerd middel tijdens een eerdere blootstelling?	1	0	0
Is de mogelijke bijwerking medisch bevestigd?	1	0	0
Beoordeling: ≥ 9 zeker; 5–8 waarschijnlijk; 1–4 mogelijk; ≤ 0 onwaarschijnlijk			

6.7.1 Elementen bij causaliteitsbeoordeling

Bij de beoordeling van een mogelijk verband tussen geneesmiddel en bijwerking zijn de volgende overwegingen van belang:
- *Is de bijwerking ooit eerder beschreven in samenhang met het gebruik van dit geneesmiddel?*
  Op de website van het College ter Beoordeling van Geneesmiddelen zijn de officiële productinformatieteksten te vinden. Voor een overzicht van bijwerkingen die in verband gebracht zijn met een bepaald geneesmiddel, kan ook het Farmacotherapeutische Kompas geraadpleegd worden. Op de website van het Nederlands Bijwerkingen Centrum Lareb zijn alle in Nederland ontvangen meldingen van (vermoede) bijwerkingen in te zien. Mocht de bijwerking nog niet eerder in verband gebracht zijn met het geneesmiddel, dan is het aan te bevelen te kijken of de mogelijke bijwerking wel beschreven is bij verwante stoffen.
- *De tijd die ligt tussen beginnen met het gebruik van het geneesmiddel en het optreden van de klachten.*
  De dosisafhankelijke type A-bijwerkingen treden op kort na het eerste gebruik of na een dosisverhoging. Voor IgE-gemedieerde allergieën zal eerst een sensibilisatie nodig zijn, daarna zal bij hernieuwde blootstelling aan het middel een type I-reactie binnen enkele minuten tot uren na gebruik van het middel manifest worden. Een ander voorbeeld is de kans op het optreden van een agranulocytose tijdens het gebruik van thiamizol. Die is het grootst de eerste twee maanden na aanvang van gebruik van het middel.
- *Is er een farmacologisch mechanisme bekend voor deze bijwerking?*

Een voorbeeld hiervan is het optreden van een droge mond of accommodatiestoornissen bij het gebruik van sommige tricyclische antidepressiva ten gevolge van de cholinerge werking.

– *Verdwijnt de bijwerking indien het gebruik van het middel gestaakt wordt of de dosis wordt verlaagd?*
Dit wordt ook wel *dechallenge* genoemd. Men spreekt van een *rechallenge* als de bijwerking opnieuw optreedt als het gebruik van het geneesmiddel hervat wordt. Dit is een sterke aanwijzing voor een oorzakelijk verband. Bij twijfelgevallen kan een vooropgezette *rechallenge* ook gebruikt worden om de diagnose te bevestigen.

– *Zijn er andere factoren die een rol gespeeld kunnen hebben?*
Hier valt te denken aan de comedicatie en eventuele comorbiditeit, maar moet ook aan onvermoede externe invloeden gedacht worden.

6.8 Geneesmiddelen en zwangerschap

Zwangeren zijn uitgesloten bij geneesmiddelenonderzoek. Er is dus weinig informatie beschikbaar over de risico's van het gebruik van (nieuwe) geneesmiddelen voor kind en moeder. Toch is het gebruik van geneesmiddelen door zwangeren soms noodzakelijk, bijvoorbeeld als er sprake is van diabetes of epilepsie. Medicatie kan gewenst zijn in het geval van ernstige depressie of andere ernstige ziekten. De ervaring in het verleden met thalidomide en diëthylstilbestrol (DES) hebben geleerd dat uiterste waakzaamheid geboden is. Informatie over de effecten van geneesmiddelen op moeder en ongeboren kind komt voornamelijk uit observationele studies bij vrouwen die geneesmiddelen gebruikten.

De Teratologie Informatie Service (TIS) is onderdeel van het Nederlands Bijwerkingen Centrum Lareb en verzamelt zo veel mogelijk ervaringen met geneesmiddelen en zwangerschap. Vrouwen die geneesmiddelen gebruikt hebben in de zwangerschap worden langdurig vervolgd.

TIS is ook het kenniscentrum voor zorgverleners op het gebied van de mogelijk schadelijke effecten op het kind van geneesmiddelen en andere blootstellingen (straling, infectieziekten, voeding) tijdens de zwangerschap en borstvoeding.

Via een telefoondienst, die op alle werkdagen bereikbaar is, wordt informatie verstrekt en advies gegeven aan zorgverleners. Doel hiervan is optimalisatie van het geneesmiddelgebruik tijdens de zwangerschap en lactatie door een risico-inschatting te maken. Dit behoedt voor onnodige prenatale diagnostiek en kan soms een zwangerschapsafbreking voorkomen.

Het boek *Geneesmiddelen, zwangerschap en borstvoeding* is geschreven door medewerkers van de Teratologie Informatie Service (TIS) en uitgegeven in samenwerking met Stichting Health Base. In het naslagwerk wordt in beknopte teksten samengevat wat er in de literatuur bekend is over de mogelijke effecten van geneesmiddelen op de zwangerschap en tijdens de borstvoeding. Dit naslagwerk kan ook online worden geraadpleegd op ▶ www.lareb.nl/teratologie.

6.9 Organisatie van de farmacovigilantie in Nederland

Op initiatief van de Koninklijke Nederlandsche Maatschappij tot bevordering der Geneeskunst (KNMG) werd in 1963 een meldpunt voor bijwerkingen opgezet, al snel voortgezet als Bureau Bijwerkingen, dat tot 1995 als onderdeel van de Inspectie voor de Gezondheidszorg heeft gefunctioneerd.

In de jaren negentig van de vorige eeuw werd door de Europese Commissie een voorstel ingediend voor een aanpassing van de geneesmiddelenwetgeving. Hierin werd de notie van geneesmiddelenbewaking geïntroduceerd: een combinatie van het bevorderen van systemen voor spontane melding van bijwerkingen en een bewakingssysteem van de farmaceutische industrie. Mede daardoor geïnspireerd bracht de Gezondheidsraad een advies uit met als titel: *Post Marketing Surveillance (PMS) in Nederland*.

Op 1 juli 2007 is de nieuwe Geneesmiddelenwet van kracht geworden, die de ruim veertig jaar oude Wet op de Geneesmiddelenvoorziening (WOG) heeft vervangen.

6.9.1 Lareb

In 1991 is Lareb tot stand gekomen als een overkoepelende landelijke organisatie die een aantal regionale meldingscentra van bijwerkingen van geneesmiddelen ondersteunde en coördineerde. De basis voor deze activiteiten was een initiatief van enkele Tilburgse apothekers en artsen in het midden van de jaren tachtig.

In Nederland werd per 1 januari 1996, in het kader van de nieuwe Europese regelgeving en op basis van het hiervoor genoemde advies van de Gezondheidsraad, de Stichting Lareb door de minister van VWS aangewezen als landelijk centrum voor het melden van vermoede bijwerkingen van geregistreerde geneesmiddelen door artsen en apothekers.

Lareb, sinds 2002 naar buiten tredend als het *Nederlands Bijwerkingen Centrum Lareb*, ontvangt voor deze taken subsidie, die betaald wordt uit de gelden die registratiehouders jaarlijks moeten betalen voor de registratie van geneesmiddelen.

6.9.2 CBG

Het College ter Beoordeling van Geneesmiddelen (CBG) heeft een centrale rol bij de taken van de overheid met betrekking tot geneesmiddelenveiligheid. Farmaceutische bedrijven en Lareb geven vermoede bijwerkingen door aan het CBG, die zo nodig maatregelen neemt, als regel in EMA-verband. Het college vertegenwoordigt Nederland bij het Europese Geneesmiddelen Agentschap EMA.

De taken die de afdeling Geneesmiddelenbewaking van het CBG uitvoert, hebben vaak Europese dimensies met speciale aandacht voor producten waarvoor het Nederlandse college de leidende rol heeft gespeeld bij de toelating (rapporteur, corapporteur of *reference member state*). Voor alle in Nederland geregistreerde geneesmiddelen geldt de verplichting voor de handelsvergunninghouder (als regel de betreffende farmaceutische industrie) om op regelmatige basis veiligheidsrapporten (*periodic safety update reports*, PSUR's) in te dienen die door het CBG beoordeeld dienen te worden. Bovendien vindt uitwisseling van veiligheidsinformatie met andere Europese landen – en zo nodig de Amerikaanse FDA – plaats. Bij een nieuwe registratieaanvraag dient een *risk management plan* (RMP) te worden ingediend. Hierin dient de registratiehouder bestaande risico's en mogelijke toekomstige risico's te inventariseren en informatie te beschrijven. De handelsvergunninghouder moet in het RMP aangeven hoe daarmee omgegaan zal worden. De afdeling Geneesmiddelenbewaking van het CBG beoordeelt deze RMP's, waarbij er in het verband van de EMA Europees wordt samengewerkt.

6.9.3 PPN

Binnen de Nederlandse Vereniging voor Farmaceutische Geneeskunde functioneert een Pharmacovigilance Platform Nederland (PPN). Dit is een organisatie van professionals op het gebied van farmacovigilantie, voor het merendeel afkomstig uit de farmaceutische industrie. Enkele malen per jaar worden bijeenkomsten georganiseerd die gericht zijn op het bijhouden van kennis en de ontwikkelingen op het gebied van geneesmiddelenveiligheid.

6.10 De internationale organisatie

6.10.1 WHO

In 1968 bundelden tien landen hun ervaringen in het verband van de Wereldgezondheidsorganisatie (WHO). Dit waren naast Nederland: Zweden, Denemarken, Duitsland, het Verenigd Koninkrijk, Ierland, Canada, de Verenigde Staten, Australië en Nieuw-Zeeland. De WHO deed in 1972 in een *technical report* aanbevelingen over de inrichting van een nationaal meldsysteem en versterkte de grondslag voor een internationale uitwisseling van meldingen via het WHO Drug Monitoring Programme. Belangrijk was de oprichting van een wereldwijde databank voor bijwerkingen. Deze databank functioneert nog altijd en wordt onderhouden door het Uppsala Monitoring Centre, een WHO collaborating centre.

6.10.2 EMA

De Europese samenwerking op het gebied van toelating van geneesmiddelen en de veiligheid ervan is sterk ontwikkeld. Leidend is de Europese Commissie, directoraat generaal *Health and Consumers*. De uitvoering vindt plaats bij de *European Medicines Agency* (EMA) in Londen. Binnen de EMA functioneert de *Committee for Medicinal Products for Human Use* (CHMP). Voor farmacovigilantie is vooral de *Pharmacovigilance Risk Assessment Committee* (PRAC) van belang. Hier worden alle veiligheidsproblemen besproken en vindt de Europese coördinatie van de geneesmiddelenbewaking plaats. De Europese databank van bijwerkingen, *Eudravigilance*, speelt daarbij een belangrijke rol. Nederland heeft vanaf het begin een actieve rol in Europa gespeeld binnen de EMA (voorheen EMEA), ook op het gebied van farmacovigilantie.

Nauw aan de EMA gelieerd is het *European Network of Centres for Pharmacoepidemiology and Pharmacovigilance* (ENCEPP), waarin farmaco-epidemiologische onderzoekcentra in Europa samenwerken op het gebied van veiligheidsstudies.

In de nieuwe Europese geneesmiddelenbewakingswetgeving is er meer aandacht voor het volgen van de veiligheid van geneesmiddelen nadat ze op de markt zijn toegelaten, de zogenaamde *post-authorisation safety studies* (PASS).

De organisatie van de geneesmiddelenbewaking in Europa is voortdurend in ontwikkeling (Waller, 2011). Daar waar de *registratie* in toenemende mate een Europese verantwoordelijkheid is, waarbij de lidstaten nauw samenwerken bij beoordelingen, geldt voor de *geneesmiddelenbewaking* dat de nationale verantwoordelijkheid groot blijft. Geneesmiddelenbewaking zal altijd in nauw contact met de dagelijkse praktijk en in voortdurend contact met artsen, apothekers en patiënten moeten plaatsvinden. Het ligt daarom voor de hand dat dit per land georganiseerd zal blijven en binnen het eigen taalgebied.

6.10.3 MedDRA

Er is een internationaal overeengekomen medische terminologie, MedDRA (*Medical Dictionary for Regulatory Activities*), die wordt gebruikt voor het classificeren van informatie over ongewenste voorvallen in verband met het gebruik van (bio)farmaceutische producten en andere medische producten, zoals medische hulpmiddelen. Doordat bijwerkingen in MedDRA-termen worden gecodeerd, kunnen gezondheidsinstanties en de (bio)farmaceutische industrie gemakkelijker gegevens met betrekking tot het veilige gebruik van medische producten uitwisselen en analyseren. Het gebruik van MeDRA wordt onder meer geëist door het Europese Geneesmiddelen Agentschap EMA bij het doorgeven van bijwerkingen in aan de Eudravigilance database.

6.10.4 CIOMS

De *Council for the Organisation of Medical Sciences* (CIOMS) is een in Genève gevestigd samenwerkingsorgaan van WHO, overheden (*regulators*) en farmaceutische bedrijven, waar afspraken worden gemaakt over definities en procedures op het gebied van geneesmiddelenonderzoek en geneesmiddelenveiligheid. De diverse rapporten die door CIOMS-werkgroepen zijn gepubliceerd, zijn van groot belang gebleken voor de internationale harmonisatie op deze gebieden.

Een belangrijke CIOMS-definitie is die van *ernstige meldingen*. Het gaat hierbij om bijwerkingen die levensbedreigend zijn, of die hebben geleid tot overlijden, ziekenhuisopname of verlenging daarvan of invaliditeit. Voor deze ernstige vermoede bijwerkingen gelden extra regels; zo moeten ze door farmaceutische bedrijven binnen vijftien dagen aan de registratieautoriteiten worden doorgegeven.

De *International Conference on Harmonisation of Technical Requirements for Registration of Pharmaceuticals for Human Use* (ICH) heeft een verwante rol.

6.11 Farmacovigilantie als wetenschap

Naast en voorafgaand aan de activiteiten noemt de WHO wetenschap als essentieel element van de farmacovigilantie. Farmacovigilantie is een wetenschappelijke discipline met een eigen geschiedenis, een eigen theorievorming en een eigen paradigma.

Wouter van Doeveren, hoogleraar Geneeskunde in Groningen en Leiden, hield bij zijn aftreden als rector van de Leidse universiteit in 1779 een redevoering met als titel *De Remedio Morbo*, over ziekten ten gevolge van geneesmiddelen (Van der Zwaag & Van Doeveren, 1970). Er is dus al meer dan twee eeuwen academische belangstelling voor bijwerkingen van geneesmiddelen. Toen al waarschuwde Van Doeveren zijn toehoorders:

» Geef niet te snel een geneesmiddel met het risico een tweede ziekte aan de bestaande ziekte toe te voegen of mogelijk de dood te versnellen. «

Farmacovigilantie bevindt zich tussen enerzijds de farmaco-epidemiologie en anderzijds de klinische farmacologie: zij is er de verbinding tussen. Dat er tussen die disciplines geen tegenstelling hoeft te bestaan, wordt goed geïllustreerd door prof. dr. J. Vandenbroucke, die als klinisch epidemioloog bij herhaling gewezen heeft op het belang van de casus, de enkele ervaring (Vandenbroucke, 2006).

Sinds 2007 is er aan de Rijksuniversiteit Groningen een leerstoel Geneesmiddelenbewaking en Geneesmiddelenveiligheid.

6.12 Waar is informatie over bijwerkingen te vinden?

Om na te gaan of symptomen een uiting zijn van een onderliggende ziekte of kunnen duiden op een bijwerking van een geneesmiddel, is kennis over mogelijke bijwerkingen van geneesmiddelen noodzakelijk. De meest gebruikte bronnen zijn hierna vermeld.

Op de website van het *College ter beoordeling van Geneesmiddelen (CBG)* staat naast productinformatie ook actueel nieuws omtrent recente veiligheidsproblemen van geneesmiddelen vermeld (▶ www.cbg-meb.nl/CBG/nl/humanegeneesmiddelen/geneesmiddeleninformatiebank/default.htm).

Op de website van de *European Medicines Agency (EMA)* is naast productinformatie ook het *European Public Assessment Report* (EPAR) van een geneesmiddel in te zien (▶ www.emea.europa.eu/htms/human/epar/a.htm).

Op de website van het *Nederlands Bijwerkingen Centrum Lareb* (▶ www.lareb.nl) worden publicaties van Lareb over bijwerkingen van geneesmiddelen getoond. Ook wordt achtergrondinformatie over bijwerkingen gegeven. Tevens is er informatie over mogelijke nieuwe signalen van bijwerkingen te vinden. Daarnaast kan in de Lareb-databank gezocht worden of een bepaalde associatie al eerder gemeld is bij Lareb. Ook kan vanaf deze website doorgeklikt worden naar algemene en meer specifieke bronnen, zoals informatie over bijwerkingen op pulmonaal gebied respectievelijk over bijwerkingen met betrekking tot ritmestoornissen. Ook informatie over vaccins en geneesmiddelen bij zwangerschap en borstvoeding is hier te vinden.

Het *Farmacotherapeutisch Kompas* (▶ www.fk.cvz.nl) geeft naast informatie over bijwerkingen van individuele geneesmiddelen ook informatie over groepsbijwerkingen – gebaseerd op de farmacologische werking van geneesmiddelen – welke te vinden is in de rubriek achtergrondinformatie.

Het *Geneesmiddelenbulletin* (▶ www.geneesmiddelenbulletin.nl) bevat de rubriek 'Let op', waarin over bijwerkingen van geneesmiddelen wordt gepubliceerd.

Het *Informatorium Medicamentorum*, vervaardigd door het WINAp van de KNMP, bevat informatie over individuele geneesmiddelen, maar ook over geneesmiddelgroepen. Naast de boekvorm is nu ook een digitale versie beschikbaar via de KNMP, die slechts toegankelijk is voor abonnees. Tevens bevat deze website databanken met informatie over gebruik van specifieke geneesmiddelen bij nierfunctiestoornissen, bij genetische afwijkingen van het CYP-systeem en informatie over de relevantie van interacties van geneesmiddelen.

Meyler's' Side Effect of Drugs wordt van oudsher beschouwd als de standaard voor informatie over bijwerkingen van geneesmiddelen. Ook hierin zijn groepseffecten te vinden. Tevens zijn voor ieder geneesmiddel bijwerkingen gerangschikt naar orgaanklasse. Verder worden langetermijneffecten, invloed op fertiliteit/zwangerschap/lactatie/teratogeniciteit, risicofactoren en interacties besproken.

In de *Commentaren Medicatiebewaking*, uitgegeven door Health Base, worden de belangrijkste geneesmiddelinteracties, contra-indicaties, intoleranties et cetera beschreven. Het deel over geneesmiddelen en zwangerschap wordt ook apart uitgeven onder de titel *Geneesmiddelen, zwangerschap en borstvoeding*. Dit boekje is ook online te vinden op ▶ www.lareb.nl/zwangerschap.

6.13 Kernpunten

- Farmacovigilantie gaat over het omgaan met risico's, waarbij het risico voor het individu en het risico voor de populatie tegen elkaar afgewogen moeten worden.
- De veronderstelde veiligheid van geneesmiddelen is de resultante van de afweging tussen *benefit* en *harm*.
- Een geneesmiddel kan pas 'veilig' genoemd worden als in de praktijk gebleken is dat de balans tussen *benefit* en *harm* duidelijk positief is.
- Vooral type-B-bijwerkingen zijn onvoldoende in kaart gebracht op het moment van registratie.
- Het melden van bijwerkingen maakt het mogelijk dat alle geneesmiddelen met betrekking tot het optreden van bijwerkingen gedurende hun hele levenscyclus gevolgd kunnen worden.
- Het WHO Drug Monitoring Programme speelt een belangrijke rol bij de ontwikkeling van de internationale farmacovigilantie.
- Melden van bijwerkingen draagt belangrijk bij aan de kennis over geneesmiddelen in de praktijk; dit geldt in het bijzonder voor geneesmiddelen die in de zwangerschap gebruikt worden.
- De beoordeling van de causaliteit tussen een vermoede bijwerking en het betrokken geneesmiddel is de kern van farmacovigilantie als wetenschap.

6.14 Samenvatting

De veiligheid van geneesmiddelen staat toenemend in de belangstelling, zowel in de wereld van het geneesmiddel (registratieautoriteiten, farmaceutische bedrijven) als van de media. Farmacovigilantie betreft zowel de wetenschap als de activiteiten met betrekking tot het opsporen, beoordelen, begrijpen en voorkomen van bijwerkingen van geneesmiddelen. Omdat bij toelating tot de markt niet alle effecten van geneesmiddelen bekend zijn, is 'bewaking' door middel van een meldsysteem noodzakelijk. Het bepalen van de causale relatie tussen de (mogelijke) bijwerking en het betrokken geneesmiddel is essentieel.

Naast een passief meldsysteem is er een actief meldsysteem mogelijk, bijvoorbeeld om nieuwe geneesmiddelen te volgen. In Nederland is het Nederlands Bijwerkingen Centrum Lareb verantwoordelijk voor het verzamelen, beoordelen en registreren van bijwerkingen van geneesmiddelen, inclusief vaccins, zoals die gemeld worden door patiënten, artsen en apothekers. Onder Lareb valt ook de Teratologie Informatie Service.

Het WHO Drug Monitoring Programme speelt een belangrijke rol bij ontwikkeling van de internationale farmacovigilantie.

Literatuur

Aronson JK (editor). Meijler's Side Effects of Drugs. Amsterdam: Elsevier, 2006.
Agbabiaka TB, Savovic J, Ernst E. Methods for Causality Assessment of Adverse Drug Reactions – A Systematic Review. Drug Saf 2008;31(1):21–37.
Ebbers HC. Biopharmaceuticals as Challenges to the Regulatory System. Thesis. Utrecht, 2012.
Edwards IR, Aronson JK. Adverse drug reactions: definitions, diagnoses and managment. Lancet 2000;356(9237):1255–9.

Grootheest AC van. Improving Pharmacovigilance and the role of the pharmacist. Thesis. Groningen, 2003.

Grootheest AC van, Dukes MNG. Leopold Meijler (1903-1973): een pionier op het gebied van bijwerkingen van geneesmiddelen. Ned Tijdschr Geneeskd 2003;147(51):2526-9.

Härmark L, Grootheest AC van. Pharmacovigilance: methods, recent developments and future perpectives. Eur J Clin Pharmacol 2008:743-52.

Härmark L. Web-based intensive monitoring – a patient based pharmacovigilance tool. Thesis. Groningen, 2012.

Hunsel FPAM van. The contribution of direct patient reporting to pharmacovigilance. Thesis. Groningen, 2011.

Jick H. Drugs: remarkably nontoxic. N Engl J Med 1974;291:821-8.

Leendertse AJ, Egberts ACG, Stoker LJ, Bemt PMLA van den. Frequency of and risk factors for preventable medication-related hospital admissions in the Netherlands. Arch Int Med 2008;168:1890-6.

Meyboom RHB, Hekster YA, Egberts ACG, Gribnau FWJ. Edwards IR. Causal of Casual? The Role of Causality Assessment in pharmacovigilance. 1997;16:374-89.

Meijler L. Schadelijke nevenwerkingen van geneesmiddelen. Amsterdam: Elsevier, 1951.

Naranjo CA, Busto U, Sellers EM, Sandor P, Ruiz I, Roberts EA, et al. A method for estimating the probability of adverse drug reactions. Clin Pharmacol Ther 1981;30(2):239-45.

Pirmohamed M, James S, Meakin S et al. Adverse drug reactions as cause of admission to hospital: prospective analysis of 18 820 patients. BMJ 2002;329:15-9.

Smulders YM, Levi M, Stehouwer CDA, Kramer MHH, Thijs A. De rol van epidemiologisch bewijs in de zorg voor individuele patiënten. Ned Tijdschr Geneesk. 2010;1533:A1910.

Vandenbroucke JP. What is the best evidence for determing harms of medical treatment: CMAJ. 2006;174:645-6.

Waller P. Getting to grips with the new European Union pharmacovigilance legislation. Drug Saf 2011;20:544-9.

WHO. The Importance of Pharmacovigilance, Safety Monitoring of medical products. Genève: WHO, 2002.

Zwaag P van der. Wouter van Doeveren, leven en werken van een 18e-eeuws hoogleraar in de geneeskunde. Assen: Van Gorcum, 1970.

Farmaco-economie

Maarten Postma en Cornelis Boersma

7.1 Inleiding – 100

7.2 Achtergrond en techniek – 100
7.2.1 Het begin: de trechter van Dunning – 100
7.2.2 Doelmatigheidscriterium – 102
7.2.3 Een goed richtpunt – 104
7.2.4 Nieuwe ontwikkelingen – 104
7.2.5 Nederlandse richtlijnen – 105
7.2.6 Disconteren verder uitgelicht – 106

7.3 Analyse van doelmatigheid door kostenminimalisatie: dabigatran bij knie- en heupvervangende operaties – 108
7.3.1 Drie technieken – 108
7.3.2 Achtergrond dabigatran-casus – 109
7.3.3 CvZ-criteria – 109
7.3.4 Unieke situatie – 110

7.4 Intermezzo: de 'cost-effectiveness plane' – 110

7.5 Voorbeeld van een kosteneffectiviteitsanalyse: orale antistolling bij boezemfibrilleren – 112
7.5.1 Achtergrond – 112
7.5.2 Voordeel van NOAC's – 112
7.5.3 Gezondheidswinst, kosten en besparingen – 112
7.5.4 Nederlandse analyse – 113
7.5.5 Gevoeligheidsanalyse – 113
7.5.6 Kosteneffectief? – 114

7.6 Afsluiting – 115
7.6.1 Ergo – 115
7.6.2 Keuzes zijn onvermijdelijk – 116
7.6.3 Kosteneffectiviteitanalyse voor de hele gezondheidszorg – 116

7.7 Kernpunten – 117

7.8 Samenvatting – 117

Literatuur – 118

Delen van dit hoofdstuk verschenen eerder in drie artikelen in het blad De Eerstelijns (juni, juli en september 2012).

7.1 Inleiding

Bij het beoordelen van nieuwe geneesmiddelen wordt doelmatigheid van steeds groter belang. Het College voor Zorgverzekeringen beoordeelt de doelmatigheid van geneesmiddelen. Maar wat mag een gewonnen levensjaar of gewonnen kwaliteit van leven eigenlijk kosten? Waar andere landen een drempelwaarde kennen, ontbreekt die in Nederland. Dit hoofdstuk gaat in op de diverse aspecten die samenhangen met deze onderwerpen. Het beoogt mogelijke antwoorden te geven op vragen als: wat is kosteneffectief; hoe doe je een goede farmaco-economische analyse; wat is gangbaar bij de rapportage van farmaco-economische studies; hoe verhoudt de farmaco-economie in Nederland zich tot ontwikkelingen elders in de wereld; wat zijn illustratieve voorbeelden?

7.2 Achtergrond en techniek

De technologische ontwikkelingen in de gezondheidszorg hebben geleid tot verbeteringen in diagnostiek, zorg en behandeling, maar ook tot stijgende kosten. In de cardiologie en oncologie bijvoorbeeld is de overleving sterk verbeterd, maar zijn de kosten ook behoorlijk gestegen. Een recent rapport van Marc Pomp en eerdere berekeningen van het Centraal Planbureau tonen aan dat de stijgende zorgkosten kunnen oplopen van nu 12% van het bruto binnenlands product tot 20-25% in 2050. Vergrijzing, de toenemende zorgvraag, zorginnovatie en ook de introductie van nieuwe, innovatieve, maar vaak dure geneesmiddelen spelen daarbij een rol. In de samenleving ontstaat de opvatting dat in de zorg niet alles (meer) kan. Er zijn grenzen aan de betaalbaarheid van de zorg. Heel concreet: mogelijk zijn niet alle medische innovaties nog te betalen en kunnen bijvoorbeeld niet alle nieuwe geneesmiddelen 'zomaar' in het basispakket. Maar hoe bepaal je wat in de toekomst nog wel mogelijk is en wat niet meer? De gezondheidseconomie/farmaco-economie – en in het bijzonder de kosteneffectiviteitsanalyse – is ontwikkeld om bij dergelijke keuzes een objectief en rationeel raamwerk te bieden en dergelijke keuzes daarmee wetenschappelijk te ondersteunen. Waar men zich binnen de gezondheidseconomie bezighoudt met het alloceren van de schaarse middelen binnen de gezondheidszorg, gaat de farmaco-economie over dat deel dat betrekking heeft op geneesmiddelen.

7.2.1 Het begin: de trechter van Dunning

Reeds in de jaren negentig van de twintigste eeuw gaf de commissie Dunning met het rapport *Kiezen of Delen* aan hoe kostenexplosies in de zorg beteugeld kunnen worden. De vier criteria van de zogenaamde trechter van Dunning (figuur 7.1) zien we tegenwoordig grotendeels terug in de aanpak die het College voor Zorgverzekeringen (CVZ) volgt bij de beoordeling van nieuwe geneesmiddelen (in het bijzonder bij de Commissie Geneesmiddelen (CG) voorheen de Commissie Farmaceutische Hulp (CFH)). Dan luiden de vragen: Is het nieuwe geneesmiddel vervangbaar door een reeds bestaande behandeling (is clustering mogelijk)? Is er voldoende bewijs voor de meerwaarde van het nieuwe geneesmiddel? Is het middel met meerwaarde zijn geld waard (kosteneffectief/doelmatig)? Wat is de impact op het budget bij toelating van het middel tot het verzekerdenpakket (wat betekent dat bv. voor het geneesmiddelenvergoedingssysteem (GVS)? Om de doelmatigheidsvraag te beantwoorden wordt vaak een farmaco-economisch model ontwikkeld dat door combinatie van kosten van het geneesmiddel, besparingen (bv. op ziekenhuiszorg) en gezondheidseffecten, de nettokosten per gewonnen leven, per gewonnen levensjaar (*life year gained*) of per gewonnen *quality-adjusted life year* (QALY) kan schatten.

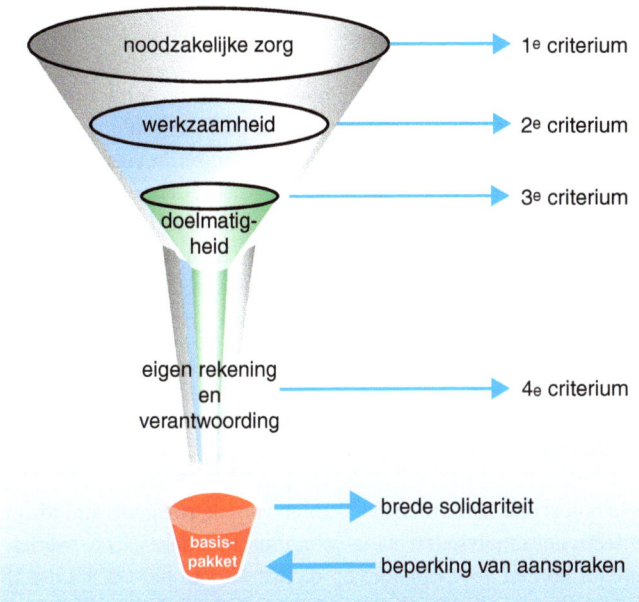

Figuur 7.1 De vier criteria bij de trechter van Dunning: Gaat het om noodzakelijke zorg? Gaat het om een effectieve interventie? Is de geleverde zorg doelmatig? Kan de zorg voor eigen rekening/risico komen? Deze criteria komen terug in de beoordeling van geneesmiddelen.

Hierbij kunnen we overigens meteen vaststellen dat de 'basisformule' voor de kosteneffectiviteit rechttoe rechtaan is en uiteindelijk bij elke analyse dezelfde, hoe ingewikkeld het onderliggende model (zie hierna) ook is en hoe complex de statistische rapportages ook zijn. In het bijzonder betreft de kosteneffectiviteitsratio (KER) altijd geld gedeeld door gezondheidseffecten (bijvoorbeeld winst in QALY's):

$$KER = (K_B - K_A)/(E_B - E_A) = \Delta K/\Delta E$$

K_B = kosten van het nieuwe geneesmiddel B
K_A = kosten van de vergelijkende therapie A
E_B = gezondheidseffecten van geneesmiddel B
E_A = gezondheidseffecten van therapie A
ΔK = verschil in kosten (nettokosten)
ΔE = verschil in effecten

Daarbij wordt overigens vaak gesproken van de incrementele KER (IKER; *Incremental CostEffectiveness Ratio/ICER*), omdat het vrijwel altijd een vergelijking betreft van de incrementele (extra) kosten en de gezondheidswinst van het nieuwe geneesmiddel ten opzichte van het 'oude' middel (de vergelijkende therapie). Alleen indien een vergelijking gemaakt wordt tussen een geneesmiddel versus 'niets doen', kan formeel van een KER gesproken worden (ook wel *Average CostEffectiveness Ratio* (ACER) genoemd). Een andere manier om de IKER te berekenen is de extra kosten van het nieuwe geneesmiddel – dus de extra investering – te relateren aan de bereikte besparingen elders in de zorg (bv. voorkomen ziekenhuisopnames) en de extra gewonnen QALY's. Logisch geredeneerd zou een analyse van investering, besparing en gezondheidswinst tot eenzelfde kosteneffectiviteitsratio moeten leiden als de berekening ervan met voornoemde formule. Vaak betreft de analyse overigens de situatie van een nieuw geneesmiddel dat netto duurder maar beter is (positieve ΔK en positieve ΔE).

Een specifieke situatie ontstaat indien de teller van de boven geïntroduceerde breuk negatief wordt bij een positieve noemer: het nieuwe geneesmiddel is dan per saldo goedkoper en bewezen beter. In een dergelijke situatie volstaat mogelijk een kostenminimalisatieanalyse, waarbij uitsluitend naar de financiële kant wordt gekeken en de noodzaak deze exact te relateren aan de gezondheidseffecten eigenlijk ontbreekt. Recente voorbeelden van positieve CvZ-beoordelingen op basis van uitsluitend kostenminimalisatie betreffen dabigatran bij orthopedische chirurgie en ulipristal bij preoperatieve behandeling van vleesbomen in de baarmoeder. Kostenminimalisatie wordt nu in soortgelijke gevallen geaccepteerd voor het aantonen van de doelmatigheid van nieuwe geneesmiddelen.

7.2.2 Doelmatigheidscriterium

De vraag naar de doelmatigheid dateert uit 2005, toen fabrikanten van nieuwe geneesmiddelen verplicht werden een kosteneffectiviteitsanalyse (farmaco-economisch onderzoek) te overleggen om in aanmerking te kunnen komen voor opname op de lijst 1B van het GVS. Lijst 1B is de lijst voor innovatieve en unieke geneesmiddelen met een enigszins liberale prijsstelling. Bij die geneesmiddelen is alleen de Wet geneesmiddelenprijzen (WGP) van toepassing als bovengrens, maar er is geen maximumprijs. Indien een nieuw geneesmiddel als vervangbaar wordt gezien en geclusterd kan worden, is farmaco-economisch onderzoek niet vereist en komt het geneesmiddel op lijst 1A met een maximum aan de prijsstelling conform het cluster. Deze beoordelingsprocedure van CVZ/CFH kan als streng worden gezien (als daadwerkelijke vierde horde; zie ◘ figuur 7.2): middelen waarvoor de fabrikant de 1B-status beoogt, worden dikwijls verwezen naar 1A of worden afgewezen, het GVS vergoedt ze slechts ten dele op grond van een zogenoemde bijlage-2-restrictie, of niet. Hoomans et al. (2010) inventariseerden hoe door het CVZ/CFH beoordeeld wordt en vonden dat tussen 2005 en 2008 slechts bij twee geneesmiddelen het doelmatigheidscriterium voldoende scoorde: dabigatran voor de indicatie orthopedische chirurgie en topotecan bij kleincellig longkanker. De kwalificatie 'onvoldoende' had vaak te maken met de uitvoering van de kosteneffectiviteitsanalyse. Het ging nooit om het overschrijden van een expliciete drempelwaarde voor de nettokosten per levensjaar of QALY. Logisch, want Nederland heeft geen formele drempelwaarde voor de kosteneffectiviteit, in tegenstelling tot bijvoorbeeld het Verenigd Koninkrijk en België met respectievelijk £ 30.000/QALY en € 50.000/QALY (Boersma et al., 2010). Wel kent Nederland een elftal van richtlijnen hoe een goede kosteneffectiviteitsanalyse uit te voeren en deze set biedt het raamwerk om kosteneffectiviteitsanalyses kwalitatief te evalueren.

Volgens Hoomans et al. (2010) blijkt dat lange tijd het quadrivalente HPV-vaccin voor meisjes en vrouwen het enige geneesmiddel was dat alleen op het doelmatigheidscriterium was afgewezen voor 1B. Vaak ging bij CvZ-beoordelingen een onvoldoende op het doelmatigheidscriterium gepaard met een gepercipieerde afwezigheid van meerwaarde. Voorbeelden die Hoomans et al. geven, zijn oseltamivir, exenatide, miconazol, rimonabant, rotavirusvaccin en vareniclin. De afwezigheid van meerwaarde – hoe discutabel soms ook – maakt dan een analyse van doelmatigheid eigenlijk al volledig overbodig. Allicht is de discussie over meerwaarde vaak heftig, waarbij partijen soms lijnrecht tegenover elkaar staan, tot in de rechtszaal aan toe. Bij het baarmoederhalskanker (BMK-)vaccin was meerwaarde evident aan de orde. De klinische studies toonden aan dat persistente besmettingen met HPV types 16 en 18 worden voor-

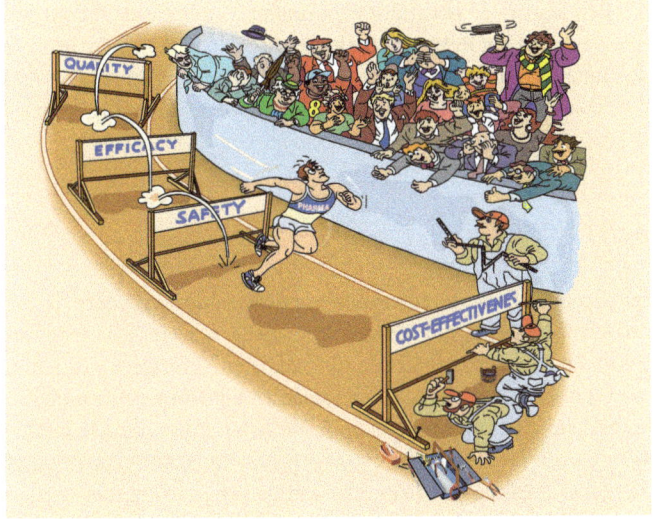

☐ **Figuur 7.2** De vier hordes die een geneesmiddel moet nemen voordat het voor vergoeding in aanmerking komt.

komen, waarbij we weten dat deze types samen verantwoordelijk zijn voor 70% van de BMK's. Het CvZ stelde zich echter bij de economische analyse expliciet de vraag of met voorkoming van persistente infecties op de korte termijn voldoende bewijs geleverd is dat ook uiteindelijk decennia later BMK's worden voorkomen. Zijn er om die vraag te beantwoorden niet langdurigere klinische studies nodig dan hetgeen beschikbaar is tot maximaal 10 jaar? En hoe lang werkt de bescherming van het vaccin door? In de *base case* (meest waarschijnlijke scenario) van de kosteneffectiviteitsanalyse werd uitgegaan van levenslange bescherming, maar is dat redelijk? Het CvZ was kritisch in deze zaken en adviseerde negatief over de farmaco-economische analyse van de fabrikant van het quadrivalente HPV-vaccin.

Overigens speelde hier nog een ander aspect, dat ook veel naar voren komt in dergelijke discussies: de transparantie van het farmaco-economische model. Kosteneffectiviteit wordt altijd berekend conform een model. Een model is een vereenvoudigde weergave van de werkelijkheid in de vorm van een set rekenregels. Modellen variëren allicht van rechttoe rechtaan tot heel complex. Vaak worden dergelijke modellen ontwikkeld in een spreadsheetprogramma, maar er zijn ook specifieke softwareprogramma's beschikbaar voor farmaco-economische modellering. De uitdaging is altijd het model transparant te ontwikkelen, zodat bij de aanlevering van het dossier aan het CvZ een elektronische versie kan worden bijgevoegd die begrijpelijk en bruikbaar is voor degenen die het model niet zelf hebben ontwikkeld. Het CvZ kan dan – indien gewenst – berekeningen controleren en eventueel zelf aanvullende berekeningen doen. Het model destijds voor het HPV-vaccin kan complex worden genoemd, enigszins inherent aan het onderwerp van infectieziekten waarbij vaccinatie niet alleen de gevaccineerde beschermt maar tevens – tot op zekere hoogte – de omgeving. Denk hierbij aan partners van gevaccineerde meisjes. Ook dient te worden opgemerkt dat deze modellen twee types betreffen: het kan een internationaal ontwikkeld model zijn toegepast op Nederland, het kan ook een van meet af aan op de Nederlandse situatie toegesneden model zijn. Mogelijk is het makkelijker een transparant model te ontwikkelen conform de tweede aanpak dan conform de eerste.

Nog even terug naar de beoordeling van dat HPV-vaccin. Naast het CvZ zijn er in Nederland ook andere instanties die naar de kosteneffectiviteit kijken, met name valt dan de rol van de Gezondheidsraad (GR) op. Een jaar na de negatieve beoordeling van het vaccin door het CvZ adviseerde de GR het HPV-vaccin in het Rijksvaccinatieprogramma op te nemen, in grote lijnen op basis van dezelfde kosteneffectiviteitsratio's als overlegd aan het CvZ: circa € 20.000 per QALY. Dit bedrag wordt vaak als zeer acceptabel gezien in de context van besluitvorming voor het Rijksvaccinatieprogramma.

7.2.3 Een goed richtpunt

De discussie over drempelwaarden in de farmaco-economie wordt wereldwijd gevoerd. In het Verenigd Koninkrijk is er een drempelwaarde van £ 30.000 per QALY of levensjaar gedefinieerd: een levensjaar of QALY winnen mag niet meer dan £ 30.000 kosten. Overigens wordt hier wel van afgeweken bij dure oncologische (levenseinde)therapieën en bij weesgeneesmiddelen; hier geldt een hoger afkappunt. Zo'n afkappunt bestaat voor Nederland niet. Enkele instanties gaven in het verleden wel richting: de Raad voor Volksgezondheid & Zorg suggereerde ooit € 80.000 per QALY en het CBO noemde – in het kader van de behandeling met statines – € 20.000 per gewonnen levensjaar. Op basis van een recent artikel (Rozenbaum et al., 2010) zou € 50.000 per QALY of gewonnen levensjaar een goed richtpunt kunnen zijn. Dit is in overstemming met België, komt overeen met het globale advies van de WHO om het afkappunt te zetten op 1 tot 3 maal een modaal inkomen, correspondeert redelijk met het Britse afkappunt, komt enigszins overeen met keuzes die in de praktijk zijn gemaakt over vergoeding van geneesmiddelen en is het gemiddelde van beide ooit eerder genoemde afkappunten (Boersma et al., 2010). Een helder afkappunt maakt het de farmaco-economie mogelijk om als transparante vierde horde voor de geneesmiddelvergoeding te fungeren, waarbij de eerste drie hordes de kwaliteit van bereiding, werkzaamheid/effectiviteit en veiligheid/toxiciteit zijn (figuur 7.2).

7.2.4 Nieuwe ontwikkelingen

Als nieuwe ontwikkelingen binnen de farmaco-economie moeten worden genoemd: *value-based pricing* (VBP), *pay-for-performance* (P4P), volumeafspraken en de voorlopige vergoeding ofwel *coverage with evidence development*. VBP betreft het toekennen van een prijs op geleide van de waarde die een geneesmiddel vertegenwoordigt, waarbij ook de drempelwaarde voor de kosteneffectiviteit van belang kan zijn. Bijvoorbeeld vanuit een drempelwaarde bekeken: voor welk nieuw geneesmiddel tegen hiv bedragen in Engeland de nettokosten £ 30.000 per QALY? Of tegen welke prijs van het rotavirusvaccin zitten we in België op € 50.000 per QALY? Daarmee is dan exact de *value* van het geneesmiddel vastgesteld en kan de prijsstelling al naar gelang geschieden. Het is evident dat daarvoor een afkappunt voor de kosten per QALY noodzakelijk is, maar zo'n punt kennen we in Nederland dus niet. Allicht houdt zo'n expliciet afkappunt ook een gevaar in: fabrikanten kunnen toerekenen naar de drempelwaarde en mogelijk aldus uitkomen op een hogere prijsstelling dan initieel gedacht. Op een dergelijke manier kunnen geneesmiddelprijzen dus ook omhoog gestuwd worden, hetgeen niet de bedoeling van de beleidsmakers is, en in de strikte definitie van het begrip geen VBP is. Allicht is andersom ook mogelijk en kan het afkappunt als een echte vierde horde fungeren en een lagere dan initieel gedachte prijsstelling noodzakelijk maken. Ook P4P komt overigens uit het Verenigd Koninkrijk, de bakermat van de farmaco-economie met NICE (*National Institute of Clinical Excellence*) als een instituut waaraan elk ander instituut dat farmaco-economie bedrijft zich graag spiegelt. Bij P4P wordt uiteindelijk achteraf alleen tot vergoeding overgegaan indien het geneesmiddel echt helpt. Als het middel blijkt niet te werken, betaalt de farmaceutische industrie bij dergelijke afspraken dus de kosten. Allicht is 'niet werken' een rekbaar begrip en vereist P4P een nauwe en goede samenwerking tussen industrie, overheid en behandelaren.

De voorlopige vergoeding kennen we in Nederland voor intramurale geneesmiddelen op de Beleidsregel Dure Geneesmiddelen (vigerend tot 1 januari 2012) en daarna de voorwaardelijke toelating/financiering van medisch-specialistische zorg. Hier vinden we veelal oncologische en hematologische middelen, evenals middelen voor reuma en MS. Deze middelen worden voor een bepaalde periode – oorspronkelijk vier jaar – toegelaten mede op basis van een indicatie voor mogelijk acceptabele kosteneffectiviteit. Er moeten ideeën geformuleerd worden over hoe aanvullende gegevens verzameld zullen worden om in een later stadium wel een volledig farmaco-economisch onderzoek te kunnen doen en de doelmatigheid in kaart te brengen (uitkomstenonderzoek). Onderzoek naar doelmatigheid betreft daarbij een analyse van de exacte plaats van het geneesmiddel in de behandeling wat betreft stadium van de ziekte, lijn van de behandeling en voorgaande therapieën.

7.2.5 Nederlandse richtlijnen

Hoe vindt, zonder expliciete drempelwaarde, dan de beoordeling van kosteneffectiviteit bij CvZ/CG plaats? Daarbij spelen de richtlijnen voor farmaco-economisch onderzoek een grote rol. Veel landen hebben tegenwoordig dergelijke richtlijnen (▶ www.ispor.org/pequidelines/Index.asp). Het artikel van Hoomans et al. (2010) geeft een overzicht van de Nederlandse richtlijnen (elf stuks).

Bij beoordelingen door CvZ/CG is het cruciaal dat de onderzoekers zich bij een kosteneffectiviteitsanalyse hebben gehouden aan (op zijn minst de grote meerderheid van) de richtlijnen. Eerder genoemde dabigatran en topotecan voldeden voor circa 75% aan de richtlijnen, hetgeen leidde tot de positieve beoordelingen. Recentelijk zijn er meer positieve beoordelingen geweest. Dat kan erop duiden dat de kwaliteit van het Nederlandse farmaco-economische onderzoek toeneemt, of in elk geval dat de *adherence* aan de richtlijnen beter wordt. De Nederlandse richtlijnen hebben onder andere betrekking op de volgende zaken:

- Het maatschappelijk perspectief, waarbij alle kosten, besparingen en gezondheidseffecten worden meegenomen onafhankelijk van wie voordeel heeft en wie nadeel. Dus naast directe medische kosten van bijvoorbeeld ziekenhuisopnames moet ook gekeken worden naar de indirecte kosten van productieverlies door ziekteverzuim bij ziekte.
- Binnen het maatschappelijk perspectief moet productieverlies gewaardeerd worden met de frictiekostenmethode en niet met de Amerikaanse *human capital*-methode. Bij de laatste methode worden 25 verloren productieve levensjaren volledig gewaardeerd tegen een modaal jaarlijks inkomen, terwijl bij de eerste slechts circa twee maanden productieverlies worden gewaardeerd, omdat men aanneemt dat daarna de productie weer op peil komt door de flexibiliteit van de arbeidsmarkt.
- Er is een sterke voorkeur voor QALY's als maat voor de kwaliteit van leven gemeten conform de methodiek van de vijfdimensionale Quality-of-life vragenlijst (EuroQol5D-vragenlijst) en gebaseerd op een steekproef uit de algemene bevolking in plaats van gemeten bij patiënten. Basis is vaak de *time-trade-off*-methode, waarin aan de respondenten wordt gevraagd hoeveel levensjaren men zou willen inleveren om vanuit een bepaald ziektestadium (corresponderende QALY typisch < 1) te gaan naar perfecte gezondheid (QALY=1).
- Wegens tijdvoorkeur worden kosten en besparingen gedisconteerd tegen 4% en QALY's tegen 1,5%. Nederland is (samen met België) uniek in het hanteren van verschillende voe-

ten voor geld en gezondheid. Daar waar disconteringsvoeten gerelateerd zijn aan de groei in de economie en van de levensverwachting en beide grootheden heel verschillende groeipatronen laten zien, is een verschil niet onredelijk. Toch hanteren alle overige landen uit pragmatische overwegingen in de richtlijnen gelijke disconteringsvoeten voor geld en gezondheid (zie ▶ par. 7.2.6).

Overigens zou het maatschappelijk perspectief tevens een brede kijk op de QALY's vereisen. Zou er bijvoorbeeld niet ook gekeken moeten worden naar de QALY's bij partners van patiënten en bijvoorbeeld ouders van zieke kinderen? In België is dit al wel gedaan: bij berekening van de kosteneffectiviteit van het rotavirusvaccin werden de gewonnen QALY's bij ouders (▶ www.kce.fgoc.be) meegenomen, hetgeen mede daardoor resulteerde in een gunstige kosteneffectiviteit. België kent een enorme uptake van het rotavirusvaccin, in Nederland wordt het vaccin niet gebruikt. De NICE hanteert het beperktere gezondheidszorgperspectief en neemt indirecte kosten van productieverlies niet in beschouwing noch QALY's bij partners en ouders. Internationaal komen de richtlijnen overigens sterk overeen en zijn ze vaak gerelateerd aan het afkappunt. Mogelijk kan Nederland er daarom op termijn ook niet onderuit om expliciet aan te geven wat een QALY mag kosten.

7.2.6 Disconteren verder uitgelicht

België en Nederland zijn uniek in de wereld als het gaat over de kosteneffectiviteitsberekeningen in de gezondheidszorg. Beide landen kiezen er namelijk voor om *differentieel* te disconteren. In beide landen worden de gezondheidswinsten tegen 1,5% aanzienlijk lager gedisconteerd dan de kosten en besparingen tegen 3,5% (België) of 4% (Nederland). Preventieve geneesmiddelen zoals vaccins krijgen hierdoor een relatief goede uitgangspositie om een gunstige kosteneffectiviteit te bereiken.

De huidige standaarden van kosteneffectiviteitsanalyse streven naar modellen maken waarin cohorten levenslang gevolgd worden. Daardoor wordt de vraag hoe om te gaan met de (verre) toekomst steeds meer een discussiepunt. Voor preventie, inclusief vaccins, is het bekend dat uitkomsten hoogst gevoelig zijn voor de hoogte van de disconteringsvoet: het maakt veel uit of 1,5% of 4% gehanteerd wordt. Nederland en België hanteerden tot voor enige jaren, net als de rest van de wereld, dezelfde disconteringsvoet voor geld als voor gezondheidseffecten. In het algemeen betreft dit waarden voor de disconteringsvoet van 3-4% (▶ www.ispor.org/peguidelines/index.asp). Discontering is afkomstig uit de financiële wereld, de onderbouwing is daar ook het sterkst. Vandaar dat de meeste landen de financieel goed onderbouwde voet ook toepassen op gezondheidswinst. De financiële onderbouwing vindt zijn oorsprong in theorieën over economische groei en onzekerheid. Omdat wij verwachten in de toekomst 'rijker' te zijn dan nu (economische groei), hechten wij meer waarde aan een geldbedrag nu dan aan datzelfde geldbedrag over 1 jaar. Dus liever € 1000 nu dan € 1000 volgende jaar. Bij een disconteringsvoet van 4% zouden we evenveel waarde hechten aan € 1000 nu als aan € 1040 volgend jaar en € 1040 × 1,04 het jaar daarna enzovoort. Of omgekeerd:

$€ 1000$ over 1 jaar is nu $€ 1000/1,04$

$€ 1000$ over 2 jaar is nu $€ 1000/1,04^2$

enzovoort

Het zijn dergelijke gedisconteerde bedragen die in een kosteneffectiviteitsanalyse gaan. En exact dezelfde methodologie wordt gebruikt voor levensjaren en QALY's, dus bij een disconteringsvoet van 4% geldt:

$$1 \text{ QALY over 1 jaar is nu } 1/1,04 \text{ QALY}$$

Met uitzondering van België en Nederland hanteren alle landen bij gezondheidseconomische richtlijnen gelijke discontering van geld en gezondheidswinst. De rationale hiervoor is terug te voeren op de analyse van Keeler en Cretin (1984). Een simpel voorbeeld illustreert de essentie van de redenering. Neem aan dat we € 1000 kunnen investeren om 1 QALY te winnen in het aankomende jaar. De kosteneffectiviteit is daarmee € 1000 per QALY omdat disconteren in dit huidige jaar niet nodig is. Stel nu dat we geld tegen 4% en QALY's tegen 1,5% disconteren (de Nederlandse voeten) en het hele programma 1 jaar opschuiven. De kosteneffectiviteit wordt dan:

$$(1000/1,04) / (1/1,015) = €976 \text{ per QALY}$$

Dat is lager dus, en daarmee beter dan het initiële niet-opgeschoven programma (bij gelijke discontering van geld en gezondheid is dit niet het geval). Verder opschuiven zou de kosteneffectiviteit nog steeds meer verbeteren. Vaak wordt hier direct tegen ingebracht dat opschuiven van programma's niet conform de politieke werkelijkheid is. De politieke focus op de korte termijn maakt eigenlijk dat de redenering van Keeler en Cretin (1984) uitsluitend van theoretische waarde is.

Als de motivatie voor gelijke discontering van geld en QALY's uitsluitend van theoretisch belang is, is het zinvol te kijken naar de motivatie voor de differentiële discontering als gebruikt in Nederland en België. De motivatie voor differentiële discontering is voor het eerst gespecificeerd door Gravelle en Smith (2001) voor het Verenigd Koninkrijk. Het Verenigd Koninkrijk was ook het eerste land dat differentieel disconteerde, maar is recentelijk overgestapt naar gelijke discontering. Ongeveer gelijktijdig werd differentieel disconteren in Nederland en België ingevoerd op basis van studies van Klok et al. (2005) en Brouwer et al. (2005). Een debat over discontering werd gevoerd in *Health Economics* (Claxton et al., 2006). Differentieel disconteren betreft altijd een lagere disconteringsvoet voor gezondheidswinst dan voor geld, daarmee wordt de kosteneffectiviteit van programma's met investeringen in het heden en gezondheidswinst in de toekomst relatief gunstig. Dat geldt bijvoorbeeld voor vaccinatieprogramma's in Nederland en België.

Brisson et al. (2007) illustreerden grafisch reeds de enorme impact op de gewonnen QALY's van verschillende disconteringsvoeten. Gebruikmakend van hun grafische representatie (❒ figuur 7.3) deden wij een nieuwe analyse van beide HPV-vaccins voor Nederland met ons model gepubliceerd door Rogoza et al. (2009). Dit model was initieel ontwikkeld voor het bivalente vaccin en werd uitgebreid naar het quadrivalente vaccin. De figuur illustreert de daling in met name de QALY's die gerelateerd zijn aan de mortaliteit bij baarmoederhalskanker als de disconteringsvoet voor QALY's daalt van 4% (de oude Nederlandse richtlijn) naar 1,5% (de nieuwe Nederlandse richtlijn). De kosteneffectiviteit van het quadrivalente vaccin gaat daarbij bijvoorbeeld van € 17.100 per QALY naar € 51.900 per QALY, ofwel van zeer kosteneffectief naar mogelijk niet kosteneffectief.

Ten slotte suggereerden Beutels et al. (2008) om voor vaccins – naast de lagere disconteringsvoet voor gezondheidswinst tegenover geld – een daling in de voeten te introduceren al naar gelang het de verdere toekomst betreft. Ergo, de discussie over discontering blijft door-

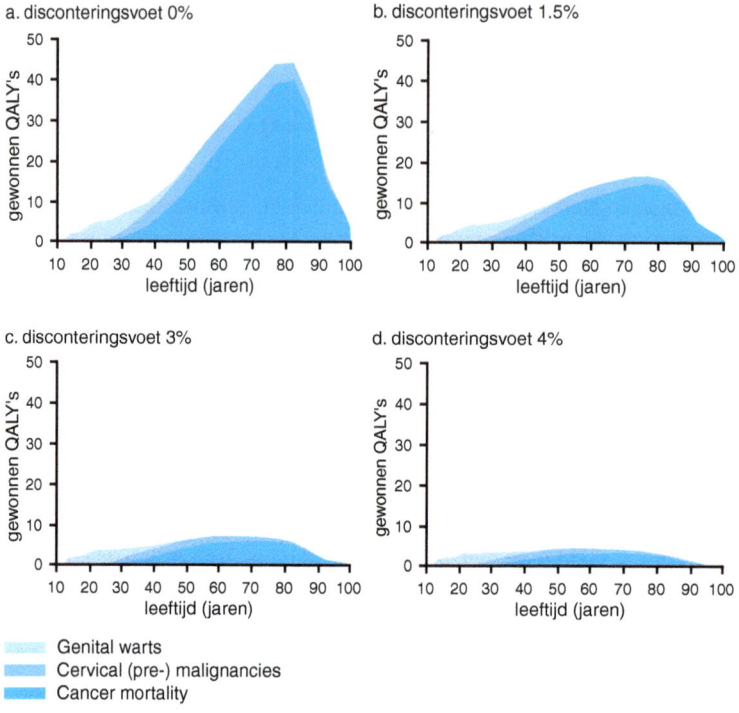

◘ **Figuur 7.3** Illustratie van het effect van de disconteringsvoet op de waardering van de gewonnen QALYs bij HPV-vaccinatie (gebaseerd op: Postma et al; naar model Rogoza et al; met speciale dank aan Drs. T.A. Westra).

gaan, echter België en Nederland zitten vooralsnog volledig op één lijn, ondanks dat die afwijkt van het internationale standpunt.

7.3 Analyse van doelmatigheid door kostenminimalisatie: dabigatran bij knie- en heupvervangende operaties

7.3.1 Drie technieken

Bij de analyse van doelmatigheid (farmaco-economie) worden van oudsher drie technieken ingezet: kosteneffectiviteitsanalyse, kostenutiliteitsanalyse en kostenminimalisatie. De vraag is telkens of het nieuwe geneesmiddel zijn geld waard is. De meest gangbare techniek om dit te meten is de kosteneffectiviteitsanalyse. Daarin worden op basis van de kosten van het geneesmiddel, de besparingen (bijvoorbeeld op ziekenhuiszorg, thuiszorg e.d.) en de klinische gezondheidseffecten de nettokosten per gewonnen leven, per gewonnen levensjaar of per genezing berekend. Zo gauw naar kwaliteit van leven wordt gekeken, door de farmaco-economen gemeten in nut/utiliteiten, spreken we niet meer van gewonnen levensjaren, maar van QALY's (*quality-adjusted life years gained*). Formeel bevinden we ons dan op het terrein van de kostenutiliteitsanalyse. Vaak wordt overigens het onderscheid tussen kostenutiliteit en kosteneffectiviteit niet gemaakt en wordt het begrip kosteneffectiviteitsanalyse voor beide technieken gehanteerd. Wij volgen hier deze zienswijze. De kostenminimalisatieanalyse gaat alleen over het geld en laat de gezondheidswinst buiten beschouwing.

7.3.2 Achtergrond dabigatran-casus

Diepe veneuze trombose kan als complicatie bij orthopedische chirurgie ontstaan en uiteindelijk leiden tot longembolie. Vooral langdurige immobilisatie draagt bij aan dit verhoogde risico. Het is daarom van belang dat patiënten met totale knie- en heupvervanging adequate tromboprofylaxe ontvangen. Recent zijn nieuwe orale anticoagulantia (NOAC's) beschikbaar gekomen. De vraag is: wegen de extra kosten van de NOAC's bovenop die van de tot nu toe gebruikte heparines op tegen mogelijke besparingen op thuisbehandeling met heparines?

Als gezegd, spelen bij het beoordelen van nieuwe geneesmiddelen doelmatigheid, kosteneffectiviteit en farmaco-economie een steeds grotere rol. Het CvZ is verantwoordelijk voor deze beoordeling en we hebben gezien dat dat streng is. Het CVZ oordeelde tussen 2005 en 2008 slechts bij twee geneesmiddelen, waaronder dabigatran, dat het doelmatigheidscriterium voldoende onderbouwd was. Vanwege het belang van de nieuwe orale antistollingsmiddelen (de directe trombineremmer dabigatran en de factor-Xa-remmers rivaroxaban en apixaban) schetsen we hier de beoordelingsprocedure aan de hand van de casus van deze NOAC's. Met name kijken we hier naar de eerste beoordeling in zijn soort, te weten de beoordeling van dabigatran. Daarbij werd een kostenmimimalisatieanalyse gebruikt. Op zich past de opzet van een kostenminimalisatie heel goed bij zogenaamde *non-inferiority trials* (Eriksson et al., 2007). Immers in dergelijke studies wordt door gerandomiseerd klinisch onderzoek aangetoond dat de gezondheidseffecten minstens gelijkwaardig zijn aan de oude therapie, maar expliciete kwantificering van een eventueel voordeel is niet beoogd. Dat is ook niet nodig binnen het concept van de kostenminimalisatie, waarbij alleen gekeken wordt naar de financiële kant, zijnde geneesmiddelkosten en de besparingen elders in de zorg, zoals in het ziekenhuis, de huisartspraktijk en de thuiszorg.

7.3.3 CvZ-criteria

Bij een farmaco-economische analyse voor het CvZ spelen elf richtlijnen een doorslaggevende rol. Hier noemen we specifiek de richtlijn die aanwijzingen geeft over hoe het beste een vergelijkbare behandeling kan worden gekozen: de behandeling die het meest wordt gebruikt, of degene die in de klinische richtlijnen (bijvoorbeeld van het Nederlands Huisartsen Genootschap, NHG) wordt aanbevolen. Voordat de NOAC's op de markt kwamen, was de aanbeveling om bij tromboseprofylaxe heparines te gebruiken conform de NHG-standaard (Ettema et al., 2003). Databases over geneesmiddelgebruik geven aan dat dit in de praktijk een specifieke mix van dalteparine en nadroparine is.

De CvZ-criteria geven aan dat kostenminimalisatie in uitzonderingsgevallen acceptabel is voor de doelmatigheidsparagraaf in een vergoedingsdossier. Bij de analyse van dabigatran voor het CvZ gaat het expliciet om de uitruil tussen geneesmiddelkosten van dabigatran enerzijds en de kosten voor thuiszorg anderzijds (Postma et al., 2012). Voor de farmaco-economische analyse werd bij de kostenminimalisatie aangesloten bij het klinische bewijs van *non-inferiority* (Eriksson et al., 2007). Dit bewijs geeft aan dat dabigatran minstens even goed is als de vergelijkbare behandeling bij trombosepreventie en minstens even veilig (bloedingen). De vergelijkbare behandeling met heparines behoeft soms thuiszorghulp bij het toedienen met een subcutane injectie, de NOAC's hebben dat probleem niet. In een aanvullende studie werd gevonden dat één op de vijf gebruikers van heparines na orthopedische chirurgie problemen ondervindt bij zelftoediening en dat de helft van die gebruikers de thuiszorg inschakelt voor subcutane toediening (▶ www.cvz.nl).

◘ **Tabel 7.1** Kostenschema per 1000 patiënten behandeld met dabigatran of heparines, na totale heup- of knievervanging (kostenniveau 2010). Bron: ► www.cvz.nl.

	heup	knie
dabigatran		
geneesmiddelkosten	€ 220.500	€ 157.800
overige kosten	0	0
totaal	*€ 220.500*	*€ 157.800*
heparines		
geneesmiddelkosten	€ 151.100	€ 103.900
overige kosten (thuiszorg)	€ 100.100	€ 78.000
totaal	*€ 251.200*	*€ 181.900*
besparing per 1.000 patiënten	**€ 30.700**	**€ 24.100**

7.3.4 Unieke situatie

Vergeleken met de in Nederland gebruikelijke mix van dalteparine en nadroparine zouden 1000 patiënten op dabigatran na een totale heupvervanging ruim € 70.000 extra geneesmiddelkosten maken. Daar staan besparingen van circa € 100.000 tegenover, vooral behaald tijdens thuiszorg, die zo'n vijftig dagen duurt (◘ tabel 7.1). Per patiënt betekent dat een besparing van ruim € 30. Bij patiënten met totale knievervanging is de nettobesparing met circa € 24 per patiënt iets geringer, vooral door de kortere periode van vijf weken waarin profylaxe vereist is. Totale heup- of knievervanging is in de orthopedische chirurgie een veelvoorkomende ingreep. Daardoor kunnen deze kostenbesparingen op nationaal niveau tot een aanzienlijke reductie van de gezondheidszorgkosten leiden.

Het is vrij uniek dat een nieuw geneesmiddel de gezondheidszorgkosten verlaagt en mogelijk tot een betere therapie leidt. Meestal worden we geconfronteerd met nieuwe geneesmiddelen die claimen beter te zijn, maar de nettokosten van de gezondheidszorg verhogen. Zeker, er is vaak sprake van besparingen elders in de gezondheidszorg die de hogere geneesmiddelkosten enigszins compenseren, maar volledige compensatie is echter zeldzaam. Alhoewel momenteel enigszins controversieel, zijn er bijvoorbeeld studies die aantonen dat influenzavaccinatie bij risicogroepen potentieel kostenbesparend kan zijn door een reductie in ziekenhuisopnames bij complicaties, zoals longontsteking. Veel andere voorbeelden zijn er niet zo snel te geven.

7.4 Intermezzo: de 'cost-effectiveness plane'

Resultaten van kosteneffectiviteitsanalyses worden veelal gepresenteerd in de zogenaamde *cost-effectiveness plane*. De *plane* is niet meer dan de vier kwadranten die worden verkregen bij het tekenen van de traditionele x- en y-as; het assenstelsel dus (◘ figuur 7.4). Farmaco-economen positioneren vervolgens de ΔK op de y-as en de ΔE op de x-as (zie sectie 2); mogelijk wat contra-intuïtief voor collega's met een natuurwetenschappelijke inslag, maar dit is de manier

7.4 · Intermezzo: de 'cost-effectiveness plane'

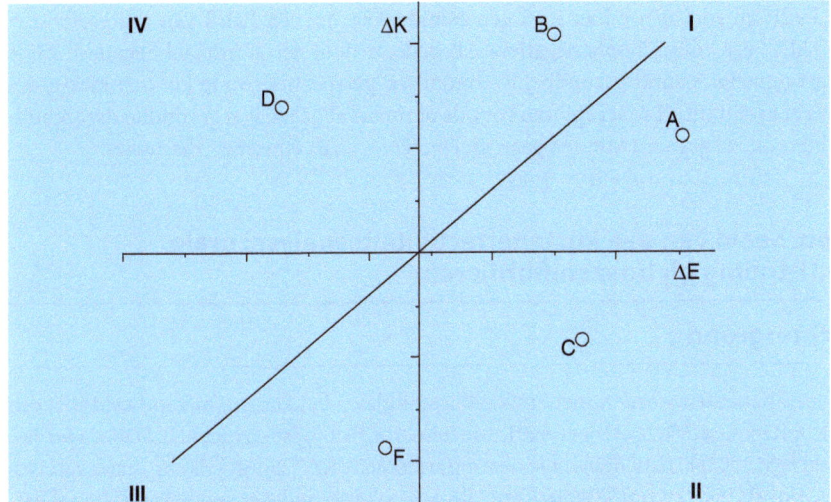

■ Figuur 7.4 de cost-effectiveness plane

waarop elke farmaco-economische analyse wordt gepresenteerd. Een specifieke combinatie van ΔK en ΔE leidt tot één punt in het assenstelsel binnen één van de vier kwadranten.

We kunnen nu nagaan wat het betekent wanneer zo'n punt in een bepaald kwadrant ligt. Meestal corresponderen analyses van nieuwe geneesmiddelen met een netto positieve ΔK en een positieve ΔE; dit betekent: duurder en beter, dus kwadrant I. De vraag kan dan zijn of dat punt beneden (A) of boven (B) het afkappunt voor acceptabele kosteneffectiviteit ligt (weergegeven door de schuine lijn die bijvoorbeeld staat voor € 50.000/QALY). Onder de lijn correspondeert mogelijk met acceptabele kosteneffectiviteit, boven de lijn zou dan betekenen dat kosteneffectiviteit onacceptabel is.

Kwadrant II (bijvoorbeeld punt C) correspondeert met negatieve ΔK en positieve ΔE; het nieuwe geneesmiddel is beter en goedkoper. Dit punt zou kunnen corresponderen met de uitkomst van de kostenminimalisatie in sectie 3. De IKER is negatief, immers we delen een negatieve ΔK door een positieve ΔE. Een negatieve IKER correspondeert met kwadrant II of kwadrant IV. Kwadrant II is altijd acceptabel, kwadrant IV nooit! Immers, in kwadrant IV (punt D) is het nieuwe middel duurder en slechter en we delen een positieve ΔK door een negatieve ΔE. Overigens is de exacte waarde van een negatieve IKER irrelevant en nietszeggend, zoals de volgende mogelijkheden laten zien: a) ΔK = -1000 en ΔE=1, IKER = -1000; b) ΔK = -2000 en ΔE=1; IKER = -2000; c) ΔK = -1000 en ΔE = -0,5, IKER = -2000. Een verschuiving van de IKER van -1000 (a) naar -2000 kan corresponderen met zowel een verslechtering van de situatie (c) als een verbetering (b).

Ten slotte resteert kwadrant III met een specifieke interesse (Klok et al., 2004). Het nieuwe geneesmiddel is slechter, maar goedkoper. Deze uitkomst is misschien onacceptabel voor behandelaren, maar farmaco-economen kunnen er mogelijk nog wel een theorie aan ophangen. Punt F bijvoorbeeld representeert enorme besparingen tegen een gering verlies aan gezondheid (ΔK ruimschoots negatief en ΔE net negatief). Punt F kan voor de farmaco-econoom heel interessant zijn, de corresponderende besparingen kunnen in kwadrant I geïnvesteerd worden in veelbelovende nieuwe geneesmiddelen met grote gezondheidswinst. We kunnen dus ook in kwadrant III kijken of we beneden of boven de schuine lijn zijn die het afkappunt representeert. Overigens correspondeert dus in het derde kwadrant een punt beneden de schuine met een heel hoge IKER en zoeken we hier juist geneesmiddelen met een IKER van zeg groter dan € 50.000/QALY; een ruimschoots negatieve ΔK gedeeld door een minimaal negatieve ΔE is immers juist gunstig! Vanuit gezondheidseconomisch perspectief zou je kunnen kiezen om interventies in kwadrant III te accepteren voor de optimale allocatie van gezondheidszorgbudgetten. Echter, dit zal gepaard kunnen gaan met andere – zoals ethische - discussies.

7.5 Voorbeeld van een kosteneffectiviteitsanalyse: orale antistolling bij boezemfibrilleren

7.5.1 Achtergrond

Grote groepen patiënten worden met antistollingsmiddelen behandeld, bijvoorbeeld met een vitamine-K-antagonist (VKA), ter preventie van beroerte, trombose en embolie. Daaronder zijn bijvoorbeeld zo'n 300.000 patiënten met boezemfibrilleren. VKA's zijn goedkoop, maar vereisen intensieve controle via de trombosediensten, die dan ook van oudsher een belangrijke rol vervullen in de behandeling en monitoring van zogenaamde *international normalized ratio* (INR-) waarden. Een paar jaren na de registratie voor orthopedische chirurgie (zie sectie 3) werden de NOAC's naast de orthopedische indicatie ook geregistreerd voor preventie van een beroerte bij boezemfibrilleren. Omdat het bij boezemfibrilleren om grote aantallen patiënten gaat, is die registratie een zaak die de publieke volksgezondheid aangaat en daarom is de Gezondheidsraad (GR) om advies gevraagd. Bij de beoordelingen in de GR speelde de kosteneffectiviteit van het middel, naast effectiviteit en veiligheid, een grote rol. We zagen dit eerder bij advisering over vaccinatie- en screeningsprogramma's (► www.gr.nl). Overigens adviseerde het CvZ over de individuele NOAC's en gaf het positieve vergoedingsadviezen af voor dabigatran, rivaroxaban en apixaban. Het GR-rapport over de NOAC's verscheen in mei van 2012 (► www.gr.nl).

7.5.2 Voordeel van NOAC's

Over de dabigatran, rivaroxaban en apixaban bij boezemfibrilleren zijn grote klinische studies gepubliceerd (Connolly et al., 2009; Patel et al., 2011; Granger et al., (2011). Deze NOAC's hebben als groot voordeel boven VKA's dat controle bij de trombosediensten mogelijk niet nodig is en dat hun werkzaamheid en/of veiligheid superieur lijkt. Wel geldt in het algemeen bij alle antistollingsmiddelen dat een sterkere werking veelal gepaard gaat met een hoger bloedingsrisico, hetgeen inherent is aan het type behandeling. De NOAC's zijn nieuwe, gepatenteerde middelen, de VKA's fenprocoumon en acenocoumarol zijn reeds lang op de markt en uit patent, dus relatief goedkoop. De typische kosteneffectiviteitsvraag dringt zich op: het middel is duurder en potentieel beter, maar is de verbetering de extra prijs waard? In de farmaco-economie luidt dan de onderzoeksvraag: voor hoeveel extra geld kopen we de gezondheidswinst?

7.5.3 Gezondheidswinst, kosten en besparingen

De wens bestaat om gezondheidswinst in cijfers uit te drukken. Daarvoor worden vaak QALY's (*quality-adjusted life years*) gebruikt. De QALY is een maat die de duur en de ernst integreert, bijvoorbeeld:
1. als iemand tien jaar in perfecte gezondheid (waarde 1) leeft, rekenen we 10 QALY's;

7.5 · Voorbeeld van een kosteneffectiviteitsanalyse: orale antistolling bij boezemfibrilleren

2. wanneer iemand tien jaar leeft met een ziekte die zijn/haar kwaliteit van leven halveert (waarde 0,5), rekenen we 5 QALY's;
3. bij overlijden hoort de waarde 0.

Bij een farmaco-economische analyse worden QALY's in de noemer van de breuk gerelateerd aan de kosten en de besparingen in de teller ($\Delta K / \Delta E$). De kosten worden gedefinieerd als de meerprijs van de NOAC's. Besparingen zijn mogelijk te vinden bij de trombosediensten. QALY's worden gewonnen door minder beroertes en intracraniële bloedingen bij behandeling met NOAC's dan bij behandeling met VKA's.

In het GR-rapport is uitsluitend de economische analyse voor dabigatran verricht. Voor deze analyse hadden de onderzoekers de beschikking over analyses uit andere landen, waaronder het Verenigd Koninkrijk (Pink et al., 2011). De analyse van Pink et al. was verricht binnen het kader van de NICE en kwam uit op nettokosten per QALY van £ 23.000. Volgens Britse maatstaven (drempelwaarde £ 30.000 per QALY) is dabigatran bij boezemfibrilleren dus kosteneffectief. Hierbij moet opgemerkt worden dat de kwaliteit van antistolling in klinische studies mogelijk verschilt van wat in de dagelijkse praktijk wordt gerealiseerd en dat er verschillen tussen landen bestaan. Een farmaco-economische analyse voor een ander land geldt daarom niet per se als bewijs voor de Nederlandse situatie.

7.5.4 Nederlandse analyse

Zowel de GR als CvZ vereisen specifiek Nederlands onderzoek voor de farmaco-economie, met Nederlandse prijzen, Nederlandse epidemiologie en conform de Nederlandse richtlijnen voor farmaco-economie (die op essentiële onderdelen inderdaad verschillen van de Britse). De Nederlandse kosten van dabigatran bedroegen jaarlijks circa € 1.000 per patiënt (tegenover € 25 voor VKA's), voor controle bij de trombosediensten werd in het GR-rapport gerekend met € 200 per jaar per patiënt. Verdere besparingen door dabigatran hangen samen met vermindering van het aantal herseninfarcten en hersenbloedingen. Minder beroertes leiden direct tot QALY-winsten, gegeven de schatting dat een beroerte met permanente invaliditeit de kwaliteit van leven gemiddeld met circa 25% verlaagt. Met de bekende formule werd een kosteneffectiviteit van dabigatran voor Nederland berekend van circa € 12.000 per QALY in de *base case*. Uit dit resultaat blijkt ook het belang van een specifieke Nederlandse analyse, die rekening houdt met hogere kosten van een beroerte, hogere kosten van de trombosedienst en andere richtlijnen inzake de ongelijke disconteringsvoet en het hanteren van een maatschappelijk perspectief. In dit geval wijst de analyse uit dat de kosteneffectiviteit in Nederland gunstiger is dan in het Verenigd Koninkrijk.

7.5.5 Gevoeligheidsanalyse

Naast een *base case*, is het van belang een gevoeligheidsanalyse te verrichten door bepaalde aannames te variëren. Wat gebeurt er als we het risico op een beroerte bij VKA's wat verlagen of de kosten van een beroerte verhogen? Het zijn immers allemaal schattingen en mogelijk is de werkelijkheid toch iets anders (◘ tabel 7.2 toont +25% en -25% voor deze parameters). Tevens toont ◘ tabel 7.2 aan dat wijzigen in de kosten van de controle bij VKA's (weer +/-25%) weinig uitmaakt voor de kosteneffectiviteit. Ten slotte zien we dat bij trombosediensten met een relatief goede *gemiddelde tijd-in-therapeutisch-venster* de kosteneffectiviteit aanzienlijk minder uitpakt dan bij de 'mindere' centra voor VKA-controle. Variëren van de aannames met een

● Tabel 7.2 Kosteneffectiviteit in de base case en gevoeligheidsanalyse (bron: GR-rapport).

base case	€ 12.000/QALY	
	hoog	laag
gevoeligheidsanalyse		
risico op beroerte	5.000	26.000
kosten beroerte	8.000	14.000
kosten controle	10.000	13.000
tijd in therapeutisch venster	30.000	7.000

vaste voet – bijvoorbeeld +/-25% – wordt een deterministische gevoeligheidsanalyse genoemd. Het ligt immers vast (*predetermined*). Daarnaast wordt standaard een probabilistische gevoeligheidsanalyse verricht waarbij de variatie in de aannames niet vast ligt maar zich conform specifieke kansverdelingen gedraagt.

Een probabilistische gevoeligheidsanalyse gaat niet uit van gemiddelde waarden of vaste variaties daarop, maar is gebaseerd op kansverdelingen voor die gemiddelde waarden, bijvoorbeeld voor de risico's op beroerte of bloeding en de kosten van een beroerte. Daarvoor worden dan kansverdelingen gespecificeerd met de normaalverdeling als bekendste. De verdeling van de Nederlandse bevolking over de lengte in centimeters wordt bijvoorbeeld heel behoorlijk benaderd met een normaalverdeling. De normaalverdeling is echter niet altijd de meest geschikte en daarnaast wordt bijvoorbeeld veel gebruikgemaakt van bèta-, gamma-, uniforme en lognormale verdelingen. Specifiek voor de bètaverdeling is bijvoorbeeld dat de waarden altijd tussen 0 en 1 liggen, hetgeen de verdeling heel geschikt maakt voor risico's/kansen op gebeurtenissen (zoals een beroerte). De lognormale verdeling is overigens niets anders dan een kansverdeling voor een gemiddelde waarbij de logaritme van dat gemiddelde zich weer conform een normaalverdeling gedraagt. Specifiek voor kansverdelingen is verder dat je er 'trekkingen' uit kunt doen en die zullen – als je zeg 1000 trekkingen doet – in principe steeds anders uitkomen. Corresponderend met 1000 trekkingen (simulaties) uit de kansverdelingen kunnen 1000 IKER's berekend worden, die in principe ook allemaal verschillend zijn. De verwachting is overigens wel dat die 1000 simulaties zich rondom de *base case* zullen bevinden.

Voor de presentatie van een probabilistische gevoeligheidsanalyse wordt vaak een *cost-effectiveness acceptability curve* (CEAC) gebruikt. Wanneer we de genoemde simulaties groeperen kunnen we bijvoorbeeld zien dat circa 70% een IKER aangeeft beneden de € 20.000/QALY (● figuur 7.5). Andersom kunnen we aflezen dat bij € 50.000/QALY een kans op acceptabele kosteneffectiviteit hoort van circa 0,9 (90%). In de simulaties lag circa 90% dus beneden de € 50.000/QALY.

7.5.6 Kosteneffectief?

Het GR-rapport stelt:

》 In Nederland bestaat geen vaste drempelwaarde voor kosteneffectiviteit. Er kan dus niet in absolute zin gesproken worden van 'kosteneffectief', maar deze (…) kosteneffectiviteit (…) valt binnen de grenzen van wat algemeen nog als kosteneffectief wordt beschouwd. 《

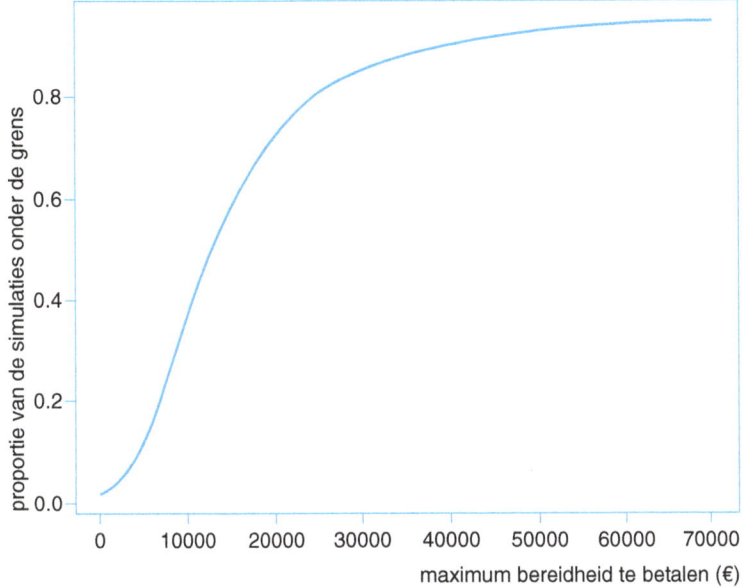

☐ **Figuur 7.5** Probabilistische gevoeligheidsanalyse voor de kosteneffectiviteit van dabigatran bij boezemfibrilleren (Bron: ▶ www.gr.nl)

Grosso modo zouden we kunnen stellen dat beneden de € 20.000/QALY zeker kosteneffectief is, dat tot € 50.000/QALY waarschijnlijk kosteneffectief is, dat tot € 80.000/QALY waarschijnlijk niet kosteneffectief is en dat hoger dan € 80.000/QALY veelal niet kosteneffectief is (Rozenbaum et al., 2010).

7.6 Afsluiting

7.6.1 Ergo

Het belang van de kosteneffectiviteit binnen de gezondheidszorg neemt toe, maar Nederland kent geen eenduidig afkappunt dat bepaalt hoeveel een gewonnen levensjaar mag kosten. In het Verenigd Koninkrijk is het min of meer duidelijk: beneden de £ 30.000 per gewonnen levensjaar is een behandeling kosteneffectief wel doelmatig, daarboven niet. Het gaat dan om *quality adjusted life years* (QALY's), ofwel het aantal extra levensjaren vermenigvuldigd met de kwaliteit ervan. Dit afkappunt geldt in het Verenigd Koninkrijk voor alle medische behandelingen, waaronder geneesmiddelen, vaccins en chirurgie.

In Nederland moeten farmaceutische bedrijven aantonen dat hun nieuwe geneesmiddelen, behalve kwalitatief goed, werkzaam en veilig, ook kosteneffectief zijn. Voor kosteneffectiviteit bestaat echter geen afkappunt. Dit levert vanuit de principes van de gezondheidseconomie wel merkwaardig systeem op. Het CvZ, dat adviseert over de vergoedingen van geneesmiddelen, eist een gedegen analyse van de kosteneffectiviteit bij een aanvraag tot vergoeding. Deze analyse dient uitgevoerd te worden conform specifieke farmaco-economische richtlijnen. Is de analyse zorgvuldig uitgevoerd, dan is daarmee de doelmatigheid onderbouwd. De kosten van behandeling spelen daarbij feitelijk geen rol. Een dergelijke evaluatie gaat vooral over de kwaliteit van de economische analyse, en is nauwelijks instrument voor de praktische besluitvorming.

In de huidige situatie moeten fabrikanten veel tijd steken in een analyse van de kosteneffectiviteit, terwijl de uitkomst van die analyse eigenlijk niet helder geïnterpreteerd kan worden aan de hand van één (of meer) afkappunt(en) per gewonnen levensjaar of QALY. Ook binnen andere kaders worden veel van dergelijke berekeningen gemaakt, bijvoorbeeld voor adviezen van de Gezondheidsraad.

7.6.2 Keuzes zijn onvermijdelijk

Natuurlijk is een leven niet in geld uit te drukken. Maar in de praktijk zullen we grenzen moeten stellen om de onvermijdelijke keuzes in de zorg te kunnen onderbouwen. Deze keuzes hoeven dan niet per definitie een ja-of-neekarakter te hebben, maar kunnen ook gepaard gaan met een voorwaarde voor gebruik (ja, mits…). Dit geldt voor geneesmiddelen en zeker ook voor andere, duurdere en groeiende sectoren van de gezondheidszorg. Impliciet maken we die keuzes ook op basis van een gevoel over waar dat afkappunt ongeveer ligt. Een paar jaar geleden is in Nederland een grens van € 80.000 voorgesteld, wat internationaal gezien erg hoog is. België hanteert een afkappunt van € 50.000, de VS legt de grens bij $ 50.000. Een middel dat niet kosteneffectief is, kan overigens nog steeds in aanmerking komen voor vergoeding. Er zijn altijd uitzonderingen mogelijk, zoals de praktijk in het Verenigd Koninkrijk laat zien, bijvoorbeeld in de oncologie.

Een afkappunt geeft in ieder geval meer duidelijkheid over hoe kosteneffectief een middel precies is en hoe die gegevens geïnterpreteerd moeten worden. Daar zijn consequenties aan te verbinden, bijvoorbeeld zwaardere eisen stellen aan het bewijs over de werkzaamheid naarmate een middel minder kosteneffectief is. Of er kan gekozen worden voor beperkte of voorwaardelijke toepassing, dat wil zeggen coulance betrachten op andere aspecten indien de kosteneffectiviteit heel gunstig is. Bij deze keuzes dienen diverse dilemma's en paradoxen meegewogen te worden. Immers, de beoordeling van een nieuwe technologie in de gezondheidszorg (*health technology assessment,* HTA) zal altijd meerdere aspecten betreffen, waarbij de hoogte van het budget meespeelt en de vraag of het preventie of behandeling betreft.

Voor sommige middelen zal strikte hantering van een afkappunt überhaupt nooit wenselijk zijn. Denk aan geneesmiddelen voor zogenaamde weesziekten; zeldzame ziekten met relatief weinig patiënten, zoals de ziekte van Pompe of de ziekte van Fabry. Een farmaceutisch bedrijf moet ook de onkosten van de ontwikkeling en productie van een middel tegen deze ziekten kunnen terugverdienen; er moet immers een goede stimulans blijven om die middelen te ontwikkelen. Transparantie in de ontwikkelingskosten en prijsstelling is dan een voorwaarde en allicht niet een-twee-drie geregeld, omdat de prijs niet altijd meteen voortvloeit uit de ontwikkelingskosten voor één specifiek product.

7.6.3 Kosteneffectiviteitanalyse voor de hele gezondheidszorg

We kunnen bovenstaande argumentaties verbreden. Uiteindelijk zou je transparantie voor alle geneesmiddelen willen zien, voor het hele portfolio van fabrikanten. Veel nieuwe geneesmiddelen die op de markt komen zijn *biologicals,* zoals monoclonale antistoffen (antilichamen die de groei van kanker kunnen remmen). Die medicijnen zijn vaak erg duur, omdat ze moeilijk te maken zijn en grote investeringen vergen. Ook daar is onderbouwing van de prijsstelling wenselijk, maar uit concurrentieoverwegingen worden harde cijfers nauwelijks beschikbaar gesteld.

Ten slotte is het van groot belang om de verplichting tot kosteneffectiviteitanalyse niet te beperken tot geneesmiddelen, maar om die eis aan de hele gezondheidszorg te stellen. In een tijd van toenemende vraag en schaarste, ook in de gezondheidszorg, moeten de beschikbare middelen optimaal worden ingezet, zowel binnen het farmaciebudget als erbuiten.

Het stellen van een duidelijk grens (of grenzen) aan de kosteneffectiviteit zal de transparantie bevorderen. Het afkappunt bestaat nu impliciet, het is mogelijk beter dat expliciet vast te stellen. Uiteindelijk moet het Ministerie van VWS daar iets over beslissen. Een dergelijk besluit kan worden voorbereid door een commissie met clinici, apothekers en huisartsen, zoals veel commissies van het College voor Zorgverzekeringen en de Gezondheidsraad zijn samengesteld. En natuurlijk met farmaco-economen die gespecialiseerd zijn in kosteneffectiviteitberekeningen.

7.7 Kernpunten

- Farmaco-economie is een cruciaal onderdeel binnen de huidige beoordeling van nieuwe geneesmiddelen.
- Er is een arsenaal van methoden en technieken ontwikkeld dat valide en betrouwbare farmaco-economische beoordeling en eenduidige presentatie mogelijk maakt.
- In Nederland hebben zowel het CVZ als de Gezondheidsraad het farmaco-economisch instrumentarium omarmd binnen de advisering.
- Er is behoefte aan een helder afkappunt voor de nettokosten per QALY en een gezondheidszorgbrede farmaco-economische analyse van interventies.
- De bij geneesmiddelen ontwikkelde farmaco-economische aanpak behoeft uitbreiding naar diagnostiek en medische hulpmiddelen.
- Het belang en de reikwijdte van de discussies inzake de farmaco-economie werden recent geïllustreerd door analyses door zowel CVZ als Gezondheidsraad van de nieuwe orale anticoagulantia.

7.8 Samenvatting

Dit hoofdstuk gaat in op het belang van de farmaco-economische evaluatie in het algemeen en voor de specifieke Nederlandse situatie. We geven aan hoe dergelijke analyses een rol spelen binnen de advisering van CVZ en de Gezondheidsraad, geïllustreerd met recent werk op de nieuwe orale anticoagulantia. Internationaal is consensus ontstaan de afgelopen decennia over optimalisering van de methoden en het instrumentarium en zijn er richtlijnen ontwikkeld voor goed farmaco-economisch onderzoek. Hoewel lokaal soms verschillend, zijn de richtlijnen internationaal zeer vergelijkbaar. Onderliggend aan de farmaco-economie zijn de farmacie, economie, wiskunde en statistiek; ze kan daarom aangemerkt worden als een multidisciplinaire wetenschap bij uitstek. Huidige methodologische discussies betreffen de wenselijkheid en hoogte van een afkappunt, het differentieel disconteren en de inclusie van verschillende typen kosten en opbrengsten. Beide auteurs publiceerden recentelijk over zowel deze methodologische zaken als toepassingen op geneesmiddelen. Wij zijn van mening dat verbreding van de toepassing van de farmaco-economie naar meer (alle) sectoren gewenst is en noodzakelijk voor een optimale allocatie van middelen in de Nederlandse gezondheidszorg.

Literatuur

Beutels P, Scuffham PA, MacIntyre CR. Funding of drugs: do vaccines warrant a different approach? Lancet Infect Dis 2008;8(11):727–33.

Boersma C, Broer A, Postma MJ. Quantification of the potential impact of cost-effectiveness thresholds on Dutch drug expenditures using retrospective analysis. Value in Health, 2010:853–6.

Brisson M, Velde N van de, Wals P de, Boily MC. The potential cost-effectiveness of prophylactic human papillomavirus vaccines in Canada. Vaccine 2007;25(29):5399–408.

Brouwer WB, Niessen LW, Postma MJ, Rutten FF. Need for differential discounting of costs and health effects in cost effectiveness analyses. BMJ 2005;331(7514):446–8.

Claxton K, Sculpher M, Culyer A, McCabe C, Briggs A, Akehurst R et al. Discounting and cost-effectiveness in NICE - stepping back to sort out a confusion. Health Econ 2006;15(1):1–4.

Connolly SJ, Ezekowitz MD, Yusuf S et al. Dabigatran versus warfarin in patients with atrial fibrillation. New Engl J Med 2009;361:1139–51.

Eriksson BI, Dahl OE, Rosencher N et al. Dabigatran etexilate versus enoxaparin for prevention of venous thromboembolism after total hip replacement: a randomized double-blind non-inferiority trial. Lancet 2007;370:949–56.

Ettema HB, Hoppener MR, Büller HR et al. Tromboseprofylaxe in de orthopedische chirurgie: inzichten en onzekerheden. NTvG 2003;147:1842–7.

Granger CB, Alexander JH, McMurray JJ et al. Apixaban versus warfarin in patients with atrial fibrillation. New Engl J Med 2011;365:981–92.

Gravelle H, Smith D. Discounting for health effects in cost-benefit and cost-effectiveness analysis. Health Econ 2001;10(7):587–99.

Hoomans T, Roer N van der, Severens JL, Delwel GO. Kosteneffectiviteit van nieuwe geneesmiddelen; van belang bij geneesmiddelenvergoeding maar voor verbetering vatbaar. NTvG 2010;154:A958.

Keeler EB, Cretin S. Discounting of life-saving and other non-monetary effects. Managment Science 1983;29:300–6.

Klok RM, Postma MJ. Four quadrants of the cost-effectiveness plane: some considerations on the south-west quadrant. Expert Rev Pharmacon Outcomes Res 2004;4(6):599–601.

Klok RM, Brouwer WB, Annemans LJ, Bos JM, Postma MJ. Towards a healthier discount procedure. Expert Rev Pharmacoecon Outcomes Res 2005;5(1):59–63.

Patel MR, Mahaffey KW, Garg J et al. Rivaroxaban versus warfarin in nonvalvular atrial fibrillation. New Engl J Med 2011;365:883–91.

Pink J, Lane S, Pirmohamed M, Hughes DA. Dabigatran etexilate versus warfarin in management of non-valvular atrial fibrillation in UK context: quantitative benefit-harm and economic analysis. Brit Med J 2011;343:d6333.

Postma MJ, Kappelhoff BS, Hulst M van, Brouwers JRBJ. Economic evaluation of dabigatran etexilate for the primary prevention of venous tromboembolic events following major orthopedic surgery in the Netherlands. Journal of Medical Economics, 2012.

Pomp M. Gezond en actief ouder worden: de maatschappelijke baten van healthy aging onderzoek. Rapport i.o.v. het UMCG, december 2011.

Rogoza RM, Westra TA, Ferko N, Tamminga JJ, Drummond MF, Daemen T et al. Cost-effectiveness of prophylactic vaccination against human papillomavirus 16/18 for the prevention of cervical cancer: adaptation of an existing cohort model to the situation in the Netherlands. Vaccine 2009;27(35):4776–83.

Rozenbaum MH, Sanders EAM, Hoek AJ van, Jansen AGSC, Ende A van der, Dobbelsteen G van den, Rodenburg GD, Hak E, Postma MJ. Cost effectiveness of pneumococcal vaccination among Dutch infants: an economic analysis of the seven valent pneumococcal conjugated vaccine and forecast for the 10 valent and 13 valent vaccines. Britt Med J 2010;DOI:10.1136/bmj.c2509.

Geneesmiddelenonderzoek in context

Hoofdstuk 8　Good clinical practice – 121
　　　　　　Herman Pieterse

Hoofdstuk 9　Juridisch kader van geneesmiddelenonderzoek – 151
　　　　　　John Lisman

Hoofdstuk 10　Ethische toetsing van mensgebonden onderzoek naar de werking en het gebruik van (nieuwe) geneesmiddelen – 177
　　　　　　Evert van Leeuwen

Hoofdstuk 11　Informatie en reclame over geneesmiddelen – 189
　　　　　　Marie-Hélène Schutjens en Mirjam de Bruin

Hoofdstuk 12　Integriteit en kwaliteit van clinical trials – 205
　　　　　　Marlies van Lent en Henk Jan Out

Hoofdstuk 13　Geneesmiddelenonderzoek in Nederland: het speelveld – 225
　　　　　　Aletta D. Kraneveld

Good clinical practice

Herman Pieterse

8.1 Inleiding – 123

8.2 Hoe zijn de GCP-regels ontstaan? – 123
8.2.1 De Nuremberg Code – 123
8.2.2 De Verklaring van Helsinki – 123

8.3 De ontwikkeling van het good clinical practice (GCP-) richtsnoer – 124
8.3.1 Uitvoering van onderzoek conform GCP – 125

8.4 De medisch-ethische toetsingscommissie (METC) – 127
8.4.1 Wat beoordeelt de METC? – 127
8.4.2 Volgens welke procedure komt een METC tot een goedkeuring? – 127
8.4.3 Hoe ziet de goedkeuring van de METC eruit? – 128
8.4.4 Hoe volgt de METC de voortgang van een lopend klinisch onderzoek? – 128
8.4.5 Samenstelling en functioneren van een METC – 129
8.4.6 Erkenning voor een METC – 129

8.5 De onderzoeker – 129
8.5.1 Aan welke kwalificaties moet een onderzoeker voldoen? – 129
8.5.2 Over welke faciliteiten moet de onderzoeker beschikken? – 130
8.5.3 Wat moet de onderzoeker doen als de medische zorg voor de proefpersonen in het geding is? – 130
8.5.4 Hoe moet de onderzoeker communiceren met de METC? – 130
8.5.5 Wat zegt ICH-GCP over de naleving van het studieprotocol? – 131

8.6 Onderzoeksproduct – 131
8.6.1 Wat staat er in het ICH-GCP-richtsnoer over het onderzoeksproduct? – 131
8.6.2 Hoe moet de onderzoeker zich aan randomisatieprocedures houden en onder welke voorwaarden kan de onderzoeker de onderzoekscode bij een dubbelblind uitgevoerd onderzoek verbreken? – 132

8.7	**Informed consent-procedure – 132**
8.7.1	Niet-therapeutisch onderzoek – 136
8.7.2	Informed consent bij wilsonbekwamen – 136

8.8	**Vastlegging en rapportage – 136**
8.8.1	Hoe rapporteert de onderzoeker de voortgang van het onderzoek? – 137
8.8.2	Hoe rapporteert de onderzoeker de veiligheid van het onderzoek? – 137
8.8.3	Wat moet de onderzoeker doen bij voortijdig beëindigen of opschorten van een klinisch onderzoek? – 138

8.9	**De opdrachtgever – 138**
8.9.1	Wat moet een opdrachtgever aan kwaliteitsborging en kwaliteitsbeheersing doen? – 138
8.9.2	Wat kan een opdrachtgever aan een contract-researchorganisatie delegeren? – 139
8.9.3	Hoe selecteert een opdrachtgever de onderzoekers? – 139
8.9.4	Welke informatie over het onderzoeksproduct moet de opdrachtgever beschikbaar hebben? – 140
8.9.5	Wat is de rol van de opdrachtgever bij het verlenen van inzage in dossiers van onderzoek? – 141
8.9.6	Welke informatie moet de opdrachtgever geven over de veiligheid van een onderzoeksproduct? – 141

8.10	**Rapporteren van bijwerkingen – 141**
8.11	**Monitoren – 142**
8.12	**Auditing – 143**
8.13	**Inspectie – 143**
8.14	**Niet-naleving van de GCP-regels – 143**
8.15	**Klinisch onderzoek met medische hulpmiddelen in Nederland – 144**
8.16	**Een data safety monitoring board in Nederland – 146**
8.17	**Kernpunten – 148**
8.18	**Samenvatting – 148**
	Literatuur – 149

8.1 Inleiding

Klinisch geneesmiddelenonderzoek moet uitgevoerd worden volgens het strikte richtsnoer van *good clinical practice* (GCP). Dit is een internationale ethische en wetenschappelijke kwaliteitsstandaard voor het opzetten, uitvoeren, vastleggen en rapporteren van klinisch geneesmiddelenonderzoek waaraan proefpersonen deelnemen. In dit hoofdstuk beschrijven we de achtergronden, historie en de principes van GCP en bespreken we wie welke taken en verantwoordelijkheden heeft bij de uitvoering van geneesmiddelenonderzoek in overeenstemming met GCP.

8.2 Hoe zijn de GCP-regels ontstaan?

8.2.1 De Nuremberg Code

Tijdens de Tweede Wereldoorlog werden 'studies' uitgevoerd die ethisch niet verantwoord waren, hoofdzakelijk door Duitse onderzoekers. Zo wilde de Duitse luchtmacht een antwoord vinden op de vraag wat de maximale hoogte was waarop een piloot veilig uit een beschadigd vliegtuig kon springen. Om dit te testen werden in Dachau gevangenen in kamers geplaatst waarin de lage luchtdruk en de lage zuurstofspanning werden nagebootst. Men controleerde de reacties van de gevangenen bij steeds verder dalende luchtdruk en zuurstofspanning. Ongeveer 40% van de proefpersonen overleed.

Na WO II stelden Amerikaanse rechters een code op die tien ethische basisprincipes beschreef voor het uitvoeren van studies op mensen. Deze ethische standaard werd bekend als de Code van Neurenberg, of de *Nuremberg Code*. De basisprincipes daarvan waren:
1. *Informed consent* moet verkregen worden zonder dwang.
2. Het experiment moet nuttig en noodzakelijk zijn.
3. Experimenten op mensen moeten gebaseerd zijn op voorafgaand onderzoek op dieren.
4. Fysiek en psychisch lijden moet vermeden worden.
5. De dood of invaliditeit mogen niet de verwachte uitkomst van een experiment zijn.
6. De graad van risico's mag het menselijke belang van de oplossing van het probleem niet overschrijden.
7. Personen moeten beschermd worden tegen de minste kans op schade.
8. Enkel gekwalificeerde personen mogen medisch onderzoek uitvoeren.
9. Personen moeten vrij zijn om op elk ogenblik het onderzoek te beëindigen.
10. De wetenschapper moet bereid zijn op elk ogenblik het onderzoek te stoppen.

8.2.2 De Verklaring van Helsinki

In de jaren vijftig van de twintigste eeuw werden meer dan 10.000 misvormde baby's geboren van wie de moeder thalidomide genomen had tijdens het eerste trimester van de zwangerschap. Uit getuigenissen bleek dat de moeders niet geïnformeerd waren dat thalidomide nog niet goedgekeurd was door de FDA en dat de moeders geen *informed consent* gegeven hadden. Dit resulteerde in 1962 in de Verklaring van Helsinki, die de ethische basisprincipes uit de Code van Neurenberg herhaalde, maar een aantal aspecten eraan toevoegde. Zo werd er onderscheid gemaakt tussen therapeutisch en niet-therapeutisch onderzoek:

- Bij therapeutisch onderzoek werd onder bepaalde voorwaarden toegestaan dat patiënten geïncludeerd werden zonder *informed consent*.
- Een wettelijk vertegenwoordiger kon toestaan dat een persoon geïncludeerd werd in een therapeutisch of niet-therapeutisch onderzoek.
- Schriftelijke *informed consent* werd aangeraden.

8.3 De ontwikkeling van het good clinical practice (GCP-) richtsnoer

In de jaren tachtig en begin jaren negentig van de twintigste eeuw waren verschillende landen actief in het uitwerken van codes en wetgeving voor het reguleren van onderzoek op mensen. In Groot-Brittannië werd in 1986 het *Report on Good Clinical Research Practice* gepubliceerd. Frankrijk[1] stelde in dezelfde periode de *Bonnes Practiques Cliniques* voor. Ook Duitsland en Noorwegen publiceerden een code voor onderzoek op mensen.

Het Europese richtsnoer voor GCP stamt uit 1991. Vanaf die tijd werden de Europese lidstaten geacht om klinisch onderzoek met niet-geregistreerde geneesmiddelen uit te voeren in overeenstemming met de GCP-regels.

Uiteindelijk werd in 1996 de *International Conference on Harmonisation* georganiseerd. Het resultaat was een richtsnoer voor *good clinical practice* dat geldt voor Europa, Japan en de Verenigde Staten, het zogenaamde ICH-GCP-richtsnoer.

Dit richtsnoer had echter geen kracht van wet. Dit veranderde in 2001 toen de Europese Commissie een richtlijn uitvaardigde die stelt dat elk klinisch geneesmiddelenonderzoek uitgevoerd moet worden volgens de richtlijnen voor *good clinical practice* (Europese richtlijn 2001/20/EC). Deze richtlijn moet vanaf 1 mei 2003 zijn opgenomen in de wetgeving van elke lidstaat en de implementatie ervan is verplicht vanaf 1 maart 2006.

De Wet medisch-wetenschappelijk onderzoek met mensen (WMO) was al in werking getreden toen richtlijn 2001/20/EG werd aangenomen. Om de richtlijn in de nationale wetgeving te implementeren, heeft een drastische wijziging van de WMO plaatsgevonden. De belangrijkste wijziging is de invoeging van een nieuwe paragraaf die speciaal op wetenschappelijk onderzoek met geneesmiddelen van toepassing is: paragraaf 5a. Hierin is vastgelegd dat bij geneesmiddelenonderzoek de regels gelden van GCP zoals ze zijn verwoord in het Besluit wetenschappelijk onderzoek met geneesmiddelen. In dit besluit wordt verwezen naar de GCP-richtlijn.

Zowel bij de behandeling van patiënten als bij het opzetten, voorbereiden, uitvoeren, analyseren en rapporteren van mensgebonden onderzoek wordt altijd gesproken over het uitvoeren van goede klinische praktijken. De hoofddoelstellingen voor het uitvoeren van activiteiten volgens de regels van GCP zijn:
1. Altijd de veiligheid, het welzijn en de privacy van de patiënt of deelnemer aan het onderzoek waarborgen en de rechten van de betrokkene eerbiedigen.
2. De gegevens die in het onderzoek worden geregistreerd, zijn geloofwaardig en op een betrouwbare wijze verzameld.
3. Alle taken en verantwoordelijkheden voor alle partijen zijn inzichtelijk en volledig beschreven om transparantie te bewerkstelligen zodat verantwoording voor de uitgevoerde taken kan worden afgelegd.

---

1 In Frankrijk is in 1987 de Loi Huriet ingevoerd. Deze wet stelt de taken en verplichtingen vast van partijen die onderzoek verrichten en uitvoeren. Deze wet kent al strafbepalingen voor het niet-naleven van de wettelijke vereisten.

Tabel 8.1 Voorbeelden van GCP-incidenten in de VS.

Jaar	beschrijving GCP-overtredingen
1996	Yale Universiteit: N =18 stabiele schizofreniepatiënten werden psychotisch in een amfetamineprovocatie–experiment
2001	biotech-firma vraagt toestemming om in Latijns-Amerika placebo-onderzoek te doen op kinderen met ernstige longziekten
2001	niet-therapeutisch onderzoek in kinderen verboden (loodvergiftiging in onderzoek dat door EPA is gesubsidieerd)

De veiligheid van de deelnemer aan onderzoek wordt vaak niet of onvoldoende gewaarborgd. Er is inmiddels jurisprudentie over het niet-voldoen aan verplichtingen die voortvloeien uit de WMO. Dit betrof het niet-melden van gebeurtenissen tijdens de uitvoering van een klinisch geneesmiddelenonderzoek in Nederland die niet in het studieprotocol waren voorzien. De rechter heeft de partijen veroordeeld[2]. In het recente verleden is in opdracht van de Amerikaanse overheid ook onderzoek uitgevoerd dat niet aan de geldende regels voldeed.

Tabel 8.1 geeft enkele voorbeelden van GCP-overtredingen[3].

Hoewel Nederland in het FDA-overzicht niet voorkomt, kennen we een onderzoeksfraude van de neuroloog uit Almelo die 438 patiënten voor een onderzoek heeft verzonnen. Ook de cardioloog uit Zevenaar heeft zijn negatieve sporen achtergelaten door in een onderzoek met een cholesterolremmer de patiënten niet te informeren over hun deelname aan het onderzoek. Deze cardioloog is veroordeeld tot een werkstraf van 240 uren en later volledig gerehabiliteerd in de onderzoekswereld vanwege zijn promotie tot doctor in de geneeskunde begin januari 2006[4].

In de loop van de jaren hebben we mogen constateren dat de samenleving telkens achteraf reageerde met nieuwe, verfijnde regels voor goede klinische praktijken.

De Nederlandse overheid, bij monde van de Inspectie voor de Gezondheidszorg, is al tijden van plan om daadkrachtig op te treden, maar tot nu toe heeft dat slechts sporadisch geleid tot veroordelingen en daarbij werd de veroordeelde vervolgens met fluwelen handschoenen verder geleid op zijn pad naar verbetering.

Aan vrijwel ieder onderzoek met nieuwe geneesmiddelen zijn risico's verbonden. Die risico's moeten in alle zorgvuldigheid en eerlijkheid worden genomen. Voor onderzoek waarbij sprake is van het verrichten van handelingen of het opleggen van een gedragswijze, is het waarborgen van zorgvuldigheid een verantwoordelijkheid van verschillende partijen. Naast de uitvoerder van het onderzoek, vaak de arts/specialist, zal een door de overheid erkende medisch-ethische toetsingscommissie het onderzoek vooraf goedkeuren en de uitvoering ervan volgen. Klinisch geneesmiddelenonderzoek dient door verschillende bevoegde overheidsinstanties te worden begeleid.

8.3.1 Uitvoering van onderzoek conform GCP

Het voorgaande betekent dat iedereen die verantwoordelijkheid draagt voor onderzoek, of het nu de feitelijke uitvoerder, de onderzoeker, is of degene die het onderzoek laat verrichten, de

---

2 Verzoek tot ontbinding arbeidsovereenkomst klokkenluider afgewezen. Conflict van plichten. Jurisprudentie Arbeidsrecht 25-02-2005, afl. 3, 257-263.
3 Deze voorbeelden zijn afkomstig van een door de US FDA gesponsorde website over dit onderwerp.
4 ▶ http://archief.nrc.nl/?modus=l&text=van+der+vring&hit=2&set=1en
  ▶ http://www.amc.nl/web/Het-AMC/Agenda/Overzicht/Evenementen-overzicht/J.A.F.M.-van-der-Vring-Nchannel-calcium-blockade-in-coronary-artery-disease-and-congestive-heart-failure.htm.

opdrachtgever of de directie van een ziekenhuis, zich aan de basale regels van zorgvuldigheid dient te houden. Die basale regels houden onder meer in:
- Afspreken wie wat doet, wanneer, met wie en hoe.
- Die afspraken vastleggen, zodat er geen misverstanden over kunnen ontstaan.
- Standaardzaken (bijvoorbeeld: het toestemmingsformulier voor deelname aan onderzoek) kort en krachtig verwoorden in een standaard operationele procedure (SOP). Afwezigheid van standaardprocedures voor de basistaken kan leiden tot justitiële vervolging. Wettelijke vereisten zijn gedetailleerd vastgelegd voor onderzoek met geneesmiddelen, medische hulpmiddelen, voedingsmiddelen, psychologische experimenten enzovoort.

Elk onderzoek moet worden uitgevoerd volgens de beginselen van *good clinical practice*. GCP is een set regels, een kwaliteitssysteem dat bescherming biedt aan de proefpersoon die deelneemt of de patiënt die wordt behandeld. Die regels zorgen ervoor dat in alle zorgvuldigheid, billijkheid en redelijkheid wordt uitgevoerd wat is afgesproken en leveren daardoor betrouwbare en geloofwaardige gegevens op.

Iedereen die betrokken raakt bij de uitvoering van onderzoek en/of de behandeling van patiënten, zal moeten nadenken over het opzetten van een kwaliteitssysteem waarin de cruciale taken worden beschreven. In een dergelijk systeem wordt uiteengezet wie binnen de organisatie welke rollen zal vervullen, hoe de taken dienen te worden uitgevoerd en hoe resultaten van de taken zullen worden vastgelegd. Voor de zorg zijn die gegevens doorgaans vastgelegd in het medische dossier. Voor onderzoek zijn voorbeelden en aanwijzingen beschreven in de regels voor *good clinical practice*[5].

Het onderzoeksproces kan in drie fasen worden onderverdeeld en beschreven:
1. De *voorbereidingsfase*: hierin staat alles beschreven wat gedaan moet worden om de doelstelling te kunnen behalen en de taken te kunnen vervullen in overeenstemming met de vereisten. Dit betreft het opstellen van de essentiële documenten (studieprotocol, behandelingsvoorstel, risico-analyse), maar ook beschrijving van de toetsingsprocedures, regelen van de nodige mankracht, en opstellen van een plan enzovoort.
2. De *uitvoeringsfase*: hierin staat beschreven wie welke taken uitvoert om de doelstelling te behalen. Ook wordt beschreven hoe de kwaliteit wordt gecontroleerd en door wie, en niet te vergeten hoe gehandeld wordt als er zich onverwachte situaties voordoen.
3. De *analyse- en afrondingsfase*: hierin staat beschreven hoe de resultaten van het onderzoek of de resultaten van de behandeling moeten worden geanalyseerd, hoe op een statistisch verantwoorde wijze tot een aanbeveling of conclusie kan worden gekomen met als einddoel een rapport hierover.

Naast de taken voor de drie fasen van onderzoek, moeten de ondersteunende processen worden beschreven, zoals: hoe stellen we het kwaliteitssysteem op, wie speelt daarbij welke rol, hoe onderhouden we dat systeem? Ook de opleiding, training en kwalificatie van personeel dat het project uitvoert, zal moeten worden beschreven in een document. Optioneel kan worden nagedacht over procedures om de kwaliteit te waarborgen (auditing en inspectie) en hoe moet worden gehandeld bij een vermoeden van wanprestaties en verdenking op fraude.

Concluderend kunnen we stellen dat het opzetten en onderhouden van een eenvoudig doch effectief kwaliteitssysteem een absolute voorwaarde is om:

---

5   De vigerende regels van *good clinical practice* staan beschreven in de tripartite guideline van de International Conference for the Harmonisation of Technical Requirements for the Registration of Pharmaceuticals for Human Use. 135/95/CPMP van juli 1996.

- de uitvoering van onderzoek in overeenstemming met de wettelijke vereisten te laten plaatsvinden;
- het publiek de geruststelling te geven dat hun veiligheid is gewaarborgd;
- zeker te stellen dat er zorgvuldig en eerlijk wordt gewerkt in alle redelijkheid en billijkheid.

8.4 De medisch-ethische toetsingscommissie (METC)

De METC moet de rechten, de veiligheid en het welzijn van alle proefpersonen die deelnemen aan klinische onderzoeken waarborgen. Speciale aandacht moet worden besteed aan onderzoek waaraan kwetsbare proefpersonen deelnemen. Daaronder worden verstaan: proefpersonen die oneigenlijk zijn te beïnvloeden als het gaat om hun bereidheid om deel te nemen. Voorbeelden zijn leden van een hiërarchisch gestructureerde groep, zoals studenten geneeskunde, farmacie, tandheelkunde en verpleegkunde, ondergeschikt ziekenhuis- en laboratoriumpersoneel, werknemers van de farmaceutische industrie, militairen en gedetineerden. Ook ongeneeslijk zieke patiënten, bewoners van verpleeghuizen, werklozen en minder draagkrachtigen, patiënten in noodsituaties, leden van etnische minderheidsgroepen, daklozen, zwervers, vluchtelingen, minderjarigen en wilsonbekwamen worden in het ICH-GCP-richtsnoer als kwetsbare proefpersonen aangeduid.

8.4.1 Wat beoordeelt de METC?

In hoofdstuk 3 van het ICH-GCP-richtsnoer staat beschreven hoe de METC tot een oordeel komt over een klinische studie. Dit gebeurt op basis van volgende documenten[6]:
- het protocol met eventuele amendementen;
- de informatiebrief en het *informed consent*-formulier met eventuele aanpassingen;
- wervingsmateriaal en -procedures;
- *investigator's* brochure;
- informatie omtrent betalingen en vergoedingen die aan proefpersonen en aan de onderzoeker worden gegeven;
- kwalificatie van de onderzoeker;
- een reeks van andere documenten, zoals die in het aanmeldingsformulier voor ethische comités staat vermeld.

De METC geeft ook een oordeel over de financiële transacties tussen opdrachtgever en onderzoeker.

8.4.2 Volgens welke procedure komt een METC tot een goedkeuring?

Vanaf 1 maart 2006 is men verplicht om voor multicenterstudies te werken met een *single opinion*. Dit houdt in dat één METC (de *leading* METC, oordelende METC of centrale METC) een oordeel geeft over het protocol en dit geldt voor alle deelnemende sites voor een welbepaald

---

6 Op de website van de CCMO staat in detail beschreven welke documenten in welke vorm moeten worden ingediend bij een oordelende METC en de bevoegde instantie. Dit geldt voor zowel geneesmiddelenonderzoek als onderzoek met andere interventies zoals medische hulpmiddelen, chirurgische technieken en interventie-onderzoek waarbij een gedragswijze kan worden beïnvloed doordat bij de patiënt vragenlijsten worden afgenomen.

land. De lokale METC's moeten wel nog een oordeel geven over de kwalificaties van de betrokken onderzoeker en de faciliteiten van het onderzoekscentrum. Dit wordt beschreven in de goedkeuring van de directie van het deelnemende onderzoekscentrum.

In de wet wordt een hiërarchie beschreven voor de keuze van de centrale METC.

De tijd waarbinnen de goedkeuring gegeven moet worden door de METC is veertien kalenderdagen voor monocentrisch fase-I-onderzoek, en zestig kalenderdagen voor alle andere onderzoeken.

Per 1 maart 2012 is in Nederland de nieuwe CCMO Richtlijn Externe Toetsing (RET) van kracht. Deze nieuwe richtlijn houdt in dat de beoordeling van een onderzoeksvoorstel door een erkende METC kan worden afgegeven als de onderzoeker en/of het hoofd van zijn unit een onderzoeksverklaring hebben ondertekend waarin wordt vastgelegd dat de nodige ervaringen op het gebied van het uitvoeren van het betreffende onderzoek in voldoende mate aanwezig is. De onderzoeker – of bij voorkeur zijn directe leidinggevende – verklaart dat de onderzoeker de kennis en ervaring heeft om het onderzoek naar behoren uit te voeren, gezien zijn curriculum vitae. Ook beschikt de onderzoeker over voldoende bekwaam personeel om de studie te kunnen uitvoeren. De faciliteiten en apparatuur zijn aanwezig en voldoen aan de huidige kwaliteitseisen. Bovendien wordt verklaard dat de onderzoeker op het moment van het uitvoeren van deze studie geen concurrerende studies heeft lopen, zodat de geplande rekrutering van de proefpersonen slechts een theoretische uitspraak zou zijn. Als laatste wordt in de onderzoeksverklaring gedocumenteerd dat de onderzoeker en zijn team aan alle overige eisen van het studieprotocol voldoen. Met dit document is de METC in staat om te beoordelen of het onderzoeksvoorstel voldoet aan de eisen van artikel 3.e van de WMO, waarin de verantwoordelijkheid staat vermeld voor een METC om te overwegen of de studie door deskundige personen zal worden uitgevoerd. Met deze nieuwe RET is de medisch-wetenschappelijke toetsing losgekoppeld van de toetsing van de uitvoerbaarheid en haalbaarheid van de studie in een onderzoekscentrum. Het is de taak van de directie van de instelling om een gedegen en toch ook eenvoudige en snelle procedure te ontwikkelen, zodat het beoordelen van de lokale uitvoerbaarheid in de instelling efficiënt kan verlopen. Er zijn enkele instellingen die deze taak voortvarend hebben aangepakt en ervoor hebben gezorgd dat de lokale uitvoerbaarheid aldaar binnen een redelijke termijn kan worden gerealiseerd.

8.4.3 Hoe ziet de goedkeuring van de METC eruit?

Controleer of aan de studie een projectnummer toegekend werd. De goedkeuring moet een overzicht geven van alle beoordeelde documenten, waarbij duidelijk moet zijn omschreven om welke versie van de documenten het gaat.

De datum van de goedkeuring moet uiteraard vóór de eerste dosering van de onderzoeksmedicatie liggen.

Indien één van de leden van het onderzoeksteam lid is van de METC, moet de goedkeuring duidelijk vermelden dat dit lid niet heeft deelgenomen aan de bespreking van de documenten en de besluitvorming.

8.4.4 Hoe volgt de METC de voortgang van een lopend klinisch onderzoek?

Het is de plicht van de METC om de voortgang van een lopende klinische studie te volgen met een frequentie die in verhouding staat tot het risico voor de proefpersonen, maar minimaal jaarlijks. In praktijk betekent dit dat de METC om de twaalf maanden de onderzoekers een brief stuurt om de voortgang te peilen. Daarnaast moeten de onderzoekers alle ernstige, ongewenste voorvallen aan de METC melden via *ToetsingOnline*. Als het een onderzoeksproduct betreft dat door een farmaceutisch bedrijf is geleverd, behoort het onderzoeksteam in overleg met deze firma ook vermoedelijke, onverwachte, ernstige bijwerkingen van andere studies met dit product te melden aan de METC. Dit mag eenmaal per kwartaal plaatsvinden. Als het onderzoek langer loopt dan één jaar, moet de opdrachtgever van het onderzoek (en dat kan de directie van het ziekenhuis zijn) een totaaloverzicht van alle ernstige bijwerkingen melden aan de METC. Dit betreft dan zowel een overzicht van de verwachte als de onverwachte ernstige bijwerkingen en van alle andere bijwerkingen (dus ook de niet-ernstige) die ervoor verantwoordelijk zijn dat er mogelijk een wijziging is opgetreden van de risico's en voordelen voor de patiënt die deelneemt.

8.4.5 Samenstelling en functioneren van een METC

De samenstelling moet voldoen aan artikel 16 van de Wet medisch-wetenschappelijk onderzoek met mensen. Er zitten zeven disciplines in een METC, te weten: een of meer artsen, een apotheker, een klinisch farmacoloog, een jurist, een ethicus, een methodoloog en iemand die de problematiek vanuit de invalshoek van de proefpersoon benadert.

Voor GCP moet de METC bestaan uit minstens vijf leden. Van ten minste één lid is het primaire aandachtsgebied een niet-natuurwetenschappelijk gebied en ten minste één lid moet onafhankelijk zijn van de instelling.

Aan de bespreking van de documenten mag een lid van de METC dat niet onafhankelijk is van de onderzoeker en/of sponsor niet deelnemen.

De METC moet werken volgens schriftelijk vastgelegde procedures en moet schriftelijk verslag uitbrengen van haar activiteiten.

8.4.6 Erkenning voor een METC

Een onderzoek dat onder de WMO valt, moet worden beoordeeld door een erkende METC. Binnen de wet erkent de CCMO een commissie. Een commissie dient een samenstelling te hebben zoals in de wet wordt voorgeschreven. Daarnaast moet de commissie aangeven voor welke kring zij werkzaam zal zijn, moet ze een reglement hebben en moet ze aangeven op welke wijze zij haar taken zal gaan uitvoeren

In 2013 waren er 26 METC's in Nederland door de CCMO erkend. Naarmate de eisen van deskundigheid voor METC's worden opgeschroefd, zal het aantal erkende METC's waarschijnlijk dalen. Het voordeel hiervan kan zijn dat de interpretatieverschillen tussen METC's over wetenschappelijke en methodologische aspecten van onderzoek ook zullen verminderen.

8.5 De onderzoeker

8.5.1 Aan welke kwalificaties moet een onderzoeker voldoen?

De onderzoeker moet kunnen aantonen dat hij/zij door opleiding, training en ervaring voldoende gekwalificeerd is om de verantwoordelijkheid te kunnen nemen voor de juiste uitvoering van een klinisch onderzoek. Bovendien moet de onderzoeker beschikken over de kwalificaties conform de relevante wettelijke vereisten. Deze kwalificaties worden aangetoond in een bijgewerkt curriculum vitae dat beschikbaar moet zijn voor de METC, de opdrachtgever en de bevoegde autoriteiten. Dit curriculum vitae is ondertekend en van een datum voorzien.

Het is de verantwoordelijkheid van de onderzoeker om op de hoogte te zijn van en te werken volgens GCP en de relevante wettelijke vereisten. Deze eisen worden in de Verklaring van Helsinki nog eens onderstreept.

De leden van het onderzoeksteam moeten beschikken over de nodige kwalificaties om taken die ze gedelegeerd krijgen door de onderzoeker te kunnen uitvoeren. Er dient een lijst te bestaan van alle personen die meegewerkt hebben aan de uitvoering van de studie met hun relevante kwalificaties. Dit wordt vastgelegd op een *site signature log* en in de cv's.

8.5.2 Over welke faciliteiten moet de onderzoeker beschikken?

De onderzoeker moet beschikken over voldoende proefpersonen, tijd, bekwaam personeel en adequate faciliteiten. Het is de verantwoordelijkheid van de onderzoeker ervoor te zorgen dat alle personen die meewerken aan de uitvoering van de studie voldoende geïnformeerd zijn over het protocol, de onderzoeksproducten en hun verplichtingen en taken met betrekking tot het onderzoek.

8.5.3 Wat moet de onderzoeker doen als de medische zorg voor de proefpersonen in het geding is?

Een bevoegde arts of tandarts heeft in zijn rol als onderzoeker de verantwoordelijkheid voor alle aan het onderzoek gerelateerde medische beslissingen. Hij/zij moet ervoor zorgen dat de proefpersoon de juiste medische zorg ontvangt in geval van ongewenste voorvallen (*adverse events*, AE's), inclusief klinisch significante afwijkingen van laboratoriumwaarden.

Een beoogde proefpersoon kan mogelijk iets voor de onderzoeker verzwijgen, omdat hij of zij de onderzoeker wil helpen of de goede relatie wil bevestigen door in te stemmen met deelname. Toch kan het verstandig zijn die proefpersoon niet te vragen voor het onderzoek. Daarom wordt in het ICH-GCP-richtsnoer aanbevolen de huisarts in te lichten over deelname van zijn patiënt aan het onderzoek. Dit kan uiteraard alleen als de beoogde proefpersoon daarvoor toestemming geeft.

Indien een proefpersoon zich vroegtijdig terugtrekt uit een klinisch onderzoek, moet de onderzoeker een poging ondernemen om de reden(en) vast te stellen. Hierbij moeten de rechten van de proefpersoon gerespecteerd worden.

8.5.4 Hoe moet de onderzoeker communiceren met de METC?

De onderzoeker moet over een schriftelijk positief oordeel van de METC beschikken voordat hij met de studie kan beginnen. Dat positieve oordeel moet alle elementen bevatten die hiervoor zijn beschreven.

Het is de verantwoordelijkheid van de onderzoeker om tijdens een studie alle documenten waarvoor beoordeling nodig is, in te dienen bij de METC. Dit houdt in dat de onderzoeker alle wijzigingen in documenten moet voorleggen aan de METC, tenzij het om wijzigingen van administratieve of logistieke aard gaat. Deze administratieve of logistieke wijzigingen dienen slechts te worden gemeld. Een voorbeeld van een administratieve wijziging tijdens de uitvoering van een onderzoek is het wijzigen van telefoonnummers, adressen of andere tekstuele verbeteringen in het studieprotocol.

8.5.5 Wat zegt ICH-GCP over de naleving van het studieprotocol?

De onderzoeker moet de studie volgens protocol uitvoeren. Dit protocol is ondertekend door zowel onderzoeker als opdrachtgever.

De onderzoeker mag alleen van het protocol afwijken indien dit noodzakelijk is om direct risico voor de proefpersonen te vermijden. Andere afwijkingen mogen slechts na akkoord van de opdrachtgever en de METC worden uitgevoerd. Afwijkingen om direct risico voor de proefpersonen te vermijden (eventueel vastgelegd in een amendement) moeten zo snel mogelijk worden gemeld bij de METC, de opdrachtgever en de bevoegde overheid. Er wordt een onderscheid gemaakt tussen substantiële en niet-substantiële amendementen. Een substantieel amendement is een amendement dat een belangrijke impact heeft op:
1. de veiligheid, de fysieke of mentale integriteit van de proefpersoon;
2. de wetenschappelijke waarde van het onderzoek;
3. de voortgang of de organisatie van het onderzoek; of
4. de kwaliteit of veiligheid van elk onderzoeksproduct gebruikt in het onderzoek.

Een METC heeft 35 dagen de tijd om een oordeel te vellen over een substantieel amendement. Een niet-substantieel amendement heeft geen impact op bovengenoemde aspecten en wordt slechts ter informatie periodiek naar de METC gestuurd. De opdrachtgever van een studie bepaalt of een amendement substantieel of niet-substantieel is aan de hand van de genoemde criteria.

Elke afwijking van het studieprotocol moet schriftelijk gedocumenteerd worden.

8.6 Onderzoeksproduct

8.6.1 Wat staat er in het ICH-GCP-richtsnoer over het onderzoeksproduct?

De verantwoordelijkheid voor het beheer van het onderzoeksproduct op de locatie ligt bij de onderzoeker. Bepaalde taken kunnen gedelegeerd worden aan een bevoegde apotheker of een andere bevoegde persoon die onder supervisie staat van de onderzoeker of instelling. In Nederland moet rekening worden gehouden met bepalingen uit de Geneesmiddelenwet (GW). In artikel 34 staat beschreven dat geneesmiddelen voor onderzoek door de fabrikant slechts afgeleverd worden aan:
a. degene die een medisch-wetenschappelijk onderzoek verricht als bedoeld in artikel 1, eerste lid, onder f, van de Wet medisch-wetenschappelijk onderzoek met mensen, en die over een apotheek beschikt waarin een apotheker werkzaam is; of
b. een apotheker die staat ingeschreven in het register van gevestigde apothekers als bedoeld in artikel 61, vijfde lid, en die door degene die een onderzoek als bedoeld onder a verricht, anders dan op basis van een dienstverband is betrokken bij dat onderzoek.

In artikel 61 staat beschreven dat het een ieder, behoudens apothekers die hun beroep uitoefenen in een apotheek en bij ministeriële regeling aangewezen personen, verboden is geneesmiddelen voor onderzoek ter hand te stellen aan de deelnemende proefpersoon.

De onderzoeker of de bevoegde persoon moet een administratie bijhouden van het verstrekken van geneesmiddelen voor onderzoek welke de volgende items bevat: data, hoeveelheden, batch- en serienummers, houdbaarheidstermijn, codenummer van medicatie, codenummers van de proefpersoon. Tevens moeten worden bijgehouden:

- de aflevering op de onderzoekslocatie,
- de voorraad op de onderzoekslocatie,
- het gebruik door de proefpersoon,
- teruggave aan de opdrachtgever.

Dit is de gehele *drug accountability*-administratie. De onderzoeker moet kunnen aantonen dat het onderzoeksproduct gedurende de hele periode opgeslagen is conform de voorwaarden zoals beschreven in het protocol.

8.6.2 Hoe moet de onderzoeker zich aan randomisatieprocedures houden en onder welke voorwaarden kan de onderzoeker de onderzoekscode bij een dubbelblind uitgevoerd onderzoek verbreken?

De onderzoeker moet zich houden aan het randomisatieschema. De code mag slechts verbroken worden in overeenstemming met het protocol. In het algemeen geldt dat het slechts zin heeft de code te verbreken als kennis van de studiemedicatie een gevolg heeft voor de verdere behandeling van de proefpersoon. Elke verbreking van de code moet direct schriftelijk vastgelegd en gemotiveerd worden.

8.7 Informed consent-procedure

Alle schriftelijke informatie die aan een proefpersoon wordt overhandigd, moet goedgekeurd zijn door de METC. Deze informatie moet worden herzien als belangrijke nieuwe gegevens beschikbaar komen die relevant kunnen zijn voor de toestemming van de proefpersoon. Deze aangepaste informatie moet worden goedgekeurd door de METC voordat ze aan de proefpersoon wordt gegeven.

De informatie moet begrijpelijk zijn voor de proefpersoon. Er moet gelegenheid zijn voor het stellen van vragen en deze moeten naar tevredenheid van de proefpersoon beantwoord worden. Het *informed consent*-formulier moet getekend en gedateerd zijn voordat men deelneemt aan een studie (inclusief vooronderzoek), zowel door de proefpersoon als door degene die de uitleg gegeven heeft.

Een tekst schrijven die voor een gemiddelde Nederlander op vmbo-niveau begrijpelijk is, is geen sinecure. Laat de concepttekst lezen door willekeurige twaalfjarigen en vraag hen de woorden te onderstrepen waarvan ze de precieze betekenis niet kennen. Het is aan te bevelen om die woorden in de patiënteninformatie niet te gebruiken, dan wel te betekenis ervan te omschrijven.

Indien de proefpersoon geen Nederlands kan lezen, moet er gedurende het hele *informed consent*-proces een onpartijdige getuige aanwezig zijn. De getuige moet het *informed consent*-formulier mee tekenen en dateren.

De minimaal vereiste items die in het *informed consent*-formulier moeten zijn opgenomen, zijn te vinden in paragraaf 4.8.10 van het ICH-richtsnoer voor GCP of de checklijst van de CCMO (◘ figuur 8.1).

Checklist proefpersoneninformatie

ToetsingOnline nr: NL .... Versienr/datum: ....

- ☐ Uniek kenmerk (ToetsingOnline nr, versienummer, datum)
- ☐ Titel (titel protocol, indien nodig vereenvoudigde/verkorte/vertaalde titel)
- ☐ Inleiding (gevraagd voor onderzoek, keuze proefpersoon, locatie, aantal deelnemers)

Wat houdt onderzoek in

- ☐ Doel (na te streven resultaat)
- ☐ Achtergrond (beschrijving onderzoek, relevantie, stadium ontwikkeling, welk product/middel/behandeling wordt onderzocht)
- ☐ Aard en duur (begin- en eindpunt, methode)

Wat houdt deelname aan het onderzoek in voor de proefpersoon

- ☐ Inhoud (interventie (wat, hoe vaak, placebo?), aantal bezoeken, vragenlijsten, testprocedures, tijdsinvestering, DNA-onderzoek, studieschema, onderscheid behandeling/onderzoek)
- ☐ Alternatieven (bij interventie: andere behandelingsmogelijkheden, met voordelen / risico's)
- ☐ Nadelen voor de proefpersoon (risico's bijwerkingen, verantwoordelijkheden, consequenties [eten / drinken / roken / vruchtbaarheid / verzekering (DNA)])
- ☐ Voordelen voor de proefpersoon ('geen voordeel' is ook relevant)

Wat is er geregeld bij deelname

- ☐ Vrijwilligheid deelname (stoppen mag voor én tijdens onderzoek, zonder opgaaf van redenen, geen invloed op behandeling, consequenties tussentijds stoppen. Deelname kan eventueel ook door onderzoeker worden beëindigd)
- ☐ Verzekering (bedragen, uitsluitingen, contactgegevens verzekeraar, verplichtingen proefpersoon, eventuele ontheffing)
- ☐ Verzet (alleen bij minderjarigen/wilsonbekwamen: bij verzet wordt deelname gestopt)
- ☐ Tussentijdse informatie (tijdige verstrekking van info die toestemming kan beïnvloeden)
- ☐ Resultaten (verwerking onderzoeksgegevens, publicatie, bericht proefpersoon, recht op niet-weten, gebruik onderzoeksmedicatie na afloop onderzoek)
- ☐ Vertrouwelijkheid persoonlijke gegevens (verwerking gegevens, inzagerecht, eventuele verwittiging behandelend huisarts/specialist, bewaartermijn, restmateriaal)
- ☐ Vergoeding (reiskosten, vergoeding, eventuele kosten)
- ☐ Goedkeuring toetsingscommissie (met uitleg)

Overwegingen bij geven toestemming

- ☐ Verzoek om medewerking
- ☐ Bedenktijd
- ☐ Onafhankelijke arts (naam en telefoonnummer)
- ☐ Klachtenregeling
- ☐ Afsluiting (naam en telefoonnummer onderzoeker/onderzoeksteam)
- ☐ Bijlagen (verplicht zijn: toestemmingsverklaring, verzekeringstekst, algemene brochure, zeldzame bijwerkingen (indien van toepassing), lokale info (bij multicenteronderzoek))

Versie 2 juli 2008   1-3

Figuur 8.1 Checklijst inhoud patiënteninformatie en toestemmingsformulier.

A. Toestemmingsverklaring

(voor wilsbekwame volwassenen / minderjarigen 12-17 jaar*)

- ☐ Titel (titel protocol, indien nodig vereenvoudigde/verkorte/vertaalde titel)
- ☐ Bevestiging informatie gelezen
- ☐ Bevestiging vrangen kunnen stellen, vragen zijn bevredigend beantwoord
- ☐ Bevestiging voldoende bedenktijd gehad
- ☐ Herinnering vrijwillige deelname (intrekken kan altijd en zonder opgaaf van redenen)

- ☐ Toestemming informeren huisarts/behandelend specialist
- ☐ Toestemming inzage bevoegde personen, toestemmingscommissie en autoriteiten
- ☐ Toestemming overdracht gegevens naar buiten Europese Unie
- ☐ Toestemming verwerking (anonieme) gegevens zoals genoemd in informatiebrief
- ☐ Toestemming bewaren materiaal voor toekomstig onderzoek
- ☐ Toestemming deelname onderzoek
- ☐ Datum, naam en handtekening proefpersoon
- ☐ Bevestiging door/namens onderzoeker: info verstrekt (mondeling en schriftelijk), toekomstige vragen

- ☐ Datum, naam en handtekening onderzoeker (of diens vertegenwoordiger)

- ☐ Kopie brief en ondertekende verklaring wordt meegegeven

*Voor onderzoek met kinderen van 12 t/m 17 jaar die wilsbekwaam zijn, moet tevens formulier C worden getekend

Zwart = verplicht   Grijs = verplicht, indien van toepassing

Versie 2 juli 2008

◘ **Figuur 8.1**   vervolg

8.7 · Informed consent-procedure

B en C. Toestemmingsverklaring

(voor wilsbekwame volwassenen / minderjarigen)

- ☐ Titel (titel protocol, indien nodig vereenvoudigde/verkorte/vertaalde titel)
- ☐ Naam en geboortedatum deelnemer
- ☐ Bevestiging informatie gelezen
- ☐ Bevestiging vragen kunnen stellen, vragen zijn bevredigend beantwoord
- ☐ Bevestiging voldoende bedenktijd gehad
- ☐ Herinnering vrijwillige deelname (intrekken kan altijd en zonder opgaaf van redenen)

- ☐ Toestemming informeren huisarts/behandelend specialist
- ☐ Toestemming inzage bevoegde personen, toestemmingscommissie en autoriteiten
- ☐ Toestemming overdracht gegevens naar buiten Europese Unie
- ☐ Toestemming verwerking (anonieme) gegevens zoals genoemd in informatiebrief
- ☐ Toestemming bewaren materiaal voor toekomstig onderzoek
- ☐ Toestemming deelname onderzoek
- ☐ – Datum, naam en handtekening wettelijk vertegenwoordiger, relatie tot deelnemer
  (bij wilsonbekwamen)
  – Datum, namen en handtekeningen ouders/voogd (bij minderjarigen)
- ☐ Bevestiging door/namens onderzoeker: info verstrekt (mondeling en schriftelijk), toekomstige vragen

- ☐ Datum, naam en handtekening onderzoeker (of diens vertegenwoordiger)

- ☐ Kopie brief en ondertekende verklaring wordt meegegeven

Zwart = verplicht   Grijs = verplicht, indien van toepassing

Opmerkingen: ....

Ingevuld door: ....   Datum: ....

Versie 2 juli 2008

◘ **Figuur 8.1** vervolg

De proefpersoon moet een kopie ontvangen van het *informed consent*-formulier, alsook van alle bijgewerkte versies tijdens de studie.

8.7.1 Niet-therapeutisch onderzoek

Niet-therapeutisch onderzoek mag alleen uitgevoerd worden bij personen die zelf toestemming kunnen geven. Uitzonderingen zijn toegelaten, mits aan volgende voorwaarden is voldaan:
- De doelstellingen kunnen niet op een andere manier bereikt worden.
- De te voorziene risico's zijn gering.
- De negatieve invloed op het welzijn van de proefpersoon is tot een minimum beperkt en gering.
- Het onderzoek is niet bij wet verboden.
- Het onderzoek heeft een voordeel voor de groep van deelnemers als geheel: het zogenaamde groepsgebonden voordeel.
- Het schriftelijke, positieve oordeel van de METC maakt expliciet melding van dit aspect.

In noodsituaties moet de wettelijke vertegenwoordiger toestemming geven voor de proefpersoon. Indien dit niet mogelijk is, moet het protocol de maatregelen beschrijven voor inclusie.

8.7.2 Informed consent bij wilsonbekwamen

Zowel verstandelijk gehandicapten, patiënten met degeneratieve ziekten als alzheimer, comapatiënten en patiënten met een dreigend hart- of herseninfarct vallen onder de categorie wilsonbekwamen. Bij wilsonbekwamen wordt het *informed consent*-formulier getekend door de wettelijke vertegenwoordigers, een schriftelijk gemachtigde, de levensgezel, partner of echtgeno(o)t(e) of eventueel daarna de ouders, de meerderjarige kinderen van de proefpersoon in redelijkheid gezamenlijk bijeen, of de broers en zusters van de proefpersoon in redelijkheid gezamenlijk bijeen. Dit is de toestemmingscascade van artikel 6 van de WMO.

8.8 Vastlegging en rapportage

In een *case report form* (CRF) worden per patiënt alle gegevens genoteerd die conform het protocol aan de opdrachtgever van het onderzoek moeten worden gerapporteerd. Het is de verantwoordelijkheid van de onderzoeker dat de gegevens in de CRF's en in alle vereiste rapporten nauwkeurig, volledig, leesbaar en tijdig aan de opdrachtgever worden gerapporteerd. Bovendien moeten de gegevens in het CRF in overeenstemming zijn met de brondocumenten.

Voor invoer van data moet een volledige *audit-trail* mogelijk zijn. Dit wil zeggen dat gecontroleerd moet kunnen worden welke persoon welke gegevens op welk tijdstip heeft gewijzigd. Dit houdt in dat bij correcties de oorspronkelijke tekst leesbaar moet blijven en dat elke correctie verantwoord moet worden met initialen en datum, en eventueel een verklaring.

Op verzoek van monitors, auditors, METC's of bevoegde overheden moet de onderzoeker onmiddellijk rechtstreekse directe inzage geven in alle aan het onderzoek gerelateerde documenten.

De onderzoeker moet alle essentiële documenten bewaren tot minstens twee jaar na de laatste toewijzing van een handelsvergunning in een ICH-regio en tot er geen lopende of geplande aanvragen voor een handelsvergunning in een ICH-regio zijn, of tot er minstens twee jaar zijn verstreken sinds de formele stopzetting van de klinische ontwikkeling van het onderzoeksproduct. De opdrachtgever moet de onderzoeker ervan op de hoogte stellen als de documenten niet langer bewaard hoeven te worden.

Dit is de bewaartermijn voor gegevens van onderzoek zoals in het ICH-GCP-richtsnoer staat beschreven. In een *guideline* over archivering naar aanleiding van de *clinical trial directive* wordt uiteengezet dat gegevens uit onderzoek moeten worden bewaard voor een periode tot vijf jaar na voltooiing van het onderzoek. In de Archiefwet van 1995 staat dat gegevens uit onderzoek in overheidsinstellingen die zijn teruggebracht tot kerngegevens, moeten worden bewaard voor de maximale termijn van vijftien jaren.

Over het algemeen komen problemen met geneesmiddelen aan het licht vijf tot elf jaar nadat het geneesmiddel op de markt is. Het is daarom zinvol en verstandig om gegevens uit onderzoek, vooral met geneesmiddelen en medische hulpmiddelen te bewaren voor een maximale termijn van vijftien jaar. Dat is ook de maximale bewaartermijn voor medische dossiers zoals beschreven in artikel 454 van het Burgerlijk wetboek Titel 7, afdeling 5 Wet op de geneeskundige behandelingsovereenkomst:

» Onverminderd het bepaalde in artikel 455, bewaart de hulpverlener de bescheiden, bedoeld in de vorige leden, gedurende vijftien jaren, te rekenen vanaf het tijdstip waarop zij zijn vervaardigd, of zoveel langer als redelijkerwijs uit de zorg van een goed hulpverlener voortvloeit. «

De gegevens uit onderzoek moeten in Nederland voor een periode van vijftien jaar worden bewaard. De Nederlandse Federatie van Universitair Medische Centra (NFU) heeft bepaald dat gegevens uit onderzoek in de UMC's voor een periode van twintig jaar moeten worden bewaard.

8.8.1 Hoe rapporteert de onderzoeker de voortgang van het onderzoek?

De onderzoeker moet minimaal jaarlijks, eventueel vaker als de METC dat vereist, een samenvatting van de voortgang van de studie schriftelijk doorgeven aan de METC.

Alle veranderingen die het onderzoek significant beïnvloeden en/of het risico voor de proefpersoon verhogen, moeten onmiddellijk schriftelijk door de onderzoeker gemeld worden aan de opdrachtgever en de METC.

8.8.2 Hoe rapporteert de onderzoeker de veiligheid van het onderzoek?

Serious adverse events (SAE's) dienen onmiddellijk aan de opdrachtgever gemeld te worden, tenzij anders in het protocol of de *investigator's brochure* is beschreven. De directe melding kan mondeling gebeuren, maar moet zo snel mogelijk gevolgd worden door schriftelijke rapportage. Hierbij dient de privacy van de proefpersoon gegarandeerd te worden.

De onderzoeker moet de wettelijke vereisten inzake rapportage van SAE's respecteren. Een *serious adverse event* of ernstig ongewenst voorval kent een standaard definitie. Het is onder meer ieder voorval dat de patiënt overkomt waardoor hij/zij in een levensbedreigende situatie terechtkomt. Ook kan het zijn dat de patiënt tijdens de studie arbeidsongeschikt raakt of blijvend invalide. Als de patiënt in het ziekenhuis (geen poliklinische opname) wordt opgenomen of de ziekenhuisopname is verlengd, dan is er eveneens sprake van een SAE. Mocht de patiënt zwanger zijn en er ontstaan problemen met de foetus of met erfelijke afwijkingen, dan wordt dit ook gerangschikt onder de categorie SAE. Ten slotte moet ieder medisch voorval waardoor de patiënt in een levensbedreigende situatie terechtkomt of een situatie waarbij direct interventie is vereist, worden beschouwd als een SAE. De onderzoeker heeft de plicht dit binnen 24 uur aan de opdrachtgever van het onderzoek te melden. Ook alle doden die optreden in een mortaliteitsstudie, moeten aan de opdrachtgever worden gemeld. De opdrachtgever moet de gebeurtenis beoordelen op causaliteit en op de vraag of de bijwerking te verwachten was.

AE's en andere afwijkingen moeten gerapporteerd worden aan de opdrachtgever zoals beschreven in het protocol.

8.8.3 Wat moet de onderzoeker doen bij voortijdig beëindigen of opschorten van een klinisch onderzoek?

Het beëindigen van een studie moet door de onderzoeker schriftelijk gemeld worden aan de instelling, de METC en de bevoegde overheid.

Het is de verantwoordelijkheid van de onderzoeker om de proefpersonen te informeren over het voortijdig staken van een studie. De onderzoeker dient voor de nodige follow-up te zorgen. Daarnaast dient de onderzoeker de instelling, de METC en de bevoegde overheid binnen vijftien dagen te informeren over het voortijdig staken en de reden hiervoor op te geven.

8.9 De opdrachtgever

De feitelijke opdrachtgever van een klinisch geneesmiddelenonderzoek is de fabrikant die een onderzoek wil laten uitvoeren in het kader van een ontwikkelingsprogramma e.d. Ook kan de fabrikant een nieuwe interventie willen uitvoeren met een bestaand geneesmiddel. Sinds 1 maart 2006 onderkent de wet ook de opdrachtgever in een ziekenhuisinstelling die op eigen initiatief onderzoek met geneesmiddelen verricht. In de wetgeving wordt de opdrachtgever 'verrichter' genoemd. Vanuit ICH-GCP worden de termen 'sponsor' en 'initiatiefnemer' gebruikt. De term 'sponsor' is verwarrend omdat die suggereert dat deze functie het onderzoek ook financiert. Dat is niet noodzakelijk: de sponsor kan ook de subsidiegever zijn, maar dat hoeft niet. De opdrachtgever of verrichter in een zorginstelling is vaak de onderzoeker zelf of zijn directe leidinggevende. Dit onderzoek wordt in GCP-termen het *investigator initiated*-onderzoek genoemd. De onderzoeker heet hier de sponsor-onderzoeker. De juridisch aansprakelijk te stellen opdrachtgever van een dergelijk onderzoek, ook wel de formele opdrachtgever genoemd, is de directie van het ziekenhuis of de raad van bestuur van het ziekenhuis of het UMC.

8.9.1 Wat moet een opdrachtgever aan kwaliteitsborging en kwaliteitsbeheersing doen?

De opdrachtgever moet een systeem van kwaliteitsborging en kwaliteitsbeheersing implementeren en onderhouden met behulp van schriftelijke SOP's om te bewaken dat onderzoeken worden uitgevoerd en gegevens worden verkregen, vastgelegd en gerapporteerd in overeenstemming met het protocol, GCP en de relevante wettelijke vereisten.

De opdrachtgever moet garanderen dat alle betrokken partijen directe inzage verlenen in alle documenten ten behoeve van monitoring en auditing.

Overeenkomsten tussen onderzoeker en opdrachtgever moeten op schrift staan.

8.9.2 Wat kan een opdrachtgever aan een contract-researchorganisatie delegeren?

De taken van een opdrachtgever kunnen door de opdrachtgever worden gedelegeerd naar een contract-researchorganisatie (CRO). Een CRO is een persoon of organisatie (commercieel, academisch of anderszins) die door de sponsor/verrichter is gecontracteerd om een of meer van de verplichtingen en taken van de sponsor met betrekking tot het onderzoek uit te voeren.

Een verantwoordelijkheid is nimmer te delegeren.

De opdrachtgever moet personeel met de juiste medische kwalificaties aanstellen dat dadelijk beschikbaar is om te adviseren inzake medische vragen of problemen die met het onderzoek samenhangen.

Bij de opzet van het onderzoek moet de opdrachtgever in alle stadia van het onderzoeksproces gekwalificeerde personen inschakelen, vanaf het ontwerp van het protocol tot het analyseren en schrijven van het eindrapport.

Indien gegevens elektronisch ingevoerd of verwerkt worden, moet de opdrachtgever:
- gebruikmaken van een gevalideerd systeem: dit houdt in dat de ontwikkeling van het systeem in alle details moet zijn beschreven en dat het systeem is getest voordat het op de markt is geplaatst. Ook moet de installatie van het systeem zijn getest en moet zijn onderzocht of het systeem aan de eisen van de gebruiker voldoet (*performance qualification*);
- schriftelijke procedures volgen over het gebruik van deze systemen;
- ervoor zorgen dat een volledige *audit-trail* mogelijk blijft (welke persoon heeft welke gegevens op welk tijdstip gewijzigd?);
- het systeem beveiligen zodat de toegang gelimiteerd is tot bevoegde personen;
- een lijst bijhouden van personen die geautoriseerd zijn om veranderingen in de gegevens aan te brengen;
- een adequaat reservebestand van de gegevens bijhouden;
- blindering garanderen (indien relevant).

De opdrachtgever moet alle essentiële documenten bewaren en daarbij voldoen aan dezelfde eisen die ook voor de onderzoeker gelden.

Zodra het niet langer noodzakelijk is om alle essentiële documenten te bewaren, moet de opdrachtgever de onderzoeker daarvan op de hoogte stellen.

8.9.3 Hoe selecteert een opdrachtgever de onderzoekers?

De opdrachtgever selecteert onderzoekers aan de hand van tevoren opgestelde criteria en wijst taken en verantwoordelijkheden toe aan de mensen die aan het onderzoek meewerken.

De opdrachtgever moet een verzekering afsluiten voor het uitvoeren van klinisch geneesmiddelenonderzoek.

De opdrachtgever moet vóór aanvang van de studie de studie aanmelden bij de METC, bij de EUDRACT-database en bij de bevoegde instantie in Nederland voor klinisch geneesmiddelenonderzoek, de CCMO. Als de CCMO zelf moet fungeren als oordelende METC, dan moet voor toestemming van de Nederlandse bevoegde instantie een dossier worden ingediend bij het Ministerie van VWS.

De opdrachtgever krijgt een bevestiging van beoordeling door een METC. De opdrachtgever moet een positief oordeel krijgen over alle documenten die ingediend worden bij de METC en over alle wijzigingen in deze documenten.

Daarnaast moet de opdrachtgever beschikken over de naam en het adres van de METC, alsook over een verklaring dat de METC georganiseerd is en werkt volgens GCP-regels en relevante wetten en bepalingen.

8.9.4 Welke informatie over het onderzoeksproduct moet de opdrachtgever beschikbaar hebben?

De opdrachtgever moet ervoor zorgen dat er gegevens beschikbaar zijn over veiligheid en werkzaamheid van het onderzoeksproduct die toediening aan de mens rechtvaardigen. Bovendien moet de opdrachtgever de *investigator's brochure* aanpassen zodra belangrijke nieuwe informatie beschikbaar is.

De opdrachtgever moet ervoor zorgen dat het onderzoeksproduct geproduceerd wordt volgens *good manufacturing practice* (GMP) en gecodeerd en geëtiketteerd wordt op een wijze dat blindering gehandhaafd blijft. De etikettering moet conform de wettelijke vereisten zijn. Als de ziekenhuisapotheek farmaceutische handelingen verricht (zoals het vullen van capsules), moet zij beschikken over een formele fabrikantenvergunning. Zelfs voor het etiketteren van studiemedicatie is deze fabrikantenvergunning vereist. De overheid is verplicht ervoor te zorgen dat de studiemedicatie onder verantwoordelijkheid van een bevoegd persoon (*qualified person*), een apotheker, wordt bereid en vrijgegeven.

Er wordt aangeraden op het etiket de volgende informatie op te nemen (annex 13 aan de EC Gids voor Good Manufacturing Practice, III/3004/91, 1 juli 1997, gereviseerd per 3 februari 2010[7]):

- naam van de opdrachtgever;
- farmaceutische formulering (tablet, capsule e.d.) en aantal doseringseenheden (en bij openen onderzoek naam/code van het product en de sterkte);
- batchnummer en/of productiecode;
- identificatienummer van de proefpersoon (indien van toepassing);
- instructies voor het gebruik;
- 'uitsluitend bestemd voor klinisch onderzoek';
- de naam van de onderzoeker;
- een onderzoekerscode;
- bewaarcondities;
- houdbaarheidstermijn;
- 'buiten bereik van kinderen houden'.

De opdrachtgever moet alle voorwaarden bepalen in verband met het onderzoeksproduct (opslagcondities, -termijn, oplosvloeistoffen e.d.).

---

7 ▶ http://ec.europa.eu/health/files/eudralex/vol-4/2009_06_annex13.pdf.

De opdrachtgever moet ervoor zorgen dat in geblindeerde onderzoeken het product snel kan worden geïdentificeerd bij medische noodgevallen, maar dat onzichtbaar verbreken van de blindering niet mogelijk is.

De opdrachtgever is verantwoordelijk voor de levering van het onderzoeksproduct aan de onderzoeker. Dit mag echter niet gebeuren vóór de opdrachtgever alle vereiste documentatie gekregen heeft (bv. positief oordeel van de METC). De opdrachtgever moet een administratie bijhouden over het volledige traject van het onderzoeksproduct (transport, ontvangst, verdeling, teruggave, vernietiging).

De opdrachtgever moet zorgen voor de schriftelijke procedures die instructies bevatten die de onderzoeker moet volgen bij het hanteren en opslaan van het onderzoeksproduct in het onderzoek en bij de documentatie ervan.

De opdrachtgever moet ook een systeem bijhouden voor de retourontvangst van het onderzoeksproduct en voor de behandeling van ongebruikte producten.

De opdrachtgever moet ervoor zorgen dat het onderzoeksproduct stabiel is gedurende de gebruiksperiode.

De opdrachtgever moet over voldoende voorraad van het onderzoeksproduct beschikken om specificaties opnieuw te kunnen bepalen. Bovendien moet een registratie van monsteranalyses en bijzonderheden van elke batch bijgehouden worden.

8.9.5 Wat is de rol van de opdrachtgever bij het verlenen van inzage in dossiers van onderzoek?

De opdrachtgever moet erop toezien dat schriftelijk is vastgelegd dat de onderzoeker directe inzage verleent in alle onderzoeksgerelateerde documenten ten behoeve van monitoring, auditing, beoordeling door de METC en inspectie door bevoegde autoriteiten. De opdrachtgever moet nagaan of elke proefpersoon schriftelijk toestemming gegeven heeft voor inzage in zijn/haar medisch dossier ten behoeve van monitoring, auditing, beoordeling door de METC en inspectie door bevoegde autoriteiten.

8.9.6 Welke informatie moet de opdrachtgever geven over de veiligheid van een onderzoeksproduct?

De opdrachtgever moet de veiligheid van het onderzoeksproduct continu evalueren. Daarnaast moet de opdrachtgever de onderzoeker, de bevoegde autoriteiten en de METC onmiddellijk op de hoogte brengen van bevindingen die de veiligheid van de proefpersonen of de uitvoering van het onderzoek nadelig kunnen beïnvloeden.

8.10 Rapporteren van bijwerkingen

De opdrachtgever moet bijwerkingen die zowel ernstig als onverwacht zijn versneld rapporteren aan de onderzoeker, de METC en de bevoegde autoriteiten (◘ figuur 8.2). Bovendien moet de opdrachtgever bijgewerkte veiligheidsgegevens en perioderapporten indienen bij de bevoegde autoriteiten volgens de wettelijke bepalingen.

Bij onderzoek dat binnen een zorginstelling op eigen initiatief wordt uitgevoerd, dient de sponsor-onderzoeker iedere SAE te melden aan de instanties via *ToetsingOnline*. Als de SAE

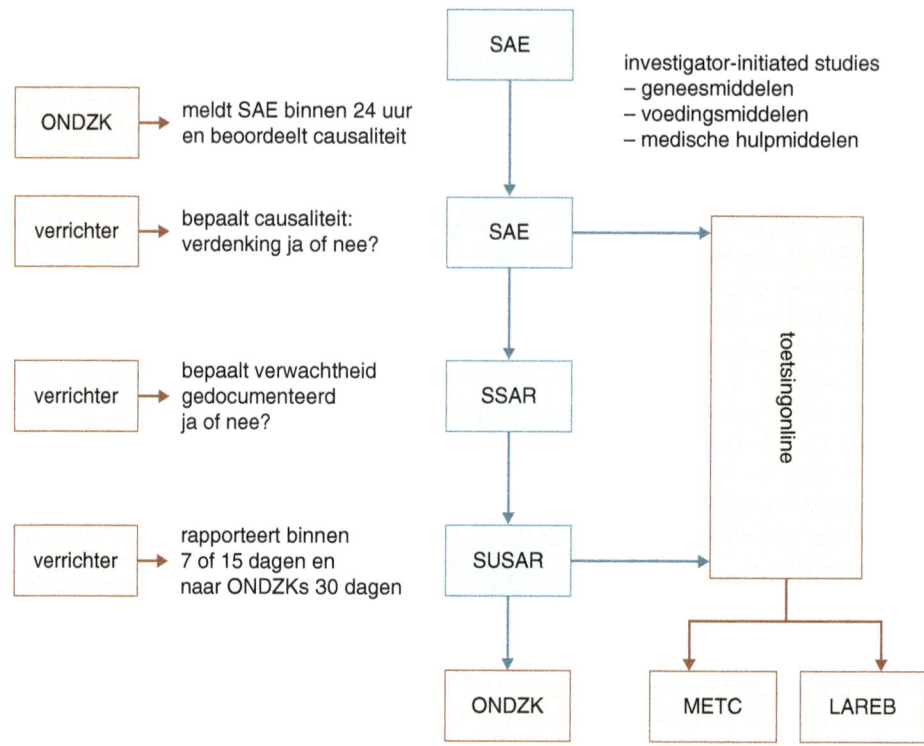

☐ **Figuur 8.2** Rapportageprocedure bij ernstige of onverwachte bijwerkingen.

uiteindelijk een onverwachte, ernstige bijwerking (SUSAR) blijkt te zijn, dan moet deze SUSAR binnen vijftien dagen zijn gemeld aan de instanties via *ToetsingOnline*. Bij een gebeurtenis waarbij de proefpersoon is overleden of in een levensbedreigende situatie is beland, moet de melding van de SUSAR binnen zeven dagen hebben plaatsgevonden.

8.11 Monitoren

Monitoren is het bewaken van de voortgang van een klinisch onderzoek, en van de uitvoering, het vastleggen van de gegevens en de rapportage hiervan conform het studieprotocol, de standaardwerkvoorschriften (*standard operational procedures*, SOP's), *good clinical practice*, en de relevante wettelijke vereisten. De opdrachtgever moet monitors aanstellen die een relevante opleiding hebben en beschikken over voldoende wetenschappelijke en/of medische kennis om het onderzoek adequaat te monitoren. Deze kwalificaties moeten worden gedocumenteerd.

De opdrachtgever moet ervoor zorgen dat het onderzoek adequaat gemonitord wordt. Hiertoe moet de juiste mate en aard van het monitoren bepaald worden.

De monitor moet ervoor zorgen dat het onderzoek correct uitgevoerd en gedocumenteerd wordt. De monitor moet de schriftelijke procedures van de opdrachtgever inzake monitoren volgen.

Na elk bezoek brengt de monitor schriftelijk verslag uit bij de opdrachtgever.

8.12 Auditing

De opdrachtgever bepaalt of auditing noodzakelijk is. De opdrachtgever is verplicht om een kwaliteitsbeleid op te stellen. In dit kwaliteitsbeleid moeten regels worden opgenomen die vastleggen hoe de opdrachtgever de kwaliteit van het onderzoek kan waarborgen. Een middel om de kwaliteit te waarborgen is het uitvoeren van audits. Voor belangrijke studies die als essentieel onderdeel van een registratiedossier moeten worden beschouwd, zal er altijd in een representatieve steekproef van de patiënten een audit worden uitgevoerd.

8.13 Inspectie

Als een bevoegde autoriteit (in Nederland de Inspectie voor de Volksgezondheid) een officieel onderzoek verricht van documenten, faciliteiten, dossiers en alle andere bronnen die door deze autoriteit worden geacht in verband te staan met het klinisch onderzoek, dan is er sprake van een inspectie. Een dergelijke inspectie kan plaatsvinden op de onderzoekslocatie, bij de sponsor/verrichter en/of bij de contract-researchorganisatie(s), of op andere locaties naar goeddunken van de bevoegde autoriteiten.

8.14 Niet-naleving van de GCP-regels

Indien een onderzoeker of (stafleden van) de opdrachtgever bepaalde richtlijnen niet volgt, dient de opdrachtgever maatregelen te nemen om naleving te verzekeren. Bij herhaalde niet-naleving door een onderzoeker, moet de deelname van de onderzoeker beëindigd worden. Hierover dient de opdrachtgever de bevoegde autoriteiten te informeren.

De opdrachtgever moet de onderzoeker, de METC en de bevoegde autoriteiten informeren indien een studie beëindigd of opgeschort wordt.

De opdrachtgever moet ervoor zorgen dat klinische onderzoeksrapporten opgesteld worden en aan de bevoegde autoriteiten worden verstrekt zoals vereist door wettelijke bepalingen.

De opdrachtgever moet ervoor zorgen dat alle onderzoekers de richtlijnen volgen voor het uitvoeren van de studie.

In elk onderzoekscentrum is een hoofdonderzoeker (*principal investigator*) verantwoordelijk voor de juiste uitvoering van het onderzoek. In een multicenteronderzoek is er in elk onderzoekscentrum een hoofdonderzoeker. De hoofdonderzoeker van het primaire centrum (ook wel de hoofdlocatie genoemd) kan coördinerende taken op zich nemen. Deze hoofdonderzoeker wordt in het ICH-GCP-richtsnoer de coördinerende onderzoeker genoemd en draagt verantwoordelijkheid voor de coördinatie van alle onderzoekers in de verschillende centra. De verantwoordelijkheden van de coördinerende onderzoeker moeten vastgelegd zijn vóór aanvang van het onderzoek.

De opdrachtgever moet een set standaarden ontwikkelen voor de beoordeling van klinische en laboratoriumgegevens en hoe de *case report forms* in te vullen.

Communicatie tussen onderzoekers moet worden bevorderd.

Tabel 8.2 Risicoklassen medische hulpmiddelen.

klasse I	hulpmiddelen met een laag risico steriele hulpmiddelen die in klasse I vallen worden als klasse Is aangeduid klasse-I-hulpmiddelen met een meetfunctie worden als klasse Im aangeduid
klasse II(a) en klasse II(b)	hulpmiddelen met een gemiddeld risico
klasse III	hulpmiddelen met een hoog risico

8.15 Klinisch onderzoek met medische hulpmiddelen in Nederland

De regelgeving voor medische hulpmiddelen vereist dat klinisch bewijs nodig is voor elk medisch hulpmiddel, onafhankelijk van zijn risicoklasse. Medische hulpmiddelen worden ingedeeld in klasse I, IIa, IIb of III volgens bijlage IX van de richtlijn medische hulpmiddelen, *Medical Devices Directive* (MDD)[8] (Tabel 8.2).

Artikel 11 van de MDD geeft de routes aan die beschikbaar zijn voor fabrikanten om aan te tonen dat hun apparaten aan de Europese richtlijn voldoen, waardoor het CE-merk aangebracht mag worden. Het hulpmiddel wordt volgens zijn eigenschappen, functie en beoogd gebruik in een risicoklasse ingedeeld.

Een onderdeel van het klinische bewijs is een kritische evaluatie van de literatuur en een overzicht van de klinische gegevens van een gelijkwaardig product en alle ongepubliceerde gegevens. Deze analyse is een onderdeel van het klinische evaluatierapport dat bij de keuringsinstantie wordt ingediend. Als het klinische evaluatierapport niet afdoende onderbouwd dat het product klinisch veilig is (dit betekent dat het product voldoet aan de Europese essentiële veiligheidseisen), dan is een nieuw uit te voeren klinisch onderzoek hoogstwaarschijnlijk vereist. Een medisch hulpmiddel dat formeel op de Europese markt is toegelaten, heeft een CE-merk dat door de nationale overheid van een Europese lidstaat is toegekend op basis van een keuring door een keuringsinstantie. Voor de medische hulpmiddelen van klasse I (geen risico voor de patiënt, bijvoorbeeld een ziekenhuisbed) is een zelfcertificatie van toepassing.

Voor bepaalde typen medische hulpmiddelen is een prospectief gecontroleerd onderzoek sowieso vereist als het product door een fabrikant bij de overheid wordt ingediend om op de markt te worden toegelaten en het product de veiligheid en het welzijn van mensen kan beïnvloeden:
1. Medische hulpmiddelen met een hoog risico of kritische werking (actief implanteerbaar, klasse-III-hulpmiddelen, implanteerbare of op de lange termijn invasieve hulpmiddelen van klasse IIa of IIb, hulpmiddelen die het leven in stand kunnen houden.
2. Nieuwe hulpmiddelen of nieuwe technologieën waarvan componenten, materialen, functies of werkingsmechanismen niet bekend te veronderstellen zijn en waarvoor in de literatuur geen precedent bestaat inzake de prestaties.
3. Hulpmiddelen waarbij nieuw(e) materia(a)l(en) of componenten op een andere wijze worden gebruikt of elders in het lichaam worden toegepast of waarmee een ander gebruik wordt beoogd dat niet eerder toegepast is in een ander medisch hulpmiddel.
4. Hulpmiddelen waarbij bestaande (bekende) materialen of componenten op een andere wijze worden gebruikt, waarmee een ander gebruik wordt beoogd of die elders in het lichaam worden toegepast.

---

8 ▶ http://ec.europa.eu/health/medical-devices/index_en.htm

5. Bestaande hulpmiddelen die dusdanig zijn gewijzigd dat deze wijziging een behoorlijke impact zou kunnen hebben of de klinische veiligheid en prestaties van het medische hulpmiddel.
6. Bekende gecertificeerde medische hulpmiddelen voor nieuwe indicaties, nieuwe toepassingen of een nieuwe claim.
7. Hulpmiddelen die veel langer worden gebruikt dan aanvankelijk de bedoeling was.

Het onderzoek moet worden uitgevoerd volgens ISO-norm 14155 en de algemene beginselen van GCP. In de *Good Clinical Practice Reference Guide* wordt eenvoudig beschreven hoe een klinisch interventieonderzoek in overeenstemming met ISO-norm 14155 en de andere bio-ethische standaarden, zoals de Verklaring van Helsinki en GCP, moet worden uitgevoerd. Dit betreft zowel de planning van het onderzoek, de voorbereiding en uitvoering als de analyse en rapportage van de resultaten. De inhoudsopgave van dit boekje is gelijk aan de inhoudsopgave van de tripartiete richtlijn voor *good clinical practice* voor geneesmiddelen.

In Nederland valt het onderzoek met een nieuw medisch hulpmiddel onder de reikwijdte van de WMO. Het onderzoek dient daartoe te worden goedgekeurd door een erkende METC. Het onderzoek moet daarna worden aangemeld bij IGZ. Er hoeft bij IGZ geen dossier te worden ingediend. Dit dossier moet ter inzage voor de inspectie ter beschikking worden gesteld.

De inhoud van dit dossier is kortweg als volgt:
1. Studieprotocol.
2. Informatie over de studiecentra en de kwalificaties van de onderzoekers.
3. Informatie over het product, inclusief risicoanalyse.
4. Lijst met ISO- en EN-normen waaraan het product voldoet.
5. Patiënteninformatie en consentformulier.
6. Contractonderzoekers met verrichter.
7. Goedkeuring van de METC.
8. Goedkeuring van de raad van bestuur.
9. Tijdplanning van het onderzoek.
10. Verklaring dat de betrokken medische hulpmiddelen in overeenstemming zijn (technisch) met de Europese veiligheidseisen.

De rapportage van de veiligheid tijdens de uitvoering is iets anders geregeld dan het rapporteren van AE's, SAE's en SUSAR's voor geneesmiddelen en voedingssupplementen. Voor medische hulpmiddelen is het verplicht om elk ongewenst voorval en elke afwijking van het medische hulpmiddel samen met een beoordeling ervan te registreren. Dit betekent een extra belasting voor het onderzoeksteam, want het kan zijn dat een banaal voorval (bv. de inkt op de katheter laat los als de katheter in het lichaam verblijft) moet worden gerapporteerd aan de opdrachtgever, verrichter van de studie.

Alle ernstige ongewenste voorvallen en tekortkomingen van medische hulpmiddelen die zouden kunnen leiden tot een ernstige ongewenst effect van het product, moeten onmiddellijk aan de opdrachtgever van de studie worden gemeld. Daarna moet detailinformatie over de gebeurtenis volgen. Dit staat ook beschreven in het studieprotocol.

Alle SAE's en tekortkomingen van het medische hulpmiddel die zouden hebben kunnen leiden tot een ernstige ongewenst effect van het medisch hulpmiddel, moeten bij de METC en IGZ worden gemeld.

8.16 Een data safety monitoring board in Nederland

Voor klinisch onderzoek met patiënten die grote risico zullen lopen door deelname aan het onderzoek, onderzoek met nieuwe, biologisch actieve stoffen, onderzoek waarbij sprake is van een hoge mortaliteit of onderzoek met kwetsbare proefpersonen, wordt tegenwoordig door de METC geëist dat de verrichter een *data safety monitoring board* (DSMB) instelt.

Een DSMB is een adviesorgaan van de verrichter van een klinische studie. Afhankelijk van de risico's die een patiënt loopt bij de uitvoering van een klinisch onderzoek, zal de METC verplichten dat er een DSMB wordt ingesteld. De DSMB moet continu de balans in de gaten houden tussen de risico's die aanvaardbaar zijn voor de deelnemers en de belasting van de interventie en de studieprocedures en de potentiële voordelen die uit de resultaten van een klinisch onderzoek kunnen voortvloeien. Het is bekend dat de resultaten van een klinisch onderzoek ook weleens negatief kunnen zijn. Het onderzoek met rivastigmine (Van Eijk et al., 2010) is hier een voorbeeld van. Het onderzoek met tenecteplase (ASSENT-4 PCI investigators, 2006) met 21 meer doden in de interventiegroep is ook een goed voorbeeld. Daarom is het belangrijk dat proefpersonen goed worden beschermd. De DSMB is verplicht voor risicostudies bij levensbedreigende ziekten, vooral als de studie over een lange tijd moet worden uitgevoerd. De DAMOCLES-groep heeft hierover veelvuldig gepubliceerd en heeft ook een charter opgesteld (DAMOCLES study group, 2005). Nieuw te formeren DSMB's moeten deze charter gebruiken om te beschrijven welke taken zij gaan uitvoeren, hoe en voor wanneer.

De DSMB moet vaak gedeblindeerd werken. In een artikel over patiëntveiligheid bij klinisch interventieonderzoek beschreven Brekelmans et al. (2011) al in detail welke rol de raad van bestuur van een zorginstelling hierbij heeft en ook de rol van de opdrachtgever en de onderzoeker worden in detail beschreven. In dit artikel worden aanbevelingen gegeven voor de praktijk. Naast aspecten over de veiligheid (ultiem de mortaliteit) en andere relevante klinische resultaten, moet ook aandacht worden besteed aan een onverwacht ziektebeloop of laboratoriumwaarden tijdens de uitvoering van het onderzoek. Voor wat de werking van het te onderzoeken medische product betreft, moet worden opgemerkt dat de behandeling zo effectief kan zijn, dat dit statistisch significant kan worden aangetoond bij de interim-analyse.

Een DSMB moet goed communiceren met een METC. En er moeten kwaliteitseisen aan een DSMB worden gesteld. De DSMB moet zijn samengesteld uit medisch specialisten die bekend zijn met het medische ziektegebied, ervaren zijn en boven elke schijn van belangenverstrengeling staan. Ook moet een lid van een DSMB niet bang zijn om een beslissing te nemen met verstrekkende gevolgen, zoals het stoppen van de studie. Een statisticus is een vast lid van een DSMB. De statisticus moet ook ervaring hebben met het uitvoeren van interim-analyses.

De DSMB werkt in overeenstemming met een van tevoren opgestelde charter en ontvangt altijd rapporten over doden en andere SAE's, waaronder SUSAR's. De vergaderingen van een DSMB worden altijd geprotocolleerd en resulteren in een aanbeveling voor de opdrachtgever. De DSMB moet zich er terdege van bewust zijn dat er veel papierwerk bij komt kijken, grote hoeveelheden gegevens zullen de revue passeren die vaak incompleet zijn of niet consistent met eerdere gegevens. Er zullen altijd te veel subgroepen zijn in het klinische onderzoek en bepaalde resultaten zullen kunnen worden toegeschreven aan louter toeval. Daarom is discipline een absoluut vereiste voor het succes van een DSMB. De DSMB rapporteert alle bevindingen en geeft een aanbeveling of de studie al dan niet moet worden gecontinueerd. Ook kan zij een advies geven over de kwaliteit van de gegevens, de wijzigingen van het protocol en kan ze additionele analyses verzoeken.

8.16 · Een data safety monitoring board in Nederland

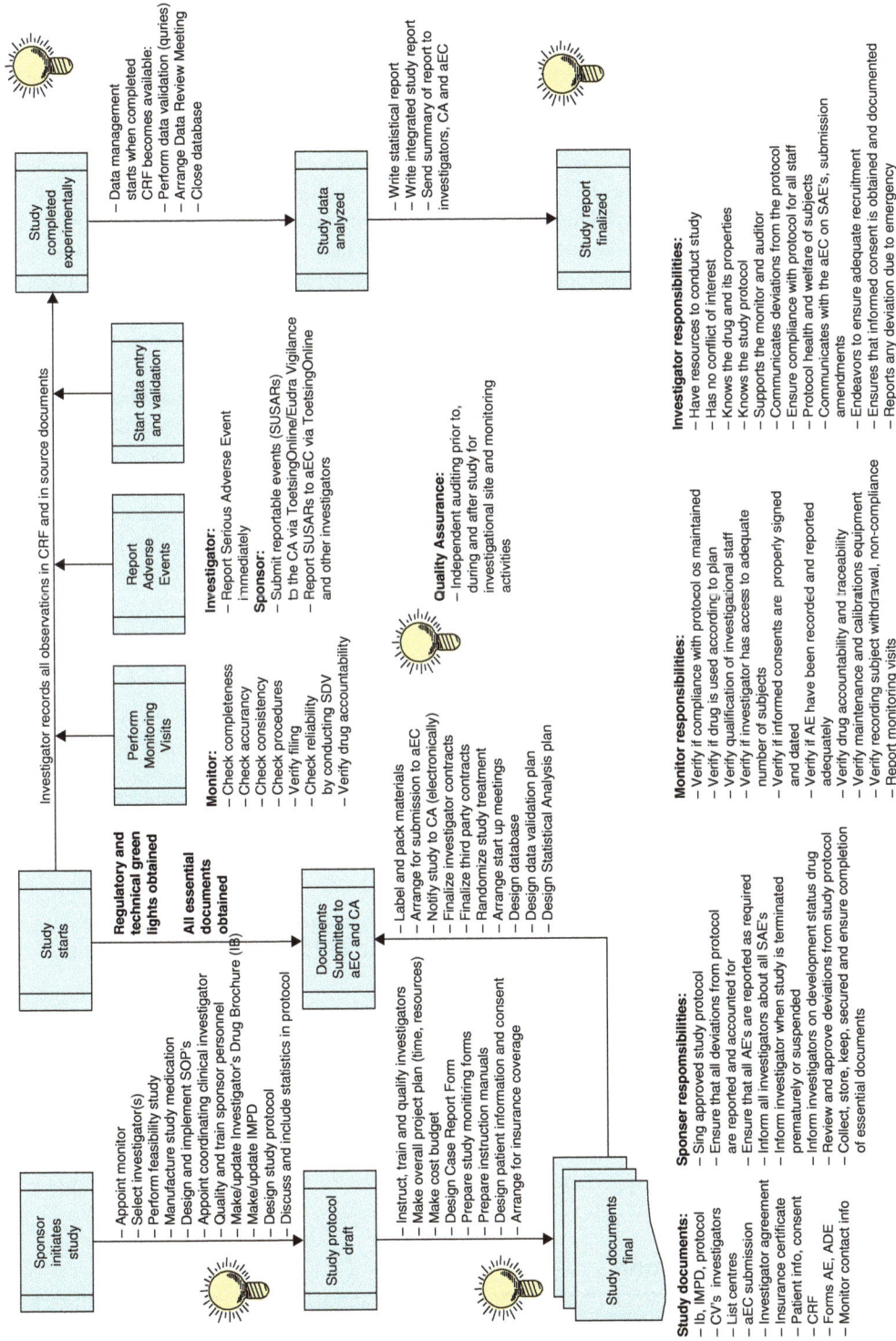

● **Figuur 8.3** Schematische beschrijving van een onderzoek.

8.17 Kernpunten

- Regelgeving van klinisch geneesmiddelenonderzoek wordt weliswaar steeds complexer, maar de geest van de wet- en regelgeving blijft dat het onderzoek de veiligheid van de deelnemende proefpersonen moet borgen.
- Een tweede doelstelling van *good clinical practice*-onderzoek is het verzamelen van geloofwaardige gegevens op een betrouwbare wijze, zodat altijd kan worden aangetoond dat er zorgvuldig, in alle eerlijkheid en transparant is gewerkt.
- De rode draad door alle wetgeving is dat voor elke taak en elke activiteit door iedereen die een rol heeft gespeeld in het onderzoek verantwoording kan worden afgelegd, omdat de feiten zijn gedocumenteerd en geregistreerd.
- Het alloceren van alle taken naar alle betrokken partijen is een vereiste en maakt het uitvoeren van het onderzoek uitermate inzichtelijk.
- Een deugdelijk protocol met een goede onderbouwing van de onderzoeksvraag, de methodologie en de studiepopulatie is een randvoorwaarde om het toetsingsproces efficiënt te laten verlopen. Het opstellen van een goed protocol is en blijft voor onderzoekers een uitdaging. Onderwijs op dit gebied zou moeten worden uitgebreid.
- Een arts-onderzoeker die op eigen initiatief een geneesmiddelenonderzoek wil organiseren, moet zich realiseren dat alle operationele taken op zijn of haar bordje komen. Het aanstellen van een collega-onderzoeker als kwaliteitscontroleur is een randvoorwaarde om de eis van monitoring waar te kunnen maken.
- De verantwoordelijke apotheker moet goed vastleggen welke farmaceutische taken zijn gedelegeerd naar de onderzoeksarts en zijn of haar personeel en hoe daar toezicht op wordt gehouden.
- Het maken van een patiënteninformatiefolder op een laag leesniveau (vmbo) is bijna niet mogelijk. De patiënt zal er altijd op vertrouwen dat degene die hem of haar heeft gevraagd om deel te nemen, eerlijk is over de voordelen en risico's van deelname.
- De belangrijkste reden voor een patiënt om deel te nemen aan een klinisch geneesmiddelenonderzoek is het bestendigen van een goede relatie met de behandelaar. Daarom is goede communicatie vooraf, tijdens en na afloop van een onderzoek met de patiënt een absolute vereiste.
- Als een activiteit of taak in een GCP-onderzoek niet is gedocumenteerd, blijft het een gerucht dat de taak of activiteit is uitgevoerd, aldus de FDA-inspecteurs die onderzoek hebben geïnspecteerd.
- Een onderzoeker moet een ernstig ongewenst voorval altijd aan de opdrachtgever, verrichter, sponsor en/of initiatiefnemer van de studie melden. Ook de verwachte ernstige ongewenste voorvallen.
- Klinisch onderzoek met medische hulpmiddelen die nog niet een handelsvergunning hebben in de Europese Unie moeten in overeenstemming met GCP worden uitgevoerd. Dit staat beschreven in de ISO-richtlijn 14155. Deze richtlijn verschilt in wezen niet van het GCP-richtsnoer. Rapportage-eisen voor het melden van bijwerkingen verschillen echter.

8.18 Samenvatting

Klinisch geneesmiddelenonderzoek moet volgens de eisen van het ICH GCP-richtsnoer worden uitgevoerd. Deze richtsnoer geeft een gedetailleerde opsomming van de taken en verplichtingen voor alle partijen. In dit hoofdstuk zijn alle taken gedetailleerd beschreven. Klinisch onderzoek waarbij sprake is van andere interventies (medische hulpmiddelen, nutraceuticals, cosmetische producten, voeding, psychologische experimenten of observationeel onderzoek waarbij vanwege de risico's voor de patiënt sprake is van een interventie) moet ook aan zorgvuldigheidseisen voldoen. Zelfs niet-WMO plichtig onderzoek zou aan een toetsingskader moeten voldoen om de zorgvuldigheid aan te kunnen tonen. Elk onderzoek dient daarom te voldoen aan de volgende eisen:

- Zorgvuldig: Het onderzoek moet altijd zorgvuldig worden opgezet en uitgevoerd.
- Eerlijk: Alle betrokken partijen moeten eerlijk vastleggen wat er in de praktijk is gebeurd.
- Billijk: Het spanningsveld tussen theoretische eisen en alledaagse praktijk mag niet te groot zijn.
- Redelijk: wat niet kan, dat kan niet, maar is wel gedocumenteerd.
- Altijd: Voor alle taken en voor iedereen geldt GCP. Vandaar altijd.

De eerste letters van de kernwoorden vormen samen het woord 'ZEBRA'. Mensgebonden onderzoek moet daarom altijd in overeenstemming met het ZEBRA-principe worden uitgevoerd. Dit ZEBRA-principe is de gezond- boerenverstandaanpak van mensgebonden onderzoek.

Literatuur

Council of Europe European Treaty Series (ETS) 164: Convention for the Protection of Human Rights and Dignity of the Human Being with regard to the Application of Biology and Medicine: Convention on Human Rights and Biomedicine. Oviedo, 4. April.1997. Including: Additional Protocol to the Convention on Human Rights and Biomedicine, concerning Biomedical Research. Strasbourg, 25 Jan 2005. including: Explanatory Report on the Convention for the Protection of Human Rights and Dignity of the Human Being with regard to the Application of Biology and Medicine: Convention on Human Rights and Biomedicine.
Directive 90/385/EEC of 14 July 1990 of the European Parliament and of the Council on the approximation of the laws of the Member States relating to active implantable medical devices. OJ L189, 20 Jul 1990, 17–36.
Directive 93/42/EEC of 14 July 1993 concerning medical devices. OJ L169, 12 Jul 1993, 1–43.
Directive 95/46/EC of the European Parliament and of the Council of 24 October 1995 on the protection of individuals with regard to the processing of personal data and on the free movement of such data. OJ L 281 23 Nov 1995. The Directive is under review by the European Commission.
Directive 98/79/EC of the European Parliament and of the Council of 27 October 1998 on in vitro diagnostic medical devices. OJ L 331, 07 Dec 1998, 1–37.
Directive 2001/20/EC of 4 April 2001 on the approximation of rules, regulations and administrative provisions of member states relating to implementation of good clinical practices in conducting clinical trials on medicinal products for human use. OJ L121 1 May 2001, 33–44.
Global harmonisation task force for medical devices: SG1 N41 R19 Essential principles of safety and performance of medical devices 20 May 2005.
International Committee for Harmonisation for the Pharmaceutical Industry: ICH Harmonised Tripartite Guideline for Good Clinical Practices. CPMP/IEC/135/95. Incorporated in the EU as Directive 2001/20/EC.
International Committee for Harmonisation for the Pharmaceutical Industry: ICH Topic E9 Statistical Principles for Clinical Trials. Accepted by the European Medicines Evaluation Agency (EMEA) Committee for Proprietary Human Medicines (CPMP) and published as: Note for guidance on statistical principals for clinical trials CPMP/ICH/363/96 March 1998.
International Standards organisation (ISO) 13485:2003: Medical devices - Quality management systems: Requirements for regulatory purposes.
International Standards organisation (ISO) ISO 14155.1:2011: Clinical investigation of medical devices for human subjects – Part 1: general requirements.
International Standards organisation (ISO) ISO 14155.2:2011:Clinical investigation of medical devices for human subjects - Part 2: clinical investigation plans.
Jong MG de, Pieterse H. State of the art clinical trials for medical devices: a guide to Good Clinical Practices compliance. Wijk bij Duurstede, Netherlands: Medidas. August 2007.

Medical Device Guidance: MEDDEV 2.1/3 rev3: Guidelines relating to the application of Council Directive 90/385/EEC on active implantable medical devices and Council Directive 93/42/EEC on medical devices: demarcation between [medical device directives] and [directives] on medicinal products and related directives. December 2009.

Medical Device Guidance: MEDDEV 2.4/1 rev 9: Guidelines for classification of medical devices. June 2010.

Medical device guidance: MEDDEV 2.7/1 Guidance on clinical evidence. December 2009.

Medical device guidance: MEDDEV 2.12/1 rev. 8 Medical device vigilance. January 2013.

Medical device guidance: MEDDEV 2.12/2 Guidelines on post-market clinical follow up. January 2012.

Pieterse H, Jong MG de. The changing regulatory environment for the clinical evaluation of medical devices in Europe. Regulatory Affairs Journal Devices, 2005; 13:355–62.

Pieterse H, Jong MG de, et al. Clinical trials for medical devices. New York: Interpharm/T&F Press.

Pieterse H, Jong MG de. Een degelijke klinische ontwikkeling van medische hulpmiddelen is een vereiste om de continuïteit van zorg te garanderen. Nederlands Tijdschrift voor Medische Administratie, 2006; 124:10–17.

Pieterse H, Jong MG de. The essentials of Good Regulatory Compliance. Regulatory Affairs Journal Devices, 2006; 14:293–8.

Pieterse H, Jong MG de. Essentials of Good Regulatory Compliance: The REACT Principles. Wijk bij Duurstede, Netherlands: Medidas.

Pieterse H, Jong MG de. Proper clinical development of medical devices to ensure continuity of care. Health Information Developments in the Netherlands, 2006; 8:51–5.

Pieterse H, Jong MG de. A Vision for EU Device Regulation. Regulatory Affairs Journal Devices, 2007; 15: 81–6.

Pieterse H. Clinical Trials with medical devices. Regulatory Affairs Journal Devices, 1994; 5:109 -12.

Pieterse H. Clinical Trial Requirements in the Netherlands. European Pharma Law Centre Reports (SCRIP Report) 1994;6:4–10.

Pieterse H. EN-540 flowchart of clinical Investigations with medical devices. Regulatory Affairs Journal Devices, 1994; 8:276.

Pieterse H. Product Registration in the Netherlands. European Pharma Law Centre Reports (SCRIP Report) 1994; 11: 9–20.

Pieterse H, Franssen G, Floor M, et al. Source Documents: Definitions, Verification Procedure, and Archiving. Applied Clinical Trials, 1994; 3:38–45.

Pieterse H. Archiving Source Documents in compliance with GCP and Dutch Laws. GCP Journal. 1995; 2: 10–13.

Pieterse H. How to write a Clinical Investigator Brochure for clinical trials with medical devices. Regulatory Affairs Journal Devices, 1995; 11:292–6.

Pieterse H. Elektronische Patiëntendossiers: Van fictie naar werkelijkheid. Conceptuur. 1996; 9:24–5.

Pieterse H. The Future of Computerisation at the Investigator Site. Applied Clinical Trials, 1996; 5:32–40.

Pieterse H. Common Sense Guideline for Clinical Trials in the Netherlands. Heerhugowaard, Netherlands: Profess Medical Consultancy B.V., 1999.

Pieterse H. Gezond Boerenverstand Richtlijn voor klinisch onderzoek – betreffende het uitvoeren van medisch-wetenschappelijk onderzoek in Nederland. Heerhugowaard, Netherlands: Profess Medical Consultancy B.V., 1999.

Pieterse H. The Netherlands. In: International Clinical Trials - A guidebook and Compendium of National Drug Laws. Brunier D, Nahler G(eds), 1999: Interpharm Press Inc. Vol 2: 17–56.

Pieterse H, Jong MG de, Duijst P. (eds) Clinical Regulatory Environment. In; International Medical Device Clinical Investigations -a practical approach. New York: Interpharm Press Inc, 1999.

SOMO briefing paper on ethics in clinical trials: Examples of unethical trials. November 2006.

World Medical Association: Declaration of Helsinki. Adopted by the 18th WMA General Assembly, Helsinki, Finland, June 1964; last amended October 2013, Fortaleza, Brazil.

World Medical Association: International Code of Medical Ethics Adopted by the 3rd General Assembly of the World Medical Association, London, England, October 1949. last amended South Africa, 2006.

Juridisch kader van geneesmiddelenonderzoek

John Lisman

9.1 Inleiding – 153

9.2 Wet medisch-wetenschappelijk onderzoek met mensen: algemeen – 153
9.2.1 Inleiding – 153
9.2.2 Kernbepalingen van de WMO – 154

9.3 Europese wetgeving met betrekking tot klinisch onderzoek – 158
9.3.1 Inleiding – 158
9.3.2 Kernbepalingen van richtlijn 2001/20/EG – 159
9.3.3 GCP-richtlijn 2005/28/EG – 161
9.3.4 Toekomstige wijziging EU-wetgeving – 161

9.4 Wet medisch-wetenschappelijk onderzoek met mensen: geneesmiddelenonderzoek – 162
9.4.1 Inleiding – 162
9.4.2 Voornaamste bepalingen in paragraaf 5a – 162
9.4.3 Specifieke Nederlandse onderwerpen – 163

9.5 Bescherming proefpersonen – 164
9.5.1 Inleiding – 164
9.5.2 Regels ter bescherming van de proefpersoon – 164

9.6 Niet-WMO onderzoek – 165
9.6.1 Inleiding – 165
9.6.2 Reclametoezicht – 165

9.7 Bescherming persoonsgegevens – 165
9.7.1 Inleiding – 165
9.7.2 Beroepsgeheim – 166

9.7.3	Wet bescherming persoonsgegevens – 166	
9.7.4	Bescherming gegevens klinisch onderzoek – 166	

9.8 Vroege toegang tot geneesmiddelen – 167
9.8.1   Inleiding – 167
9.8.2   Europeesrechtelijk kader – 167
9.8.3   Vroege toegang in de Nederlandse wetgeving – 168

9.9 Off-label gebruik van geneesmiddelen – 168
9.9.1   Inleiding – 168
9.9.2   Omvang van off-label gebruik – 169
9.9.3   Artikel 68 van de Geneesmiddelenwet – 170
9.9.4   Voorwaarden voor off-label gebruik – 171

9.10   Kernpunten – 173

9.11   Samenvatting – 174

Literatuur – 175

9.1 Inleiding

In dit hoofdstuk wordt een schets gepresenteerd van het juridische kader van het (klinisch) onderzoek van geneesmiddelen. Bij medisch-wetenschappelijk onderzoek is er altijd sprake van tegenstrijdige belangen: enerzijds het belang van de wetenschap, de onderzoeker en de sponsor, de toekomstige patiënt en de medische praktijk, anderzijds het belang van de proefpersoon. Dergelijke belangenconflicten leiden tot een grote behoefte aan wettelijke regeling. Immers, de grondwettelijke bescherming van de integriteit van het lichaam en het strafrechtelijk verbod op mishandeling dienen in een gestructureerd juridisch systeem opgenomen te worden.

De basis voor de wettelijke regeling is gelegd bij de juridische afhandeling van de medische oorlogsmisdaden in de Code van Neurenberg. Deze voorloper van de Verklaring van Helsinki formuleerde de noodzaak dat proefpersonen vrijwillig en volledig geïnformeerd zelf moeten beslissen over deelname aan klinisch onderzoek.

Op grond van de medisch-ethische beginselen die zijn opgenomen in de Verklaring van Helsinki[1] is ook nationale en Europese wetgeving tot stand gebracht. Hierover handelt dit hoofdstuk. Daarnaast wordt in dit hoofdstuk nog ingegaan op vroege toegang tot geneesmiddelen (*early access*) en off-label gebruik.

9.2 Wet medisch-wetenschappelijk onderzoek met mensen: algemeen

9.2.1 Inleiding

Medisch-wetenschappelijk onderzoek met proefpersonen was voor de Wet medisch-wetenschappelijk onderzoek met mensen (WMO) tot stand kwam vooral geregeld in wet- en regelgeving die daar niet specifiek voor bedoeld was. Zo dienden ziekenhuizen te beschikken over een medisch-ethische (toetsings)commissie om in aanmerking te komen voor erkenning als ziekenhuis in het kader van de Ziekenfondswet.

In 1975 werd het begrip goede klinische praktijken, *good clinical practices* (GCP) al onderdeel van de Europese wetgeving met betrekking tot de toelating van geneesmiddelen. In de bijlage bij Richtlijn 75/318/EG werd reeds voorzien dat het onderzoek dat uitgevoerd wordt om een handelsvergunning voor een geneesmiddel te verkrijgen in overeenstemming moet zijn met de beginselen van GCP, zoals deze waren vastgelegd in de ICH-GCP topic E6 (R1).

In de jaren tachtig van de vorige eeuw besloot de Nederlandse regering de ethische en overige kwaliteitsaspecten van klinisch onderzoek vast te leggen in wetgeving. In de loop van de jaren waren in veel ziekenhuizen waar klinisch onderzoek werd uitgevoerd toetsingscommissies aanwezig, maar dit gold niet algemeen. Er diende daarom een algemeen juridisch kader te komen voor 'medische experimenten'. In 1987 werd een voorontwerp van de wet inzake medische experimenten gepubliceerd. Aan de hand van dit voorontwerp heeft veel juridische discussie plaatsgevonden over de toelaatbaarheid van klinisch-wetenschappelijk onderzoek met wilsonbekwamen, de toelaatbaarheid van niet-therapeutisch medisch-wetenschappelijk onderzoek en overige waarborgen voor de bescherming van proefpersonen. In 1992 werd een voorstel van een Wet medische experimenten aan het parlement gezonden. De belangrijkste doelstelling van deze wet was de bescherming van proefpersonen. Dit wetsvoorstel heeft uiteindelijk in

---

1 Zie ▶ www.wma.org voor de tekst van de Verklaring van Helsinki. In de loop van de tijd zijn verschillende versies van de Verklaring van Helsinki tot stand gekomen.

1998 geleid tot de Wet medisch-wetenschappelijk onderzoek met mensen (WMO). Inmiddels is de WMO verscheidene malen aangepast, waarbij de belangrijkste wijziging betrekking heeft op de implementatie van Richtlijn 2001/20/EG in de Nederlandse wetgeving (▶ par. 9.4). Sinds deze wijziging gelden voor klinisch geneesmiddelenonderzoek specifieke regels.

9.2.2 Kernbepalingen van de WMO

- **Reikwijdte**

De WMO heeft betrekking op medisch-wetenschappelijk onderzoek. Hieraan wordt een brede uitleg gegeven: onder medisch-wetenschappelijk onderzoek wordt niet alleen de ontwikkeling of verbetering van diagnostische methoden of (curatieve) behandelingen verstaan, maar ook gedragswetenschappelijk, paramedisch of verpleegkundig onderzoek. Essentieel voor de toepasselijkheid van de WMO is dat het onderzoek met zich meebrengt dat de proefpersonen onderworpen worden aan handelingen, of dat de proefpersonen een bepaalde gedragswijze wordt opgelegd. De handelingen waaraan de proefpersoon wordt onderworpen kunnen zowel fysiek als psychisch van karakter zijn. Indien bij medisch-wetenschappelijk onderzoek geen proefpersonen betrokken zijn, is de WMO niet van toepassing. Ook als handelingen op of met de proefpersonen niet tot het onderzoek behoren, is de WMO niet van toepassing. Dit laatste kan zich voordoen bij onderzoek waarbij uitsluitend gebruikgemaakt wordt van medische gegevens van patiënten of waar slechts sprake is van observationeel onderzoek (zie verder ▶ par. 9.6).

Uit de reikwijdtebepaling van de WMO kunnen de volgende elementen gedestilleerd worden. Er dient sprake te zijn van (medisch-)wetenschappelijk onderzoek. De WMO is dus niet van toepassing op experimentele behandeling, behandeling met bijvoorbeeld een experimenteel geneesmiddel buiten de setting van een wetenschappelijk opgezet onderzoek. Op experimentele behandeling ziet de wetgeving toe die betrekking heeft op geneeskundige zorg, zoals de Wet op de geneeskundige behandelingsovereenkomst, de Wet op de beroepen in de individuele gezondheidszorg (Wet BIG) en de Kwaliteitswet zorginstellingen. Ook het gebruik van een geneesmiddel (of medisch hulpmiddel) buiten de door de bevoegde autoriteiten goedgekeurde voorwaarden met betrekking tot medische indicatie, populatie et cetera, valt buiten de reikwijdte van de WMO. Zie voor dit zogenoemde off-label gebruik ▶ par. 9.9.

- **Positief oordeel**

De belangrijkste bepaling van de WMO is vervat in artikel 2 lid 2, dat klinisch onderzoek verbiedt zolang er geen positief oordeel is verkregen van ofwel de Centrale Commissie Mensgebonden Onderzoek (CCMO) ofwel een erkende commissie. Door de CCMO moet het oordeel gegeven worden over:
1. niet-therapeutisch onderzoek met minderjarigen;
2. onderzoek met betrekking tot minderjarigen waarvoor de bevoegdheid is overgedragen aan de CCMO;
3. onderzoek dat bij AMvB is aangewezen.[2] In deze laatste categorie vallen de volgende vormen van onderzoek:
    a) antisense oligonucleotiden;
    b) (somatische) celtherapie;
    c) gentherapie;
    d) heroïneverslaving;

---

2 Besluit centrale beoordeling medisch-wetenschappelijk onderzoek met mensen (Stb. 1999, 150).

e) interferentie-RNA;
f) een of meer niet-geregistreerde vaccins;
g) xenotransplantatie met levende cellen van dierlijke oorsprong;
h) genetisch gemodificeerde organismen (GGO's), menselijke geslachtscellen en embryo's.

De voorwaarden voor het geven van een positief oordeel zijn vervat in artikel 3. De medisch-ethische commissie geeft uitsluitend een positief oordeel indien:
- het wetenschappelijk onderzoek tot de vaststelling van nieuwe inzichten op het gebied van de medische wetenschap zal leiden;
- de uitkomsten niet anders dan door wetenschappelijk onderzoek met proefpersonen en niet door onderzoek van minder ingrijpende aard kan geschieden;
- het met het onderzoek te dienen belang van de proefpersoon en andere huidige of toekomstige patiënten in evenredige verhouding staat tot de bezwaren en het risico voor de proefpersoon;
- het onderzoek voldoet aan de eisen van een juiste methodologie van wetenschappelijk onderzoek;
- het onderzoek wordt uitgevoerd in daarvoor geschikte instellingen en door of onder leiding van personen die deskundig zijn op het gebied van wetenschappelijk onderzoek en waarvan er ten minste één deskundig is op het gebied van de verrichtingen die aan de proefpersoon plaatsvinden;
- redelijkerwijs aannemelijk is dat aan de proefpersoon te betalen vergoedingen niet van invloed zijn op zijn of haar deelname aan het onderzoek;
- degene die het wetenschappelijk onderzoek uitvoert en de instelling waar dit onderzoek plaatsvindt, een vergoeding ontvangen die niet hoger is dan een bedrag dat in redelijke verhouding staat tot de aard, de omvang en het doel van het wetenschappelijk onderzoek;
- in het onderzoeksprotocol duidelijk is aangegeven in hoeverre het wetenschappelijk onderzoek aan de betrokken proefpersoon ten goede kan komen;
- in het onderzoeksprotocol op het wetenschappelijk onderzoek toegesneden criteria voor de werving van proefpersonen zijn opgenomen;
- het onderzoek ook overigens voldoet aan redelijkerwijs daaraan te stellen eisen.

Deze voorwaarden zijn in overeenstemming met de beginselen van GCP en van de Verklaring van Helsinki.

De erkende commissie of de CCMO dient binnen acht weken te besluiten op de aanvraag voor goedkeuring van een klinisch onderzoek. Deze termijn kan gemotiveerd worden verlengd met een nieuwe periode van acht weken. Indien de aanvraag niet volledig was en er dus aanvullende informatie gevraagd wordt, 'stopt de klok' totdat de informatie is ontvangen.[3]

■ Onderzoek met wilsonbekwamen
De WMO verbiedt het verrichten van klinisch onderzoek op personen die juridisch gezien niet in staat worden geacht hun eigen wil te bepalen: kinderen of volwassenen die bewusteloos zijn of anderszins niet in staat om een redelijke waardering van hun belangen te geven (artikel 4).

---

3 In de WMO worden geen termijnen gegeven voor de beoordeling van een protocol voor een klinische proef. Dit betekent dat de bepalingen van de Algemene wet bestuursrecht (Awb) van toepassing zijn. De termijn van acht weken komt voort uit art. 4:13 Awb. Voor geneesmiddelenonderzoek worden overigens in de WMO wel termijnen genoemd.

Bij de laatste categorie proefpersonen kan gedacht worden aan psychiatrische patiënten of geestelijk gehandicapten. Dit verbod is nauw gerelateerd aan het vereisten van *informed consent*.

Op het verbod zijn twee uitzonderingen mogelijk. In de eerste plaats is klinisch onderzoek met wilsonbekwame proefpersonen toegestaan als dat onderzoek aan de proefpersoon ten goede kan komen (therapeutisch onderzoek). In de tweede plaats kan klinisch onderzoek met wilsonbekwamen worden uitgevoerd voor zover het niet met andere (niet-wilsonbekwame) proefpersonen kan worden uitgevoerd en voor zover de risico's van het onderzoek verwaarloosbaar en de bezwaren voor de proefpersonen minimaal zijn.

Het onderzoek met wilsonbekwame proefpersonen is en blijft een juridisch veelbesproken onderwerp, zowel in Nederland als in Europa. De discussie betreft de afweging van de belangen van de individuele proefpersoon tegen de belangen van de (medische) wetenschap en (toekomstige) patiënten die baat kunnen hebben bij de te onderzoeken behandeling. Bij de totstandkoming van de WMO is een doorwrocht advies gebruikt van de commissie-Meijers (1995). Sinds de invoering van de WMO is er vanuit de wetenschap (en de farmaceutische industrie) kritiek op het systeem. Een belangrijk knelpunt is dat er in Nederland de facto een verbod is op niet-therapeutisch onderzoek met minderjarigen. Voordat een geneesmiddel dat (ook) bestemd is voor de behandeling van kinderen in een fase-III-onderzoek (therapeutisch onderzoek) kan worden bestudeerd, dient eerst onderzoek gedaan te worden in subtherapeutische doseringen (fase-I-onderzoek). Als het fase-I-onderzoek niet uitgevoerd kan worden, kan het geneesmiddel niet ontwikkeld worden en kan er uiteindelijk geen handelsvergunning voor verleend worden. Hetzelfde probleem doet zich voor bij het onderzoeken van een geneesmiddel dat bestemd is voor de behandeling van een plotseling optredende ziekte die met bewusteloosheid gepaard gaat: ook dan is er sprake van een wilsonbekwame proefpersoon.

Ook de Europese wetgeving met betrekking tot klinisch onderzoek met geneesmiddelen bevat bepalingen ter bescherming van wilsonbekwame proefpersonen, echter deze zijn minder beperkend: op grond van Richtlijn 2001/20/EG kan klinisch onderzoek met minderjarigen worden uitgevoerd indien het onderzoek ten goede kan komen aan de groep van patiënten waartoe de proefpersoon behoort: het onderzoek hoeft dus niet op individueel niveau therapeutisch te zijn. Voor klinisch onderzoek met meerderjarige wilsonbekwamen vereist de richtlijn evenals de WMO dat er sprake moet zijn van therapeutisch onderzoek.

De problematiek van de wilsonbekwame proefpersoon in Nederland heeft ertoe geleid dat een nieuw wetenschappelijk advies is gevraagd. De commissie-Doek (2009) heeft geadviseerd tot verruiming van de wettelijke regeling van niet-therapeutisch onderzoek met mensen. Het komt erop neer dat het huidige systeem van 'nee, tenzij' wordt gewijzigd in een systeem van 'ja, mits'. De minister van VWS heeft zich positief uitgesproken over de verruiming van de mogelijkheden van niet-therapeutisch onderzoek, maar is vooralsnog niet bereid het verbod op te heffen. Ook op Europees niveau wordt gesproken over verruiming van de mogelijkheden voor niet-therapeutisch onderzoek met volwassen wilsonbekwamen.

- **Afhankelijke proefpersonen**

Ook niet-therapeutisch onderzoek met proefpersonen die in een afhankelijkheidsrelatie tot de uitvoerder of verrichter van het onderzoek staan, is verboden, behalve in het geval het onderzoek niet met andere proefpersonen verricht kan worden.

- **Informed consent**

Vanzelfsprekend is de normale regel dat een proefpersoon uitsluitend in een klinische proef geïncludeerd kan worden als er sprake is van toestemming op basis van volledige informatie. De informatie die hierbij in elk geval gegeven moet worden – dit moet opgenomen zijn in het onderzoeksprotocol – betreft doel, aard en duur van het onderzoek; de risico's voor de gezondheid van de proefpersoon; risico's van voortijdige beëindiging van deelname; en de bezwaren die het onderzoek met zich mee kan brengen. Deze informatie moet op begrijpelijke wijze gepresenteerd worden. De proefpersoon kan deze toestemming op ieder moment intrekken zonder dat dit effect heeft op de zorg of aandacht voor de patiënt. De *informed consent* moet expliciet gegeven worden en kan niet worden verondersteld.

Hoewel met betrekking tot de toestemming voor geneeskundige behandeling ook 16- en 17-jarigen handelingsbekwaam worden geacht, is de leeftijdsgrens in de WMO 18 jaar. De ouders of de voogd die het gezag uitoefenen dienen altijd toestemming te geven, naast – indien de minderjarige de leeftijd van 12 jaar heeft bereikt – de proefpersoon zelf. Voor het geval een meerderjarige of een minderjarige ouder dan 12 jaar niet in staat is zijn belangen te waarderen, dient toestemming gegeven te worden door de ouders met het gezag, de voogd of de wettelijk vertegenwoordiger. Indien er geen sprake is van een wettelijk vertegenwoordiger treedt de echtgenoot, geregistreerde partner of levensgezel van de proefpersoon als zodanig op.

Een specifieke situatie treedt op indien een wilsbekwame persoon opeens wilsonbekwaam wordt. Denk aan de situatie dat een volwassene een beroerte krijgt en daardoor bewusteloos wordt. Vaak zal in een dergelijke situatie geen wettelijke vertegenwoordiger beschikbaar zijn om namens de proefpersoon toestemming te geven voor deelname aan klinisch onderzoek gericht op behandeling van de aandoening die de wilsonbekwaamheid veroorzaakt. Artikel 6, lid 2, voorziet in inclusie van een proefpersoon in een klinische proef zonder geïnformeerde toestemming. Indien het gaat om onderzoek naar een geneesmiddel in een dergelijke *emergency trial* voorziet de Richtlijn 2001/20/EG niet in die inclusie. Op grond van de richtlijn dient de proefpersoon of zijn/haar wettelijke vertegenwoordiger altijd toestemming te geven. Formeel gezien levert de richtlijn hierdoor dus een belemmering op voor dergelijk onderzoek. Inmiddels wordt op Europees niveau over dit probleem gesproken.

- **Verzekering en aansprakelijkheid**

Om te voorkomen dat eventuele gezondheidsschade, veroorzaakt door deelname aan een klinische proef, niet te verhalen zou zijn op de organisatie die het onderzoek verricht of uitvoert, heeft de wetgever besloten tot de invoering van een verplichte proefpersonenverzekering. Het gaat hierbij om een directe schadeverzekering. De precieze vormgeving van de af te sluiten polis wordt gegeven in het Besluit verplichte verzekering bij medisch-wetenschappelijk onderzoek met mensen. In dit besluit wordt een beperking aan de aansprakelijkheid gesteld tot 450.000 euro per proefpersoon en 3.500.000 euro voor het gehele onderzoek. Een verdere wettelijke beperking is dat de dekking van de proefpersonenverzekering slechts gedurende een periode van vier jaar na het beëindigen van het onderzoek geldt. Schade die zich later manifesteert, valt daarmee buiten de dekking. Ten slotte is een praktische beperking van de proefpersonenverzekering dat de bewijslast voor de causaliteit – is de schade het gevolg van deelname aan het onderzoek? – aan de zijde van de proefpersoon ligt. Het bewijzen van de causaliteit is in veel gevallen een enorme hobbel. In feite wordt slechts een klein aantal claims ingediend en worden zeer weinig claims gehonoreerd.

Op de gebrekkige bescherming die de proefpersonenverzekering aan de proefpersonen biedt, is uitgebreid ingegaan in de Tweede evaluatie van de Wet medisch-wetenschappelijk onderzoek met mensen (ZonMw, 2012). De evaluatiecommissie beveelt in het rapport aan om duidelijker informatie te gaan verstrekken aan proefpersonen over de beperkingen van de dekking en om een oplossing voor het probleem van de bewijslast te vinden.

Een onderzoek mag uitsluitend worden uitgevoerd indien naast de proefpersonenverzekering voor de onderzoeker en de instelling waar het onderzoek plaatsvindt een aansprakelijkheidsverzekering is afgesloten.

- **Verplichtingen van de sponsor**

In de WMO wordt de sponsor – degene die het initiatief neemt voor een klinische proef of de financier is voor het onderzoek – aangeduid met de term 'verrichter'. De sponsor is verplicht zorg te dragen voor de uitvoering van het onderzoek zoals die is gedefinieerd in het door de erkende commissie goedgekeurde onderzoeksprotocol. Verder is de sponsor verantwoordelijk voor het afsluiten van de proefpersonenverzekering. Hierbij dient de sponsor ook te zorgen voor de nakoming van alle wettelijke eisen door de instelling waarin het onderzoek plaatsvindt.

Voorts dient de sponsor zorg te dragen voor de beschikbaarheid van een onafhankelijke arts die inlichtingen en advies kan verstrekken aan de proefpersoon. De onafhankelijke arts is niet bij het onderzoek betrokken.

- **Verplichtingen van de onderzoeker**

De onderzoeker – de WMO hanteert hiervoor de term 'uitvoerder' – is verplicht om de proefpersonen of diens wettige vertegenwoordigers alle informatie over de opzet van het onderzoek, de verzekering en het verloop van het onderzoek te geven. In het geval dat het onderzoek ongunstiger verloopt dan voorzien in het protocol, dient de onderzoeker hiervan de proefpersoon of diens wettelijke vertegenwoordiger onmiddellijk in kennis te stellen. Tegelijkertijd wordt het ongunstiger verloop gemeld aan de medisch-ethische commissie die een gunstig oordeel over de proef gegeven heeft.

Verder is de onderzoeker verplicht de persoonlijke levenssfeer van de proefpersonen zoveel mogelijk te beschermen. Dit kan onder meer gebeuren, door zoveel mogelijk te volstaan met geanonimiseerde gegevens. De verstrekking van gegevens mag ook slechts in geanonimiseerde vorm plaatsvinden.

Vanzelfsprekend is de onderzoeker ook verplicht om alle bij het onderzoek betrokken medewerkers te informeren over de aard en het doel van het onderzoek.

9.3 Europese wetgeving met betrekking tot klinisch onderzoek

9.3.1 Inleiding

Richtlijn 2001/20/EG is van toepassing voor klinisch onderzoek met geneesmiddelen. Het oorspronkelijke voorstel richtte zich vooral op harmonisatie van de aan het eind van de twintigste eeuw in het leven geroepen nationale regels voor klinisch onderzoek. Een belangrijke reden voor deze harmonisatie was dat klinische proeven vaak in verschillende lidstaten van de EU werden uitgevoerd en dat het voor de sponsors van dergelijk *multi-centre multi-state trials* lastig was om aan allerlei verschillende en soms tegenstrijdige eisen te voldoen. Het was nadrukkelijk niet de bedoeling om harmonisatie van de wetgeving ter bescherming van proefpersonen te bewerkstelligen, omdat deze al was gewaarborgd door de GCP-regels die golden op grond van verdragen die door alle lidstaten geratificeerd waren.

Gedurende de behandeling van het Commissievoorstel zijn toch specifieke bepalingen gericht op de bescherming van proefpersonen – met name wilsonbekwamen – ingebracht. De bron hiervan is het Europees Parlement.

Inmiddels heeft de Europese Commissie naar aanleiding van een evaluatie van Richtlijn 2001/20/EG een ontwerp van een nieuwe verordening ter vervanging van de huidige richtlijn aan de Raad en het Europees Parlement gezonden.

9.3.2 Kernbepalingen van richtlijn 2001/20/EG

- **Definities en reikwijdte**

Richtlijn 2001/20/EG heeft betrekking op klinische proeven zonder interventie. Hierbij wordt 'klinische proef' gedefinieerd als:

» elk onderzoek bij proefpersonen dat bedoeld is om de klinische, farmacologische en/of andere farmacodynamische effecten van een of meer geneesmiddelen voor onderzoek vast te stellen of te bevestigen en/of eventuele bijwerkingen van een of meer geneesmiddelen voor onderzoek te signaleren en/of de resorptie, de distributie, het metabolisme en de uitscheiding van een of meer geneesmiddelen voor onderzoek te bestuderen teneinde de veiligheid en/of werkzaamheid van deze geneesmiddelen vast te stellen. Hieronder vallen klinische proeven die op één of meer locaties in één of meer lidstaten worden uitgevoerd. «

'Proef zonder interventie' wordt gedefinieerd als:

» onderzoek waarbij de geneesmiddelen worden voorgeschreven op de gebruikelijke wijze, overeenkomstig de in de vergunning voor het in de handel brengen vastgestelde voorwaarden. De indeling van de patiënt bij een bepaalde therapeutische strategie wordt niet van tevoren door een onderzoeksprotocol bepaald, maar maakt deel uit van de gangbare medische praktijk en het besluit om het geneesmiddel voor te schrijven staat geheel los van het besluit om een patiënt te laten deelnemen aan het onderzoek. De patiënt in kwestie hoeft geen extra diagnostische of controleprocedure te doorlopen en voor de analyse van de verkregen resultaten worden epidemiologische methoden gebruikt. «

De richtlijn benadert klinisch onderzoek dat buiten het kader van de wetgeving valt dus anders dan de WMO. Waar de WMO uitgaat van de gevolgen van deelname aan het onderzoek in termen van belasting en risico voor de proefpersoon, is bij de richtlijn van belang of er een interventie is of niet. Alleen al het randomiseren van proefpersonen – of zij hier nu iets van merken of niet – is al genoeg om onderzoek onder de werking van de richtlijn te brengen.

- **Bescherming van proefpersonen**

Artikel 3 van de richtlijn somt de voorwaarden op waaronder klinisch onderzoek mag worden uitgevoerd:
a) De voorzienbare risico's en nadelen worden afgewogen tegen het individuele voordeel voor de proefpersoon in kwestie, alsmede voor andere, huidige of toekomstige patiënten. Een klinische proef mag slechts worden begonnen indien de ethische commissie en/of de ter zake bevoegde autoriteit concludeert dat de verwachte voordelen op therapeutisch en volksgezondheidsgebied opwegen tegen de risico's, en mag slechts worden voortgezet indien voortdurend op naleving van dit vereiste wordt toegezien.

b) De proefpersoon of, als deze geen geïnformeerde schriftelijke toestemming kan geven, zijn wettelijke vertegenwoordiger moet vooraf in kennis zijn gesteld van de doeleinden, de risico's en de nadelen van de proef alsook van de omstandigheden waaronder deze wordt uitgevoerd. De proefpersoon wordt bovendien gewezen op zijn recht om zich op elk moment uit de proeven terug te trekken.
c) Het recht van de proefpersoon op respect van zijn fysieke en psychische integriteit, zijn recht op privacy en zijn recht op bescherming van de hem betreffende gegevens overeenkomstig Richtlijn 95/46/EG zijn gewaarborgd.
d) De proefpersoon, of als deze geen geïnformeerde schriftelijke toestemming kan geven zijn wettelijke vertegenwoordiger, heeft geïnformeerde schriftelijke toestemming gegeven na te zijn voorgelicht over de aard, het belang, de implicatie en risico's van de klinische proef. Als de betrokkene niet in staat is te schrijven, kan hij in uitzonderlijke gevallen overeenkomstig de nationale wetgeving zijn toestemming mondeling geven, in aanwezigheid van ten minste één getuige.
e) De proefpersoon kan zich op ieder moment en zonder daar enig nadeel van te ondervinden uit de klinische proef terugtrekken en zijn geïnformeerde schriftelijke toestemming intrekken.
f) Er is voorzien in de verzekering of dekking van de aansprakelijkheid van de onderzoeker of de opdrachtgever.
g) De medische verzorging van en de medische beslissingen over proefpersonen zijn de verantwoordelijkheid van een gekwalificeerde arts werkzaam in de gezondheidszorg of, indien van toepassing, van een gekwalificeerde tandarts.
h) Aan de proefpersoon wordt meegedeeld bij welke contactpersoon hij of zij nadere informatie kan verkrijgen.

- **Onderzoek met wilsonbekwamen**

Aan het uitvoeren van klinisch onderzoek met wilsonbekwame volwassenen en minderjarigen worden door Richtlijn 2001/20/EG specifieke eisen gesteld. Artikel 4 betreft klinisch onderzoek met kinderen. Op grond van de richtlijn is klinisch onderzoek met kinderen alleen toegestaan indien het onderzoek ten goede komt aan de groep patiënten waartoe de proefpersoon behoort en de gegevens niet op een andere wijze kunnen worden verkregen. Dit is dus anders dan in het systeem van de WMO, waar de proef aan de individuele proefpersoon ten goede moet kunnen komen. Verder stelt de richtlijn als eis dat bij onderzoek met kinderen pijn, ongemak, angst en risico tot een minimum beperkt moeten worden. In de medisch-ethische toetsingscommissie dient deskundigheid op het gebied van de kindergeneeskunde voorhanden te zijn of er dient advies ingewonnen te zijn.

Bij volwassen wilsonbekwamen gelden ruwweg dezelfde eisen als bij minderjarigen, echter eist de richtlijn dat er ofwel voordeel voor de individuele proefpersoon te verwachten is, ofwel dat aan de toediening geen enkel risico verbonden is. Evenals de WMO verbiedt de richtlijn dus niet-therapeutisch onderzoek met meerderjarige wilsonbekwamen.

- **Duaal systeem**

Richtlijn 2001/20/EG gaat uit van een dubbele toetsing: een ethische commissie dient een gunstig oordeel te geven over een voorgenomen onderzoek en vervolgens dienen de bevoegde autoriteiten toestemming te geven. Beide oordelen zijn nodig. Indien een klinische proef in meer landen wordt uitgevoerd, is slechts het gunstige oordeel van één ethische commissie per lidstaat noodzakelijk, ook al zijn er meer onderzoekscentra in dat land betrokken bij het onderzoek.

Het duale systeem verklaart de wijze van implementatie van Richtlijn 2001/20/EG in de Nederlandse wetgeving, waarbij voor de meeste onderzoeken een van de erkende commissies als ethische commissie optreedt en de CCMO als bevoegde autoriteit.

- **Geneesmiddel voor onderzoek**

Op grond van artikel 13 van Richtlijn 2001/20/EG dient een onderzoeksgeneesmiddel – zowel het te onderzoeken geneesmiddel als *comparators* of placebo's – vervaardigd te zijn door de houder van een fabrikantenvergunning. Voor het onderzoeksgeneesmiddel dient een farmaceutisch-chemisch dossier voor handen te zijn, het *investigational medicinal product dossier* (IMPD), en de fabricage dient onder *good manufacturing practice* (GMP) verricht te worden.

- **Geneesmiddelenbewaking en klinisch onderzoek**

Geneesmiddelenbewaking – het herkennen en rapporteren van bijwerkingen van geneesmiddelen – is ook tijdens de fase van onderzoek van groot belang. Op grond van de richtlijn worden alle ernstige, onverwachte en ongewenste voorvallen onmiddellijk aan de sponsor gemeld. Ook bijwerkingen (inclusief afwijkende labwaarden) waarover het onderzoeksprotocol vermeld dat zij gemeld moeten worden, vallen onder deze verplichting. De sponsor rapporteert deze bijwerkingen aan de ethische commissie en aan de bevoegde autoriteiten. De niet-ernstige en niet-onverwachte bijwerkingen worden door de sponsor opgenomen in een jaarlijkse rapportage aan de bevoegde autoriteiten.

9.3.3 GCP-richtlijn 2005/28/EG

Richtlijn 2001/20/EG draagt de Europese Commissie op om de beginselen van goede klinische praktijk (GCP) en daarbij behorende gedetailleerde richtsnoeren vast te stellen. Dit is gebeurd in de GCP-richtlijn. De GCP-richtlijn is volledig in overeenstemming met de ICH-GCP-richtlijn.

9.3.4 Toekomstige wijziging EU-wetgeving

Al sinds de vaststelling van Richtlijn 2001/20/EG wordt er van twee zijden kritiek geleverd op het systeem van de richtlijn en de wijze waarop de richtlijn functioneert. In de eerste plaats leven er bezwaren vanuit de universitaire centra. Vanuit het academische onderzoek was men van mening dat niet-industriegesponsord onderzoek, bijvoorbeeld onderzoek naar combinaties van cytostatica afkomstig van verschillende bedrijven, niet aan strenge eisen met betrekking tot GMP gebonden zou moeten zijn. Immers, dergelijk onderzoek wordt uitgevoerd met geneesmiddelen die uit de markt worden betrokken. De regels die voor de farmaceutische industrie gelden, zouden te ingewikkeld en te kostbaar zijn voor *not-for-profit*-organisaties zoals academische ziekenhuizen. Veel onderzoekers en onderzoeksorganisaties die niet aan de farmaceutische industrie gelieerd zijn, zijn van mening dat er te veel en te strikte eisen gesteld worden aan onderzoek dat zij zelf instigeren in de kliniek.

De tweede bron van kritiek is de farmaceutische industrie. De industrie klaagt dat de beoordeling van onderzoeksprotocollen in veel EU-lidstaten te lang duurt. Bovendien stellen de bevoegde autoriteiten in alle lidstaten andere eisen aan de in te dienen documentatie en zijn de beslissingen van de autoriteiten voor klinische proeven verre van geharmoniseerd. Dit betekent dat een klinische proef die zich uitstrekt over meer locaties in verschillende lidstaten pas kan beginnen als langdurige procedures in alle betrokken lidstaten afgerond zijn.

Op grond van deze bezwaren heeft de Europese Commissie besloten tot een herziening van de wetgeving met betrekking tot klinisch onderzoek. Op 17 juli 2012 werd een voorstel voor een verordening klinische proeven en ter vervanging van de richtlijn vastgesteld door het College van Commissarissen. Dit voorstel is thans in behandeling in de werkgroepen van de Raad en de wetgevingscommissies van het Europees Parlement. Een van de onderwerpen die in de Europese instituties besproken wordt, is de regeling van wilsonbekwame proefpersonen. Het Europees Parlement verwacht in 2014 de behandeling van de nieuwe wetgeving te completeren, zodat de verordening in 2016 in werking kan treden.

9.4 Wet medisch-wetenschappelijk onderzoek met mensen: geneesmiddelenonderzoek

9.4.1 Inleiding

De WMO was al in werking getreden toen Richtlijn 2001/20/EG in werking trad. Om de richtlijn in de nationale wetgeving te implementeren, heeft een drastische wijziging van de WMO plaatsgevonden. De belangrijkste wijziging is de invoeging van een nieuwe paragraaf die speciaal op wetenschappelijk onderzoek met geneesmiddelen van toepassing is: paragraaf 5a.

9.4.2 Voornaamste bepalingen in paragraaf 5a

- **Aanvullende eisen geneesmiddelenonderzoek**

Bij geneesmiddelenonderzoek gelden de regels van GCP zoals ze zijn neergelegd in artikel 13b van het Besluit wetenschappelijk onderzoek met geneesmiddelen (2005). In dit besluit wordt verwezen naar de GCP-richtlijn. In artikel 13c is een verbod op kiembaanmanipulatie opgenomen. Dit betekent dat het in Nederland niet is toegestaan onderzoek te doen naar gentherapie waarbij invloed op de erfelijke eigenschappen van de nakomelingen van de patiënt zou kunnen worden uitgeoefend. In artikel 13d worden nog de volgende aanvullende voorwaarden voor klinisch onderzoek met geneesmiddelen geformuleerd:
- De sponsor of zijn wettelijk vertegenwoordiger moet op het grondgebied van de Europese Unie gevestigd zijn.
- De geneesmiddelen voor onderzoek of in voorkomend geval de hulpmiddelen voor toediening, behoudens indien het wetenschappelijk onderzoek met geregistreerde geneesmiddelen betreft, worden gratis ter beschikking gesteld door de sponsor.
- Een op grond van de Wet BIG geregistreerde arts of tandarts, werkzaam in de gezondheidszorg, is verantwoordelijk voor de medische verzorging en de medische beslissingen over de proefpersoon.

- **Specifieke eisen voor geneesmiddelenonderzoek met kinderen en volwassen wilsonbekwamen**

In artikel 13e en 13f van voornoemd besluit worden de vereisten voor onderzoek met kinderen en anderen uit Richtlijn 2001/20/EG overgenomen. Hierdoor ontstaat de merkwaardige situatie dat in de bepalingen die betrekking hebben op geneesmiddelenonderzoek niet-therapeutisch onderzoek met kinderen mogelijk gemaakt lijkt te worden, terwijl dit type onderzoek in artikel 4 verboden wordt. Het verbod in artikel 4 prevaleert boven de specifieke bepalingen met betrekking tot geneesmiddelenonderzoek.

- **Goedkeuringsprocedure voor klinisch geneesmiddelenonderzoek**

Evenals bij ander onderzoek dient een aanvraag voor een geneesmiddelenonderzoek te worden ingediend bij een erkende commissie. De erkende commissie heeft een termijn van zestig dagen om een beslissing te nemen indien het geneesmiddelenonderzoek betreft.[4] Naast de beslissing van de erkende commissie – die als gunstig oordeel van een ethische commissie kan gelden – moet er in het duale systeem ook nog de bevoegde autoriteit toestemming verlenen. De WMO voorziet hierin door de CCMO als bevoegde autoriteit aan te wijzen. De CCMO kan haar toestemming uitsluitend weigeren op grond van bekende gegevens over de veiligheid van het geneesmiddel. Voor geneesmiddelenonderzoek waarvoor de beoordeling aan de CCMO is toegekend, treedt de minister van VWS op als bevoegde autoriteit.

9.4.3 Specifieke Nederlandse onderwerpen

- **Regels met betrekking tot onderzoekscontracten**

In de relatie tussen de sponsor en de verrichter van een klinisch onderzoek zijn twee aspecten van groot belang voor de erkende commissie die toestemming geeft voor het klinisch onderzoek: de afspraken over voortijdige beëindiging van het onderzoek en de wijze waarop de resultaten van het onderzoek bekend worden gemaakt. Deze zaken worden veelal vastgelegd in standaardcontracten (*clinical trial agreements*, CTA's). Als hulpmiddel voor de erkende commissies heeft de CCMO in 2011 de CCMO-richtlijn Beoordeling onderzoekscontracten vastgesteld. Dit document geeft een limitatieve opsomming van redenen waarvan overeengekomen mag worden dat het onderzoek beëindigd wordt. Bij de beoordeling van onderzoekscontracten dient men er overigens wel rekening mee te houden dat er een verschil is tussen beëindiging van de overeenkomst en beëindiging van het onderzoek, en dat beëindiging van het onderzoek op één locatie bij multicenteronderzoek niet het einde van het gehele onderzoek hoeft te betekenen.

Verder mag de overeenkomst geen bepalingen bevatten die tot onredelijke belemmeringen voor de openbaarmaking van de resultaten kunnen leiden. Dergelijke belemmeringen zouden in strijd zijn met artikel 3 aanhef en onder j WMO.[5]

- **Overige speciale regels: vergoedingen**

Op grond van artikel 3 aanhef en onder f en g dienen de vergoedingen die aan proefpersonen, onderzoekers en onderzoeksinstellingen worden betaald voor klinisch onderzoek binnen redelijke grenzen te blijven: de vergoeding moet voor proefpersonen niet in onevenredige mate van invloed zijn voor deelname aan het onderzoek en de vergoeding aan onderzoekers en ziekenhuizen dient in een redelijke verhouding te staan tot de aard, omvang en doel van het

---

4   Art. 13g. Dit is dus anders dan voor niet-geneesmiddelenonderzoek, waarvoor de termijnen van de Awb gelden.
5   Deze bepaling betreft de eis dat onderzoek ook overigens voldoet aan redelijkerwijs daaraan te stellen eisen.

onderzoek. De CCMO heeft een notitie voor de erkende commissies gepubliceerd over vergoedingen voor proefpersonen en onderzoekers om haar standpunten in deze te verduidelijken.

9.5 Bescherming proefpersonen

9.5.1 Inleiding

De Verklaring van Helsinki, de GCP-richtsnoeren, de WMO en de Richtlijn 2001/20/EG hebben alle (mede) als doel om de personen te beschermen die aan wetenschappelijk onderzoek deelnemen of dat overwegen. In ▶ par. 9.5.2 wordt een overzicht gegeven van de verschillende regels, die specifiek zien op de bescherming van de proefpersoon en op de daaruit volgende rechten en plichten. Op de aard van de desbetreffende regels zal in deze paragraaf niet worden ingegaan, maar in plaats daarvan wordt verwezen naar het relevante onderdeel van dit hoofdstuk.

9.5.2 Regels ter bescherming van de proefpersoon

- **Voorafgaande toetsing door een onafhankelijke toetsingscommissie**
De belangrijkste waarborg voor de bescherming van de belangen van de proefpersoon is de voorafgaande beoordeling van ieder onderzoek door een onafhankelijke toetsingscommissie. Door deze verplichte toets worden de secundaire regels ter bescherming van de proefpersoon gesanctioneerd.

- **Informed consent**
De belangrijkste secundaire regel ter bescherming van de belangen van de proefpersoon heeft betrekking op de integriteit en het zelfbeschikkingsrecht van de proefpersoon: hij/zij dient in absolute vrijheid op grond van alle benodigde informatie in te stemmen met deelname aan het onderzoek.

- **Informatie over verloop van het onderzoek**
Ook na de initiële instemming dient de proefpersoon zijn verdere deelname te kunnen afwegen op grond van volledige informatie over het verloop van het onderzoek. Deze informatie dient dus altijd aan de proefpersoon ter beschikking te worden gesteld.

- **Recht op beëindiging op ieder moment**
Indien de proefpersoon op welk moment en om welke reden dan ook zijn of haar medewerking aan het onderzoek wil beëindigen, is dit altijd mogelijk. Hieraan mag nooit een nadeel voor de proefpersoon verbonden zijn.

- **Onafhankelijke deskundige**
Om uit te sluiten dat de belangen van onderzoeker en behandelend arts verstrengeld kunnen raken, dient de proefpersoon altijd toegang te hebben tot een onafhankelijke deskundige, een arts of verpleegkundige, om informatie en advies te vragen.

- **Verzekeringsplicht**

De betrokkenen bij klinisch onderzoek hebben de plicht om voldoende verzekerd te zijn voor schade die de proefpersonen kunnen lijden als gevolg van deelname aan het onderzoek. Deze verplichting beschermt de proefpersoon tegen het risico dat een aansprakelijke onderzoeker of sponsor niet over de financiële middelen beschikt om een schadevergoeding te betalen.

9.6 Niet-WMO onderzoek

9.6.1 Inleiding

Er is een categorie klinisch onderzoek dat buiten de reikwijdte van de WMO valt. Zoals aangegeven in ▶ par. 9.2.2 valt onderzoek waarbij geen interventie plaatsvindt niet onder de WMO. Het kan gaan om retrospectief onderzoek waarbij patiëntendossiers worden gebruikt, maar ook om onderzoek waarbij geen of nauwelijks extra handelingen aan of door de proefpersonen nodig zijn en er toch gegevens gegenereerd worden. Voor onderzoek dat niet onder de WMO valt, is het niet nodig, en ook niet mogelijk, dat de erkende commissies en/of de CCMO er een oordeel over geven.

9.6.2 Reclametoezicht

Niet-WMO-plichtig onderzoek, bijvoorbeeld fase-IV-onderzoek met geneesmiddelen, heeft wel de belangstelling van de Inspectie voor de Gezondheidszorg (IGZ), vooral in verband met mogelijke overtreding van de regels voor geneesmiddelenreclame (zie ▶ H. 11). Ook de gedragscode geneesmiddelenreclame van de Stichting Code Geneesmiddelenreclame (CGR) heeft betrekking op niet-WMO-plichtig onderzoek. De kern van dit document is dat navolgende eisen gesteld worden aan dergelijk onderzoek:
1. De (dienstverlenings)overeenkomst (met inbegrip van de te verrichten diensten en tegenprestatie) moet schriftelijk zijn vastgelegd. Deze eis geldt niet voor overeenkomsten die enkel strekken tot het eenmalig invullen van eenvoudige vragenlijsten dan wel enquêteformulieren.
2. De doelstelling en uitvoering van het niet-WMO-plichtig onderzoek dient helder te zijn omschreven.
3. De doelstelling van het niet-WMO-plichtig onderzoek dient zinvol en legitiem te zijn en de opzet en uitvoering daarvan behoort voldoende kwaliteit te waarborgen.

Handhaving van deze bepalingen uit de Code Geneesmiddelenreclame is geregeld via zelfregulering. Farmaceutische bedrijven dienen een interne toetsingsprocedure in het leven te roepen en aan de CGR voor te leggen. Bij ontstentenis van een goedgekeurde interne procedure, dient ieder onderzoek voorgelegd te worden.

9.7 Bescherming persoonsgegevens

9.7.1 Inleiding

Medische gegevens zijn bij uitstek privacygevoelig: dit is onder meer de reden voor het strikt gehandhaafde medisch beroepsgeheim. Gegevens die vergaard worden in het kader van wetenschappelijk onderzoek met mensen vallen vaak binnen de reikwijdte van wetgeving met betrekking tot (medisch) beroepsgeheim en de bescherming van persoonsgegevens.

9.7.2 Beroepsgeheim

Het (medisch) beroepsgeheim is vastgelegd in artikel 88 van de Wet BIG. Alle beroepsbeoefenaren hebben een beroepsgeheim. Aan dit beroepsgeheim wordt nadere invulling gegeven in de Wet op de geneeskundige behandelingsovereenkomst (WGBO). Iedereen die bij de medische behandeling van een patiënt betrokken is, dient alle gegevens met betrekking tot die patiënt en zijn of haar behandeling geheim te houden. Deze verplichting is zeer verstrekkend: slechts als de patiënt toestemming geeft voor verstrekking of inzage is dit geoorloofd. Artikel 7:458 BW voorziet in verdere beperkte mogelijkheden van gegevensverstrekking ten behoeve van statistiek of wetenschappelijk onderzoek zonder toestemming van de patiënt. Indien toestemming vragen in redelijkheid niet mogelijk is én er is voorzien in zodanige waarborgen dat de persoonlijke levenssfeer van de patiënt niet onevenredig wordt geschaad, kunnen inlichtingen of inzage verstrekt worden. Daarnaast kan soms zonder toestemming van de patiënt gebruik van gegevens gemaakt worden, indien de aard en het doel van het onderzoek met zich meebrengen dat toestemming van de patiënt in redelijkheid niet kan worden verlangd mits de gegeven informatie niet tot individuele personen herleid kan worden. Beide uitzonderingen kunnen uitsluitend worden toegepast indien het onderzoek een algemeen belang dient, niet zonder de desbetreffende gegevens kan worden uitgevoerd en de patiënt geen uitdrukkelijk bezwaar heeft gemaakt.

9.7.3 Wet bescherming persoonsgegevens

Naast de specifieke op medische gegevens gerichte bepalingen uit de WGBO, is ook het algemene kader van de Wet bescherming persoonsgegevens (Wbp) van toepassing op gegevens die ontstaan bij wetenschappelijk onderzoek. In feite geeft de Wbp een verbod op het bewerken van persoonsgegevens zonder toestemming van de betrokkene. Bewerking van persoonsgegevens met ondubbelzinnige toestemming van de betrokkene is slechts toegestaan indien het verzamelen van de persoonsgegevens een welbepaald, uitdrukkelijk omschreven en gerechtvaardigd doel dient.

9.7.4 Bescherming gegevens klinisch onderzoek

Zowel het beroepsgeheim als de Wbp brengen met zich mee dat het niet mogelijk is om medische gegevens van proefpersonen te verzamelen, te bewerken of anderzijds te gebruiken zonder toestemming van de proefpersoon. Logischerwijze is de toestemming om deel te nemen aan een onderzoek ook gericht op het gebruik van de resultaten van klinisch onderzoek. In dit kader zullen zich dus niet vaak juridische problemen voordoen.

Echter, de situatie is geheel anders indien gegevens die in het kader van een bepaald onderzoek zijn verzameld later voor een ander doel gebruikt gaan worden: in dat geval kan de instemming met het onderzoek niet beschouwd worden als toestemming voor het gebruik van medische gegevens en moet er dus alsnog toestemming van de betrokkene gevraagd worden.

9.8 Vroege toegang tot geneesmiddelen

9.8.1 Inleiding

Patiënten houden vaak nauwkeurig in de gaten welke nieuwe geneesmiddelen er in ontwikkeling zijn. Vooral als er sprake is van een slecht behandelbare, ernstige aandoening, willen patiënten en artsen vaak zo spoedig mogelijk gebruikmaken van een nieuw ontwikkeld geneesmiddel. Dat geldt ook voor patiënten die niet als proefpersoon aan het klinisch onderzoek hebben deelgenomen. Indien een patiënt aan een klinisch onderzoek heeft deelgenomen, kan bij gunstige resultaten de behandeling met het experimentele geneesmiddel worden voortgezet totdat er een handelsvergunning voor verleend is. Omdat de procedure voor het verkrijgen van een handelsvergunning vaak veel tijd in beslag neemt, en het ziekteverloop dusdanig is dat dit te lang zou kunnen duren, zijn voor andere patiënten dan de proefpersonen voorzieningen in de wetgeving opgenomen voor vroege toegang tot geneesmiddelen. Vroege toegang (*early access*) is gebaseerd op het toestaan van aflevering en behandeling met een ongeregistreerd geneesmiddel, een geneesmiddel waarvoor (nog) geen handelsvergunning is verleend.

9.8.2 Europeesrechtelijk kader

- **Named patient**

Artikel 5, eerste lid, van Richtlijn 2001/83/EG biedt de mogelijkheid dat lidstaten de aflevering en het gebruik toestaan van geneesmiddelen waarvoor (nog) geen handelsvergunning is verleend.[6] Hieraan worden dan wel specifieke voorwaarden gesteld. Het initiatief moet uitgaan van een arts en er moet sprake zijn van een bonafide bestelling. Deze uitzondering op de verplichte handelsvergunning – vaak aangeduid met de term *specialties*-regeling – is in alle EU-lidstaten anders geïmplementeerd. Voor de fabrikant of de toekomstige houder van een handelsvergunning is het van het grootste belang dat verzoeken tot *named patient* niet uitgelokt worden, omdat de autoriteiten dan van oordeel kunnen zijn dat reclame voor ongeregistreerde geneesmiddelen wordt gemaakt, hetgeen strafbaar is.

Named patient-gebruik is veelal gericht op de individuele patiënten van een bepaalde arts, maar kan ook op een hele categorie patiënten gericht zijn.

- **Compassionate use**

Als geneesmiddelen vóór de verlening van een handelsvergunning al aan patiënten ter beschikking worden gesteld vanwege de ernst van de aandoening en de risico's van uitstel, wordt gesproken over 'gebruik in schrijnende gevallen' of *compassionate use*. Dit *compassionate use* heeft dan betrekking op een grotere groep patiënten dan de proefpersonen. Het gebruik van geneesmiddelen toestaan voordat de handelsvergunning is verleend, valt juridisch gezien niet onder de bevoegdheden van de Europese Unie: het behoort tot de discretie van de lidstaten. Omdat sinds de invoering van de gecentraliseerde procedure de meeste geneesmiddelen op het niveau van de EU worden toegelaten, bevordert de Europese wetgever dat de lidstaten

---

6 Deze bepaling luidt: Een lidstaat mag, overeenkomstig de van kracht zijnde wetgeving en om te voorzien in speciale behoeften, de bepalingen van de onderhavige richtlijn buiten toepassing verklaren op geneesmiddelen die worden geleverd naar aanleiding van een bonafide bestelling op eigen initiatief van een officieel erkend beroepsbeoefenaar in de gezondheidszorg, en die worden bereid volgens zijn specificaties en bestemd zijn voor gebruik door patiënten die onder zijn rechtstreekse, persoonlijke verantwoordelijkheid vallen.

de nationale regelingen voor *compassionate use* op elkaar afstemmen. Dit is de reden voor de invoering van artikel 83 in Verordening (EG) nr. 726/2004. De doelstelling van deze bepaling is om de toegang van patiënten tot *compassionate use*-programma's te verbeteren. Dit gebeurt door een gezamenlijke aanpak en samenwerking op het gebied van de voorwaarden die aan de programma's worden gesteld.

Artikel 83 ziet uitsluitend op programma's die betrekking hebben op geneesmiddelen waarvoor een handelsvergunning in de gecentraliseerde procedure is of zal worden aangevraagd en op programma's voor bepaalde cohorten: alle patiënten die aan bepaalde voorwaarden voldoen, komen in aanmerking voor deelname. Artikel 83 is niet bedoeld als grondslag voor het toestaan dat ongeregistreerde geneesmiddelen worden toegepast. Alleen voor geneesmiddelen die geïndiceerd zijn voor een ernstige, levensbedreigende of aftakelende aandoeningen waarvoor geen bevredigende alternatieve behandeling voorhanden is, kan een *compassionate use*-programma gestart worden.

De *European Medicines Agency* (EMA) heeft in overleg met de bevoegde autoriteiten van de lidstaten nadere invulling gegeven aan het begrip *compassionate use*-programma's. Indien aan de voorwaarden van artikel 83 wordt voldaan, kan een lidstaat het *Committee for Medicinal Products for Human Use* (CHMP) advies vragen over het voorgestelde *compassionate use*. Dit zal in de praktijk alleen gebeuren indien meer dan één lidstaat het voornemen heeft om een dergelijk programma te starten. In dat geval zal het CHMP een advies geven waarin nauwkeurig wordt aangegeven welke categorie patiënten aan het programma deel mag nemen en onder welke voorwaarden.

9.8.3 Vroege toegang in de Nederlandse wetgeving

- **Named patient**

Artikel 5, eerste lid, van Richtlijn 2001/83/EG is in de Nederlandse wetgeving geïmplementeerd in artikel 40, aanhef en derde lid, onder c Geneesmiddelenwet juncto artikel 3.17 Regeling Geneesmiddelenwet.

- **Compassionate use**

Compassionate use-programma's zoals bedoeld in artikel 83 van Verordening (EG) nr. 2004/726 zijn in de Nederlandse wetgeving geïmplementeerd in artikel 40, aanhef en derde lid, onder f Geneesmiddelenwet juncto artikel 3.18 Regeling Geneesmiddelenwet.

9.9 Off-label gebruik van geneesmiddelen

9.9.1 Inleiding

Deze paragraaf past eigenlijk niet goed in dit hoofdstuk over de wettelijke regels voor klinisch onderzoek met geneesmiddelen, omdat met off-label gebruik juist het gebruik van geregistreerde geneesmiddelen buiten de setting van een onderzoek wordt bedoeld: het gaat om toepassingen van geregistreerde geneesmiddelen waarvoor deze niet zijn toegelaten.

Er zijn verschillende redenen waarom geneesmiddelen toegepast worden voor niet-toegelaten toepassingen. Indien een geneesmiddel wordt voorgeschreven voor een andere toepassing dan waarvoor het door de autoriteiten is goedgekeurd, is er sprake van off-label gebruik.

Off-label gebruik van geneesmiddelen vloeit voort uit het feit dat beslissingen over toelating van geneesmiddelen op een ander niveau genomen worden dan beslissingen over toepassing. Een farmaceutisch bedrijf ontwikkelt een geneesmiddel en bepaalt daarbij ook de toepassingen waarvoor het geneesmiddel wordt onderzocht. Het op deze wijze verkregen dossier wordt ingediend bij de autoriteiten en leidt mogelijk tot een handelsvergunning. Vaak kiest de aanvrager ervoor om de aanvraag in eerste instantie te beperken tot één van de mogelijke toepassingen, zodat het geneesmiddel zo snel mogelijk in de handel gebracht kan worden.

De beslissing om een geneesmiddel toe te passen wordt genomen in de relatie tussen de arts en de patiënt. Hierbij dient de arts, met toestemming van de patiënt, te kiezen voor de best mogelijke behandeling. Vaak zijn niet alle mogelijke toepassingen van een geneesmiddel afdoende onderzocht en opgenomen in de officiële productinformatie. Hierdoor kan het gebeuren dat de best mogelijke behandeling van de patiënt niet voorkomt in de officiële productinformatie van de beschikbare geneesmiddelen. Zelfs de situatie dat voor de behandeling van een bepaalde patiënt geen enkel geneesmiddel toegelaten is, komt veelvuldig voor, bijvoorbeeld bij de behandeling van kinderen, vormen van kanker die met combinaties van geneesmiddelen bestreden moeten worden en zeldzame aandoeningen. In de internationale juridische literatuur is veel geschreven over de vraag in welke situaties off-label gebruik van geneesmiddelen aanvaardbaar moet worden geacht (bijvoorbeeld Gazarian et al., 2006). De gehanteerde term is *appropriate*.

9.9.2 Omvang van off-label gebruik

Off-label gebruik komt veel voor. Hoeveel is afhankelijk van de indicatie en de populatie waarin wordt gemeten. In bijvoorbeeld de kindergeneeskunde en de behandeling van kanker zijn hoge percentages off-label gebruik te verwachten, bij kinderen omdat er nauwelijks onderzoek bij kinderen gedaan is en bij kanker omdat de toepassing van de beschikbare geneesmiddelen – vaak in combinaties – vaak vooruit loopt op het klinisch onderzoek en de registratie. Harde wetenschappelijke cijfers over de omvang van off-label gebruik bestaan slechts op het niveau van specifieke situaties, zoals de behandeling van kinderen op een *intensive care unit*. Hoe vaak geneesmiddelen buiten deze specifieke situaties off-label gebruikt worden, is moeilijk te meten. Een van de probleempunten is dat veel artsen niet weten welke toepassingen goedgekeurd zijn en welke niet. Voor Nederland is recent onderzocht in hoeverre (huis)artsen op de hoogte zijn van de goedgekeurde productinformatie. Het bleek dat 22 tot 45% van de ondervraagde artsen af en toe onbekend waren met de goedgekeurde toepassingen van een voorgeschreven geneesmiddel (Caspers et al., 2007). De gemeten percentages off-label voorschriften variëren van 45 tot 90%

Aan het eind van de jaren negentig van de vorige eeuw ontstond in de juridische literatuur aandacht voor off-label gebruik van geneesmiddelen, zowel in Nederland als in de VS. De vraag rees of artsen gebonden zijn aan de teksten van de officiële productinformatie, of dat ze de vrijheid hebben om off-label voor te schrijven. De conclusie was dat off-label gebruik een noodzakelijk kwaad is, voortkomend uit het feit dat voor veel patiënten (nog) geen adequate behandeling bestaat binnen de kaders van de geregistreerde toepassingen. Bij gebrek aan een goedgekeurd geneesmiddel kan het in zulke gevallen beter zijn de patiënt dan maar via off-label gebruik te behandelen. Kortom: er is sprake van prescriptievrijheid, zij het dat deze vrijheid wordt begrensd door de aan de kwaliteit van de beroepsuitoefening te stellen eisen.

Het Centraal Medisch Tuchtcollege (CMT) stemde in met het standpunt dat off-label behandeling onder voorwaarden toegestaan is (CMT, 1998). In zijn uitspraak verwees het CMT naar de wetenschappelijke bekendheid van het desbetreffende off-label gebruik en het feit dat de off-label toepassing medische voordelen bood ten aanzien van bestaande (on-label) alternatieven. Hoewel het CMT in deze uitspraak de off-label toepassing van het geneesmiddel accepteerde, kreeg de arts toch een waarschuwing, omdat niet was gebleken dat de patiënt op de hoogte was van het off-label karakter van het geneesmiddel en er derhalve geen sprake was van *informed consent*.

In de jaarrapportage 2003 wijdde de Inspectie voor de Gezondheidszorg (IGZ) een passage aan off-label gebruik van geneesmiddelen. De IGZ beoogde meer duidelijkheid te krijgen over verantwoord off-label voorschrijven van geneesmiddelen en bracht daartoe twee tuchtzaken aan.[7] De tuchtrechter gaf – tot teleurstelling van de IGZ – in geen van beide uitspraken een oordeel over het off-label gebruik van geneesmiddelen. De reden hiervoor lijkt te zijn dat het in beide gevallen ging om behandelingen waarvan de rationaliteit nogal ver te zoeken was: het ging eerder om vormen van kwakzalverij dan om beredeneerd off-label gebruik. De IGZ concludeerde dat er duidelijke criteria vastgesteld zouden moeten worden voor het (aanvaardbaar) off-label voorschrijven van geneesmiddelen.

Naar aanleiding van de grote publiciteit over de terugtrekking van het middel rofecoxib (Vioxx), waarbij de ernstige bijwerkingen met off-label gebruik werden geassocieerd, gaven het CBG en de IGZ een bericht uit waarin gesteld werd dat off-label gebruik van geneesmiddelen niet bezwaarlijk is, mits het 'verantwoord' gebeurt.

9.9.3 Artikel 68 van de Geneesmiddelenwet

- **Totstandkoming artikel 68**

Tijdens de parlementaire behandeling van de Geneesmiddelenwet werd het onderwerp off-label gebruik van geneesmiddelen aan de orde gesteld. Via een amendement kwam artikel 68 in de Geneesmiddelenwet:

» Het buiten de door het College geregistreerde indicaties voorschrijven is alleen geoorloofd wanneer daarover door de beroepsgroep protocollen of standaarden zijn ontwikkeld. Als de protocollen en standaarden nog in ontwikkeling zijn, is overleg tussen de behandelend arts en apotheker noodzakelijk. «

De indieners van het amendement schreven in hun toelichting het volgende:

» Voor veel patiënten betekent dit (off-label gebruik) een behandeling waarbij zij baat hebben en waarvoor geen alternatief/een minder alternatief beschikbaar is. Dit strekt ertoe dat het voorschrijven van geneesmiddelen mogelijk blijft, maar als er standaarden zijn, deze worden gevolgd. «

De formulering van artikel 68 roept twee vragen op. In de eerste plaats lijkt het erop dat het beeld van de indieners van het amendement zich beperkte tot het off-label gebruik op grond

---

7   Het betreft:
    – Centraal Tuchtcollege voor de Gezondheidszorg, 23 oktober 2003, nr. 2003/013, inzake het voorschrijven van Pregnyl als afslankmiddel; en
    – Centraal Tuchtcollege voor de Gezondheidszorg 12 juli 2005, nr. 2004/086, inzake het voorschrijven van grote hoeveelheden antibiotica ter behandelingvan het CVS-syndroom (chronischevermoeidheidsyndroom).

van kennis uit de wetenschappelijke literatuur. Er dienen immers protocollen of standaarden te zijn ontwikkeld: er lijkt geen ruimte te zijn voor innovatief off-label gebruik of off-label gebruik in uitzonderlijke situaties. Weliswaar wordt off-label gebruik toegestaan in geval er nog geen protocollen en standaarden zijn, maar het artikel wekt de suggestie dat deze dan wel spoedig ontwikkeld worden. De wetgever houdt geen rekening met de gevallen dat off-label gebruik nooit tot een standaardbehandeling zal worden, al was het maar omdat de categorie mogelijke patiënten te klein is om een protocol voor te ontwerpen.

Daarnaast is het merkwaardig dat het vaststellen van standaarden en protocollen als taak van de beroepsgroep – het gaat om voorschrijven van geneesmiddelen dus bedoeld zal worden artsen – gezien wordt, maar dat bij afwezigheid van standaarden en protocollen overleg gevoerd dient te worden met de apotheker. De vraag is welke meerwaarde de apotheker in dit besluitvormingsproces kan hebben: dient hij de medisch-wetenschappelijke literatuur bij te houden met het oog op mogelijke off-label toepassingen van geneesmiddelen?

Overigens ziet het artikel ook over het hoofd dat de meeste nieuwe geneesmiddelen niet door het CBG worden toegelaten, maar onderwerp zullen zijn van de gecentraliseerde, Europese procedure.

- **De betekenis van artikel 68**

Wat betekent artikel 68 Geneesmiddelenwet in de praktijk? Het op aanvaardbare wijze off-label gebruiken van geneesmiddelen, was én is toegestaan. Er is slechts in geringe mate sprake van nadere clausulering. Immers, de bepaling geeft de keuze uit twee situaties:
- of er zijn standaarden en protocollen op grond waarvan duidelijk wordt dat het off-label gebruik aanvaardbaar is;
- of er dient overlegd te worden met de (behandelend) apotheker.

Deze nadere clausulering biedt echter onvoldoende houvast om vast te stellen of er sprake is van verantwoord off-label gebruik. Wil er sprake zijn van verantwoord off-label gebruik, dan moet aan de volgende voorwaarden zijn voldaan.

9.9.4 Voorwaarden voor off-label gebruik

Uit jurisprudentie en literatuur kunnen de volgende voorwaarden voor het off-label gebruik van geneesmiddelen worden gedestilleerd:
- instemming van de (wettelijk vertegenwoordiger(s) van de) patiënt;
- aanvaardbaarheid van het off-label gebruik;
- rapportage en geneesmiddelenbewaking.

- **Instemming/informed consent**

Voor iedere geneeskundige behandeling dient door (of namens) de patiënt toestemming gegeven te worden op basis van volledige informatie over de voordelen en risico's van, en de alternatieven voor de behandeling. In het geval de behandeling off-label gebruik van een geneesmiddel inhoudt, dient de patiënt ook geïnformeerd te worden over het off-label karakter van die behandeling. Verder is het raadzaam om het *informed* consent – in navolging van de NHG-aanbeveling (NHG, 2005) – schriftelijk vast te leggen, niet in de laatste plaats omdat in medische aansprakelijkheidszaken op de arts een verzwaarde stelplicht rust.

- **Aanvaardbaarheid**
- - **Geregistreerd alternatief beschikbaar: geen off-label gebruik**

Wat er ook zij van de prescriptievrijheid van de arts, het voorschrijven van een geneesmiddel volgens de officiële productinformatie dient nadrukkelijk als de gouden standaard beschouwd te worden, want dan zijn veiligheid en werkzaamheid getest en beoordeeld door de autoriteiten. Off-label gebruik levert hoe dan ook risico's voor verwachte en onverwachte bijwerkingen en slechtere werkzaamheid. De toenmalige minister van VWS stelde bij de behandeling van de Geneesmiddelenwet vast dat off-label gebruik gezien moet worden als een noodzakelijk kwaad. Omdat niet alle toepassingen onderzocht en geregistreerd zijn, is naar zijn zeggen off-label gebruik toegestaan als er medisch en/of wetenschappelijk bewijs is voor de rationaliteit en er geen alternatieve behandelingsmogelijkheden voorhanden zijn.

- - **Best denkbare behandeling**

Een uitzondering op de stelling dat zo mogelijk dient te worden gekozen voor on-label gebruik bestaat slechts in het geval de off-label behandeling aantoonbaar beter is dan het geregistreerde alternatief.[8] Uit de wetgeving rond de medische beroepsuitoefening en de contractuele verplichtingen, voortvloeiend uit de geneeskundige behandelingsovereenkomst, volgt dat de arts gehouden is zorg te bieden die aan kwaliteitseisen voldoet. Indien de arts besluit tot off-label gebruik van een geneesmiddel, stelt hij de patiënt aan een risico bloot dat niet bestaat bij gebruik volgens de productinformatie. Immers, voor de toegelaten indicaties is wetenschappelijk onderzoek naar de werkzaamheid en veiligheid uitgevoerd dat is beoordeeld door de toelatingsautoriteiten. Voor off-label toepassingen heeft in elk geval geen beoordeling van de resultaten van het onderzoek plaatsgevonden, ook al zou er wel onderzoek verricht zijn. Dit door off-label gebruik veroorzaakte risico is slechts aanvaardbaar als de off-label toepassing als de best denkbare behandeling voor de desbetreffende patiënt wordt beschouwd (NHG, 2005). De keuze voor een off-label behandeling in plaats van een geregistreerde toepassing dient voort te komen uit een beoordeling van het individuele belang van de patiënt.

- - **Belang van de officiële productinformatie**

Als er sprake is van off-label gebruik, kan de arts niet afgaan op de beoordeling van het geneesmiddel door de bevoegde autoriteit. De arts neemt als het ware een extra verantwoordelijkheid voor de keuze voor de behandeling. De arts zal rekening moeten houden met waarschuwingen en contra-indicaties die in de officiële productinformatie zijn opgenomen en de risico's af moeten wegen tegen de te verwachten voordelen.

- - **Belang van richtlijnen, standaarden en protocollen**

Artikel 68 van de Geneesmiddelenwet verbindt als voorwaarde aan het off-label gebruik van geneesmiddelen de beschikbaarheid (of toekomstige beschikbaarheid) van protocollen of standaarden. Medische richtlijnen, waaronder ook protocollen en standaarden worden verstaan, zullen met name een rol spelen indien een individuele keuze gemaakt dient te worden tussen een off-label en een on-label toepassing van een geneesmiddel. Indien er geen on-label behandeling bestaat, dient de off-label behandeling vanzelfsprekend op haar eigen merites beoordeeld te worden.

---

8   Overigens zou het niet off-label toepassen van een geneesmiddel, terwijl dat wel medische voordelen boven andere therapieën zou opleveren, tot tuchtrechtelijke (en ook strafrechtelijke of civielrechtelijke) aansprakelijkheid kunnen leiden. Een voorbeeld hiervan is te vinden in de Duitse jurisprudentie: Bundessozialgericht 19 maart 2002, B1 KR 37/00 R; maar ook in de VS: Richard v. Miller, 44 S.W.3d 1, 13 n.11 (Tenn.Ct. App. 2000).

Hoewel medische richtlijnen geen wettelijke kracht hebben, zal een (tucht)rechter die over het gedrag van een arts moet oordelen er veel belang aan hechten. Indien een arts afwijkt van een medische richtlijn, moet hij hiervoor een goede reden aanvoeren. Medische richtlijnen maken immers onderdeel uit van de medisch-professionele standaard. Anderzijds dient geconstateerd te worden dat er een groot verschil bestaat tussen de acceptatie van een artikel door een wetenschappelijk tijdschrift en de positieve beoordeling van de uitkomsten van een klinische proef door de beoordelingsautoriteiten voor de verlening van een handelsvergunning. De redactie van een tijdschrift geeft slechts een oordeel over de kwaliteit van hetgeen ze aangeboden krijgen. Bevoegde autoriteiten dienen alle informatie over een geneesmiddel af te wegen en daarbij gebruik te maken van officiële richtlijnen met betrekking tot methodologie en statistiek. Er blijft dus een groot verschil tussen het opnemen van een toepassing in de officiële productinformatie van een geneesmiddel en de publicatie van wetenschappelijke artikelen in de vakliteratuur, die dan vervolgens worden vertaald naar een medische richtlijn. Hieruit volgt dan ook dat het bestaan van een medische richtlijn niet betekent dat de professionele verantwoordelijkheid stopt op het moment dat een medische richtlijn wordt gepubliceerd. De arts zal een eigen beoordeling moeten maken over de waarde van de medische richtlijn indien het een off-label toepassing van een geneesmiddel betreft. De voorschrijver zal moeten afwijken van een richtlijn indien dat in het belang van de patiënt is. Anders gezegd, een arts kan zich niet zonder meer aan zijn verantwoordelijkheid (en aansprakelijkheid) onttrekken door te wijzen op een medische richtlijn. Om een behandelbeslissing, bijvoorbeeld het off-label voorschrijven van een bepaald geneesmiddel, te kunnen nemen zal de beroepsbeoefenaar zijn literatuur bij moeten houden. Bovendien dient een afgewogen oordeel te worden geveld over de toepasbaarheid van de medische richtlijn op het individuele geval: de patiënt voor wie op dat moment een beslissing genomen moet worden. Ook als er een medische richtlijn beschikbaar is, bestaat er dus altijd een verantwoordelijkheid voor de gebruiker van die richtlijn. Hieraan doet artikel 68 van de Geneesmiddelenwet niets af. Uit het belang dat aan medische richtlijnen wordt gehecht, volgt ook dat op de opstellers van deze richtlijnen een grote verantwoordelijkheid rust: indien de in een richtlijn opgenomen aanbevelingen opgevolgd worden en tot een slecht resultaat leiden, zijn de opstellers daar medeverantwoordelijk voor.

- **Rapportage en geneesmiddelenbewaking**

Een laatste voorwaarde voor off-label gebruik van een geneesmiddel betreft de dossiervorming en controle van de effecten: werking en bijwerkingen. Indien een patiënt off-label behandeld wordt, dient dit nog nadrukkelijker dan normaal gedocumenteerd te worden. De kans dat de werkzaamheid of veiligheid van het geneesmiddel anders is dan verwacht, is immers bij off-label gebruikte geneesmiddelen groter dan bij gebruik volgens de officiële productinformatie. Indien zich een onverwachte of ernstige bijwerking voordoet bij de off-label toepassing, dient deze informatie, ter voorkoming van herhaling, zo spoedig mogelijk gedeeld te worden. Overigens is – net als bij on-label gebruik – de melding van ernstige bijwerkingen bij off-label gebruik van geneesmiddelen verplicht.

9.10 Kernpunten

- Bij klinisch geneesmiddelenonderzoek komen veel ethische beginselen kijken, die onder andere in de Verklaring van Helsinki vastgelegd zijn. De bescherming van proefpersonen vereist een strikt juridisch kader.

- Richtlijn 2001/20/EG is in de Wet medisch-wetenschappelijk onderzoek met mensen geïmplementeerd.
- Belangrijkste voorwaarden voor klinisch onderzoek zijn: vooraf een positief oordeel van een medisch-ethische commissie; geïnformeerde toestemming van de proefpersoon; informatie over verloop van het onderzoek en recht op beëindiging van deelname op ieder moment.
- Juist bij klinisch onderzoek is de bescherming van persoonsgegevens van groot belang. Gebruik van persoonsgegevens is uitsluitend toegestaan na expliciete toestemming van de betrokkene.
- De verstrekking van geneesmiddelen voordat een handelsvergunning verleend is, kan alleen met toestemming van de autoriteiten plaatsvinden. De basis kan zijn *named patient* (toestemming IGZ) of *compassionate use* (toestemming CBG).
- Off-label gebruik van geneesmiddelen is toegestaan met geïnformeerde toestemming van de patiënt, voor zover het aanvaardbaar is (dat wil zeggen geen geregistreerd alternatief en een individuele afweging van de risico's en voordelen) en als voorzien wordt in rapportage en geneesmiddelenbewaking.

9.11 Samenvatting

Dit hoofdstuk beschrijft het juridisch kader dat bij klinisch (geneesmiddelen)onderzoek in acht moet worden genomen. Op het niveau van de EU wordt dit kader gesteld in Richtlijn 2001/20/EG. Deze richtlijn is op nationaal niveau geïmplementeerd in de Wet medisch-wetenschappelijk onderzoek met mensen. Op grond van de Verklaring van Helsinki, verdragsteksten van de Raad van Europa en de internationale ICH-GCP worden voorwaarden aan klinisch onderzoek gesteld. De belangrijkste voorwaarden voor de bescherming van de proefpersoon zijn, dat vooraf een oordeel van een medisch-ethische commissie moet zijn verkregen; dat de proefpersoon vooraf zijn geïnformeerde toestemming heeft gegeven; dat de proefpersoon op de hoogte blijft van de stand van zaken en dat de proefpersoon zich te allen tijde terug kan trekken.

Bij klinisch onderzoek dient de privacy van de proefpersoon goed beschermd te worden. Persoonsgegevens mogen uitsluitend met specifiek daarvoor gegeven toestemming van de proefpersoon worden opgeslagen, bewerkt en gebruikt.

Voor het verstrekken van (nog) niet geregistreerde geneesmiddelen dient altijd toestemming van de autoriteiten verkregen te worden. Ongeregistreerde geneesmiddelen kunnen op individueel verzoek van een zorgverlener verkregen worden. Dit wordt *named patient*-verstrekking genoemd. De IGZ dient hiervoor toestemming te verlenen. Als een geneesmiddel via de gecentraliseerde procedure zal worden toegelaten, kan de sponsor een *compassionate use*-programma voorstellen. Voor een dergelijk programma kan het CBG toestemming verlenen.

Veel geneesmiddelen zijn niet voor alle toepassingen geregistreerd. Soms wordt een geneesmiddel voorgeschreven voor een andere indicatie dan waarvoor de handelsvergunning verleend is. Dit wordt off-label gebruik genoemd. Off-label gebruik is toegestaan onder voorwaarde dat de patiënt er geïnformeerde toestemming voor geeft en dat er geen toegelaten effectieve behandeling beschikbaar is voor de patiënt. Juist bij off-label gebruik is het van groot belang dat de uitkomsten en de eventuele bijwerkingen worden gemeld aan de autoriteiten.

Literatuur

Caspers PWJ, Gijsen R & Blokstram A. Off-label gebruik van geneesmiddelen. Transparantie gewenst. Bilthoven: RIVM, 2007, rapport 370050001.
CCMO. Vergoedingen voor proefpersonen en onderzoekers, september 2009. Te raadplegen via ▶ www.ccmo-online.nl/hipe/uploads/downloads_cato/CCMO-statement%20vergoedingen%20voor%20proefpersonen%20en%20onderzoekers_09-2009.pdf
Centraal Medisch Tuchtcollege 10 februari 1998, TvGR 1998/62 en JGR 2007/42 (m.nt. Lisman).
CHMP. Guideline on compassion use of medicinal products pursuant to Article 83 of Regulation. (EC)No 726/2004. London, 2007. Doc ref EMEA/27170/2006.
Commissie-Meijers. Advies inzake regeling van medisch-wetenschappelijk onderzoek met wilsonbekwamen. Den Haag: Ministerie van VWS, 1995.
Commissie-Doek. Advies medisch-wetenschappelijk onderzoek met kinderen. Den Haag: Ministerie van VWS, 2009.
CRG. Nadere uitwerking art. 16 Gedragscode inzake 'niet-WMO-plichtig' onderzoek. Te raadplegen via ▶ www.cgr.nl/Gedragscode-Geneesmiddelenreclame/Nadere-uitwerking-niet-WMO-plichtig.
Gazarian M, Kelly M, McPhee, JR, Graudins LV, Ward RL & Campbell TJ. 'Off-label use of medicines: consensus recommendations for evaluating appropriateness, *MJA* 2006, 544–8.
NHG, NHG-Standpunt met betrekking tot het 'off label' voorschrijven van geneesmiddelen. Utrecht, 2005.
Richtlijn 2001/20/EG van het Europees Parlement en de Raad van 4 april 2001 betreffende de onderlinge aanpassing van de wettelijke en bestuursrechtelijke bepalingen van de lidstaten inzake de toepassing van goede klinische praktijken bij de uitvoering van klinische proeven met geneesmiddelen voor menselijk gebruik, PB L 121 van 1.5.2001, p. 34–44.
Richtlijn 2005/28/EG van de Commissie van de Europese Gemeenschappen van 8 april 2005 tot vaststelling van beginselen en gedetailleerde richtsnoeren inzake goede klinische praktijken wat geneesmiddelen voor onderzoek voor menselijk gebruik betreft en tot vaststelling van de eisen voor vergunningen voor de vervaardiging of invoer van die geneesmiddelen (PbEU L 91).
ZonMw. Rapport Tweede evaluatie Wet medisch-wetenschappelijk onderzoek met mensen, Den Haag: ZonMw, 2012.

Websites KNMG

▶ www.artsennet.nl
▶ www.ccmo-online.nl
▶ www.cgr.nl/
European Medicines Agency (EMA). ▶ http://www.ema.europa.eu/ema/
▶ www.zonmw.nl

Ethische toetsing van mensgebonden onderzoek naar de werking en het gebruik van (nieuwe) geneesmiddelen

Evert van Leeuwen

10.1 Inleiding – 178

10.2 De opkomst van de ethische toetsing – 178

10.3 Het ethische kader voor toetsing van mensgebonden onderzoek – 180

10.4 De ethische toetsing – 181

10.5 De rechtvaardiging van de toetsing – 184

10.6 Bijzonder kwetsbare proefpersonen – 186

10.7 Nieuwe ontwikkelingen in de ethische toetsing – 187

10.8 Kernpunten – 187

10.9 Samenvatting – 188

Literatuur – 188

10.1 Inleiding

Met de ethische toetsing van mensgebonden onderzoek werd in Nederland een begin gemaakt in de jaren zeventig van de twintigste eeuw. Sinds 1999 is die toetsing geordend door een wettelijk kader (zie ▶ H. 9). In dit hoofdstuk gaat het om de ethische uitgangspunten zoals ze in de praktijk zijn gegroeid en uitgewerkt. Doel van het hoofdstuk is om die ethische principes inzichtelijk te maken en handvatten aan te reiken die nuttig kunnen zijn bij de voorbereiding van een onderzoek en het schrijven van een protocol dat aan een toetsingscommissie kan worden voorgelegd. Er gelden wel enkele beperkingen. Ten eerste beperken we ons tot het onderzoek naar het gebruik van geneesmiddelen. De introductie van *devices*, zoals pacemakers of kunstheupen, valt daarmee buiten het bestek van dit hoofdstuk, evenals de toetsing van het onderzoek met embryo's, stamcellen of gameten. De tweede beperking geldt het verzamelen en opslaan van weefsels en vloeistoffen in het kader van *biobanking*. De ethische toetsing daarvan valt eveneens buiten het bestek van dit hoofdstuk.

10.2 De opkomst van de ethische toetsing

Medische experimenten worden al eeuwenlang verricht. Vierhonderd jaar voor Christus deden natuurfilosofen als Leucippus en Democritus al onderzoek op gebieden als de fysiologie, de embryologie en anatomie. Geneesmiddelenonderzoek is waarschijnlijk al even oud en het gebruik van kruiden, wilgenbast en andere zaken heeft ook meestal een beperkte experimentele achtergrond in de kwakzalverij. In de zeventiende eeuw komt het vak van apotheker als gilde van de grond in steden zoals Rotterdam en Haarlem. In de laatste stad werd al in 1601 verplicht gesteld dat een apotheker niet op het oog, maar met behulp van maat en gewicht de geneesmiddelen moest bereiden. Daarmee begint een wetenschappelijkere benadering van de bereiding van geneesmiddelen, met de keur van het gilde als richtsnoer. Een van de oudste bedrijven in Nederland, C de Koning Tilly in Haarlem, bereidde bijvoorbeeld *de Oprechte Haarlemmerolie*, dat als geneesmiddel echter al snel door de keur van de apothekers werd verworpen.

In de negentiende eeuw wordt de publieke gezondheidszorg opgericht als onderdeel van het napoleontische staatsbestel in Europa. Dan komt er ook staatstoezicht op de toelating, de vervaardiging en het voorschrijven geneesmiddelen. In de late negentiende eeuw ontstaat de farmaceutische industrie en worden geneesmiddelen ontwikkeld op basis van inzicht in de scheikunde, de pathologie en de biologie. Aspirine, heroïne en lithium, dat in *Seven-Up* als geneesmiddel (lithiumcitraat) tegen een kater op de markt werd gebracht, zijn daarvan voorbeelden. Van geen van deze middelen is bekend dat hun werking klinisch-experimenteel met behulp van proefpersonen is onderzocht met ethische toetsing van een protocol, voordat het middel op de markt werd gebracht. Het gildekeur was overigens al door Napoleon afgeschaft.

Toch wordt aan het einde van de negentiende eeuw de eerste stap gezet in de ethische benadering van mensgebonden onderzoek naar de werking van geneesmiddelen. Dat gebeurde in Pruisen, toentertijd een belangrijke staat in het keizerrijk Duitsland. Een ziekte waartegen hoognodig een medicijn moest worden gevonden, was tuberculose, een ziekte die in de snelgroeiende steden met hun slechte hygiëne en luchtvoorziening talloze slachtoffers maakte. Als middel werd tuberculin uitgeprobeerd op gevangenen. In 1891 vaardigde de Pruisische minister van Binnenlandse Zaken een richtlijn uit die verbod om het middel tuberculin tegen de wil van gevangenen aan hen toe te dienen. De voornaamste reden was dat het niet bekend was of de proefpersonen ook baat bij het middel zouden kunnen hebben. Later, in 1900, werd de regelgeving verder uitgebreid tot een wettelijk vereiste van toestemming. Aanleiding was de

10.2 · De opkomst van de ethische toetsing

controverse die was ontstaan over een onderzoek van Albert Neisser, een geniaal en beroemd hoogleraar in de dermatologie en de venerische ziekten. In 1879 had hij als eerste de *Gonococcus* geïdentificeerd als oorzaak van gonorroe. Neisser zocht naar een middel tegen syfilis en ontwikkelde een celvrij serum, in de hoop dat daarin antistoffen tegen de ziekte aanwezig zouden zijn. Tot zijn patiëntenkring behoorden ook acht prostituees, die hij met het serum behandelde. De jongste was tien jaar oud. De vrouwen ontwikkelden syfilis en toen zij erachter kwamen dat de behandeling van Neisser daarvoor weleens de aanleiding zou kunnen zijn, klaagden zij hem aan bij het gerecht. Direct kreeg Neisser ondersteuning van collega-wetenschappers en zelf verklaarde hij dat de patiënten de ziekte wel tijdens de uitoefening van hun beroep zouden hebben opgelopen. Niettemin werd hij in 1900 schuldig bevonden, omdat hij de vrouwen niet om toestemming had gevraagd. Neisser vertrok enkele jaren later naar Java om daar zijn experimenten voort te zetten met apen. Als gevolg van de veroordeling werd regelgeving van kracht die de instelling waarin het mensgebonden experiment plaatsvond, verantwoordelijk stelde voor de uitvoering, zodat de directeur goedkeuring moest verlenen. Daarnaast werd toestemming vereist van de proefpersonen en ten slotte werden kinderen en andere wilsonbekwamen uitgesloten van deelname. In 1931 werden voorts in de Republiek van Weimar richtlijnen van kracht voor de introductie van nieuwe therapieën en voor mensgebonden onderzoek, waarin ook het toestemmingsvereiste werd benadrukt en een onderscheid werd gemaakt tussen het therapeutisch en niet-therapeutisch gerichte onderzoek. In 1932 en 1933 werden de richtlijnen door het naziregime in overleg met de artsenorganisaties weer buiten werking gesteld.

Tijdens de Tweede Wereldoorlog hebben de regimes van nazi-Duitsland en Japan medische experimenten met gevangenen uitgevoerd. Joden, zigeuners, homo's en krijgsgevangenen zijn hiervan het slachtoffer geworden. In een aantal van die experimenten ging het om de ontwikkeling van nieuwe medicijnen, onder andere tegen malaria en met mescaline. Na de Tweede Wereldoorlog werd de Neurenberg Code opgesteld teneinde het medische, mensgebonden onderzoek in de toekomst voor excessen te kunnen behoeden.

Opvallend in de geschiedenis van de eerste helft van de twintigste eeuw is dat de meeste misstanden voortkwamen uit wetenschappelijke interesses of uit staatspolitieke overwegingen. Niet uit winstbejag of persoonlijk gewin. De ethische rechtvaardiging van die interesses en overwegingen zou kunnen zijn dat het risico op het verlies van enkele levens aanvaardbaar werd geacht om de wetenschap verder te brengen, gelet op het overstijgende algemene belang. Die utilistische ethische rechtvaardiging wordt nog altijd gehoord bij het verrichten van mensgebonden experimenten, maar heeft na de Tweede Wereldoorlog haar ethische kracht grotendeels verloren.

Dat verlies aan ethische kracht blijkt vooral uit de Verklaring van Helsinki, die in 1964 voor het eerst is uitgebracht door de World Medical Association. Dit wereldwijde, maar particuliere verbond van artsen brengt de verklaring uit als vervolg op de Code van Neurenberg en onderwerpt haar aan regelmatige vernieuwing en wijziging. De verklaring is speciaal toegespitst op klinische research met mensen. De achtergrond daarvan ligt in de enorme ontwikkeling die het klinisch-wetenschappelijke onderzoek na de Tweede Wereldoorlog heeft gekend, vooral op het gebied van de geneesmiddelen. Terwijl aanvankelijk de productie van geneesmiddelen nog de weg volgde van industriële ontwikkeling, met daarna een aanbod aan de overheden voor registratie, bleek al snel dat klinisch onderzoek als tussenstap noodzakelijk was om de effectieve werking van geneesmiddelen vast te stellen. De introductie van de *randomized controlled clinical trial*, een concept dat al in de negentiende eeuw was ontwikkeld door de filosoof C.S. Peirce, maar in 1948 verder is ontwikkeld en toegepast door onder andere Bradford Hill, bood de noodzakelijke methodologie om de werking van een geneesmiddel zo objectief mogelijk in klinische research aan te tonen. Daarmee kwam dat onderzoek vooral in de handen van klinisch werkzame artsen te liggen. Zij kregen de taak om de effectieve werking van een middel in patiënten aan te tonen voordat het werd geregistreerd. Dat onderzoek kon dan tevens voorkomen dat er middelen op de markt kwamen met onvoorziene bijwerkingen, zoals in de jaren vijftig in Europa nog was gebeurd met thalidomide oftewel softenon. Softenon, dat als slaapmiddel werd geïntroduceerd, bleek al vrij snel na de introductie een teratogeen effect te hebben op de foetus, maar het duurde vier jaar voordat definitief het verband werd gelegd tussen de geboorte van baby's zonder bepaalde ledematen en het gebruik van het slaapmiddel. Met klinisch-wetenschappelijk onderzoek kon dit soort verwachte of onverwachte schadelijke gevolgen bij nieuwe geneesmiddelen in kaart worden gebracht. Voor het verrichten van dat klinische onderzoek was echter geen omschreven kader voor artsen in academische en niet-academische klinieken. De Verklaring van Helsinki beoogde zo'n kader aan te brengen door principes vast te stellen voor het verrichten van klinisch-wetenschappelijk onderzoek. Die principes konden de lacune opvullen tussen de wetenschappelijke ontwikkeling van een product in een laboratorium en het gebruik in de bevolking. Terwijl de overheid verantwoordelijk bleef voor de registratie van een product en de toelating op de markt, werkten farmacie en medische stand voortaan gezamenlijk aan het bewijs van de effectieve werking van een geneesmiddel.

De laatste stap in de opkomst van de ethiek van het mensgebonden onderzoek na de Tweede Wereldoorlog is de regulering door middel van wetgeving. De eerste wet kwam tot stand in de VS. Verschillende kwesties, waaronder het Tuskegee-syfilisonderzoek, gaven aanleiding tot een algemene roep om wetgeving in de turbulente jaren zeventig van de twintigste eeuw. Het Tusgekee-syfilisonderzoek was al in de jaren dertig opgezet door de Amerikaanse overheidsdienst voor publieke gezondheidszorg en beoogde het langetermijnbeloop van syfilis te onderzoeken. De studie werd voortgezet nadat er een afdoend middel tegen syfilis, penicilline, was gevonden. Pas in 1972 werd de studie stopgezet. In 1997 bood president Clinton namens het Amerikaanse volk de proefpersonen verontschuldiging aan. Toen was er al meer dan twintig jaar wetgeving op het terrein van het mensgebonden onderzoek. De *National Research Act* werd in 1974 aangenomen en was het startsein voor de *institutional review boards* (IRB's), die een onafhankelijk oordeel moesten geven over de ethische aanvaardbaarheid van een onderzoeksprotocol en die daarmee de proefpersonen bescherming moesten bieden. In Nederland werden tezelfdertijd, in 1976, de eerste ethische commissies opgericht, aan de medische faculteiten van de Universiteit van Leiden en de Vrije Universiteit in Amsterdam. Later volgden de andere academische ziekenhuizen en de overige ziekenhuizen waarin mensgebonden onderzoek plaatsvond. De achtergrond van die ontwikkeling was mede dat de belangrijkste medische tijdschriften wereldwijd de eis stelden dat het protocol van een studie vooraf door een ethische commissie moest zijn beoordeeld. Alleen in dat geval waren zij bereid om de resultaten te publiceren. In de jaren zeventig werden in Nederland ook voorstellen voorbereid om te komen tot wetgeving. De discussie over de juiste formulering van de wet, met name waar het kwetsbare proefpersonen zoals kinderen en baby's betrof, duurde echter geruime tijd. Pas op 1 december 1999 werd de Wet medisch-wetenschappelijk onderzoek met mensen (WMO) van kracht. De meer dan honderd ethische commissies die op dat moment al actief waren in Nederland, werden daarmee aan wettelijke regels gebonden. In Europa werd in 2001 een richtlijn van kracht die ethische toetsing in de lidstaten verplicht stelde.

10.3 Het ethische kader voor toetsing van mensgebonden onderzoek

Het ethische kader dat in de WMO is vastgelegd voor de toetsing van mensgebonden onderzoek, bestaat voornamelijk uit de volgende onderwerpen: de verplichting tot het informeren van proefpersonen, het vereiste van toestemming, de verzekering van proefpersonen, de kwaliteit van het onderzoek, de afweging van voor- en nadelen voor proefpersonen, en regeling voor personen die jonger zijn dan 18 jaar of die niet in staat zijn zelfstandig toestemming te verlenen.

Voor de beoordeling van de studies die onder de WMO vallen, stelt de wet medisch ethische toetsingscommissies (METC's) in. Deze commissies behoeven erkenning van de Centrale Commissie Mensgebonden Onderzoek, de CCMO. De samenstelling van een METC is wettelijk vastgelegd en behoeft goedkeuring door de CCMO, terwijl de leden van de CCMO door de minister van VWS worden aangesteld. De reglementen, de *standard operating procedures* en de overige werkwijzen van de METC's worden allemaal ter goedkeuring overlegd aan de CCMO. Het besluit van een METC of van de CCMO om een protocol goed te keuren, geldt voor heel Nederland. Daarnaast moet de instelling waar het onderzoek ten dele of in zijn geheel wordt uitgevoerd, zelf beoordelen of ze daarvoor in voldoende mate is toegerust. Dat laatste is vooral van belang voor de wettelijke aansprakelijkheid en de verzekering. De directie van een instelling beslist dus uiteindelijk of het onderzoek in de instelling op ethisch aanvaardbare wijze kan worden uitgevoerd. In de praktijk verzoekt de directie vaak een lokale METC om die beoordeling uit te voeren.

Lang niet elke instelling heeft een eigen METC, en dan moet de instelling op andere wijze tot die goedkeuring besluiten. Het aantal erkende commissies is teruggelopen van meer dan 100 eind twintigste eeuw tot ongeveer 25 in 2012, terwijl er in die periode in meer instellingen mensgebonden onderzoek plaatsvindt. De dubbele procedure, namelijk de goedkeuring van het protocol door de METC en daarna de positieve uitvoerbaarheidsverklaring door de instelling, roept bij onderzoekers vaak ergernis en frustratie op door de procedurele traagheid. Lastiger wordt het nog wanneer er na de goedkeuring additionele eisen worden gesteld aan de uitvoering op verschillende locaties. De onderzoekers kunnen die vertraging echter voorkomen door de uitvoering in de verschillende instellingen goed voor te bereiden en met de leidinggevenden tijdig en uitvoerig te bespreken. Uiteraard kan een protocol ook door een METC worden afgewezen. Meestal gebeurt dat nadat er verschillende pogingen zijn gedaan om tot overeenstemming te komen over noodzakelijke wijzigingen. Soms is aanpassing echter niet mogelijk, bijvoorbeeld wanneer er sprake is van een protocol dat ook internationaal wordt aangeboden. Tegen de afwijzing van een METC kan een onderzoeker of een sponsor van het onderzoek in beroep gaan bij de CCMO. Deze houdt dan een hoorzitting en beslist op grond van de resultaten daarvan of het bezwaar al dan niet is gegrond. Wanneer de CCMO een protocol afwijst, vindt dezelfde procedure plaats, alleen heeft de CCMO dan een dubbelfunctie. Ten slotte is de minister van VWS de uiteindelijke beroepsinstantie.

10.4 De ethische toetsing

Hoe gaat een METC of de CCMO te werk, dat wil zeggen hoe vindt de toetsing plaats?
1. De eerste stap ligt in de erkenning dat het protocol wetenschappelijk gezien deugdelijk is en nieuwe kennis kan opleveren. Nieuwe kennis opleveren staat als het eerste criterium vermeld in de WMO (art 3a). In de praktijk moet dat vernieuwende karakter ruim worden opgevat. Een onderzoeksprotocol dat een geneesmiddel betreft dat reeds is goedgekeurd in een ander land, bijvoorbeeld de VS, waar het overgrote deel van het geneesmiddelenonderzoek plaatsvindt, zal geen absoluut nieuwe kennis opleveren, maar wel kennis die nieuw is voor de Nederlandse situatie. Daarom kan zo'n protocol toch voldoen aan het wettelijke criterium. Een experiment dat in Korea tot opzienbarende resultaten heeft geleid, kan in Nederland worden herhaald om te bezien of de uitkomsten hetzelfde zijn. Het nieuwe zit dan besloten in de bevestiging van het eerder behaalde resultaat.

2. Het onderzoeksprotocol moet wetenschappelijk deugdelijk zijn (art 3b, 3c, 3d). Het adagium in dit geval is dat mensen beschermd moeten worden tegen slecht opgezet wetenschappelijk onderzoek. In de praktijk is het lastig te definiëren wat onder slecht wetenschappelijk onderzoek moet worden verstaan. Hiervoor is een analyse nodig van de methodologische opzet en uitwerking. Daaraan besteedt de commissie dan ook veel aandacht. De groepsgrootte in relatie tot de uitkomstmaten, de definitie van de uitkomstmaten, het ontwerp van de statistische analyse, de inclusie- en exclusiecriteria, al deze onderwerpen passeren de revue bij de methodologische beschouwing. Kritiek op de methodologie van het protocol kan soms tot heftige reacties leiden bij de onderzoekers die het protocol hebben opgesteld. Toch leidt de onderhandeling over de methodologische vragen meestal tot veranderingen in het protocol waarvan ook de onderzoekers erkennen dat het verbeteringen betreft. Dat laatste is alleen moeilijk bij protocollen die ook buiten Nederland worden aangeboden. Een verandering van het protocol die alleen in Nederland geldt, kan dan leiden tot ongelijkwaardige resultaten, zodat de Nederlandse studie waardeloos wordt. Dat levert dan een moeilijke afweging op voor een METC, waarbij het belang van het internationale protocol wordt gewogen tegen dat van de voorgestelde verbeteringen.

3. Is de methodologie akkoord bevonden, dan is de volgende afweging die van de voor- en nadelen voor de proefpersoon. Er kunnen twee soorten nadelen voor de proefpersoon zijn: de risico's die deelname kan opleveren, en de belasting die deelname kan betekenen. *Risico's* kunnen medische handelingen betreffen, zoals extra bloedafnames, chirurgische ingrepen of onderzoekingen binnen het lichaam. Ook bepaalde kennis, bijvoorbeeld over een genetische aanleg of de aanleg voor een later in het leven optredende ziekte, kan daartoe behoren. Risico's betreffen ook de mogelijke ongewenste werkingen van een middel dat wordt toegediend. Alle geneesmiddelen hebben ook mogelijke bijwerkingen en veel onderzoek is er juist op gericht om die bijwerkingen zichtbaar te maken. Doet een ernstig risico dat men niet verwacht of bijna niet verwacht zich toch voor, dan spreekt men van een *serious adverse event* (SAE) of een *suspected unexpected serious adverse event* (SUSAR). Dergelijke gebeurtenissen moeten direct worden gemeld aan de METC en aan de CCMO en worden opgenomen in het productdossier.

De *belasting* van de deelname aan een onderzoek kan onder meer bestaan uit het ondergaan van extra onderzoeken, het afstaan van extra bloed of lichaamsvocht, het vaker naar het ziekenhuis moeten gaan voor controles en het invullen van vragenlijsten. Tegenover dergelijke nadelen horen voordelen te staan. Die voordelen kunnen allereerst therapeutisch van aard zijn. De deelnemende patiënt geneest bijvoorbeeld mogelijk beter of eerder van een kwaal, of krijgt door het nieuwe middel mogelijkerwijs een hogere kwaliteit van leven omdat bepaalde bijwerkingen achterwege blijven. De deelnemer hoeft echter niet altijd een direct therapeutisch effect te verwachten. Bij gerandomiseerd onderzoek zal een deel van de deelnemers de behandeling krijgen die tot op dat moment gezien wordt als de standaard. Is er geen bekende standaardbehandeling, dan kan dat ook een behandeling met een placebo zijn. In dat geval ondergaat de patiënt wel de belasting die is verbonden met het protocol, maar kan er geen voordeel van verwachten. Verder is niet elk onderzoek van therapeutische aard. Een onderzoek kan ook een wetenschappelijke inslag hebben waarvan verwacht wordt dat die op langere termijn kan resulteren in betere behandelingen. Voor de deelnemende patiënt is er dan geen direct voordeel te verwachten, maar in de toekomst wel voor patiënten die aan dezelfde aandoening lijden. Dat voordeel moet dan worden afgewogen tegen de risico's en belasting die de huidige deelnemer zal ondergaan. Een bijzonder geval hiervan betreft het zoeken naar nieuwe geneesmiddelen tegen kanker of neurologische ziekten, als alzheimer en parkinson. Veel van deze middelen zijn toxisch, niet alleen voor tumoren, maar ook voor de rest van het lichaam. Om de maximaal tolereerbare dosis te bepalen is dan een speciale onderzoeksopzet nodig waarbij de deelnemer steeds zieker wordt van de toxiciteit en daarvan zelfs onomkeerbare schade kan oplopen, terwijl er voor de proefpersoon geen bekend voordeel is in de vorm van genezing of verbetering. Dergelijk fase-I-onderzoek vergt van een commissie een uitvoerige afweging, die vaak gepaard gaat met langdurig overleg. Uiteindelijk moeten de verhouding tussen risico en voordeel (*risk/benefit-ratio*) en tussen belasting en voordeel (*burden/benefit*) leiden tot een positief resultaat wil een protocol worden goedgekeurd. Risico's en belasting moeten met andere woorden voldoen aan een *eis van proportionaliteit* ten opzichte van de doelen van het onderzoek.

4. De vierde stap betreft de wijze waarop de proefpersonen worden geïnformeerd en waarop hun om toestemming wordt gevraagd. De schriftelijke toestemming is een wettelijk vereiste en om daaraan te voldoen moet de proefpersoon schriftelijk en mondeling worden geïnformeerd. Die schriftelijke informatie moet helder, begrijpelijk, eerlijk, betrouwbaar en zo neutraal mogelijk zijn.
   Begrijpelijk en helder betekent dat medisch jargon moet worden vermeden en dat de schrijfstijl begrijpelijk moet zijn voor de gemiddelde Nederlander. Aan die twee voorwaarden is in de praktijk niet altijd makkelijk te voldoen, want de aard van het onderzoek kan al lastig aan een leek zijn uit te leggen. Vandaar dat mondelinge toelichting en een dialoog waarin de proefpersoon alle gelegenheid krijgt om vragen te stellen van groot belang zijn bij een goede voorlichting en informatieverschaffing.
   Eerlijk betekent dat de onderzoekers als ze informatie geven geen zaken mogen weglaten of verdoezelen. Ze moeten bij voorkeur geen verkleinwoorden gebruiken en ze mogen bijwerkingen of belasting niet bagatelliseren en al evenmin de mogelijke voordelen te rooskleurig voorstellen.
   Betrouwbaar betekent dat alle informatie correct is weergegeven en dat de proefpersoon daarop zo nodig kan terugvallen. Telefoonnummers moeten actueel zijn, betrokken onderzoekers en hulpverleners moeten bereikbaar zijn, zoals staat aangegeven.
   Neutraliteit ten slotte betekent dat aan alle aspecten evenveel aandacht wordt besteed, inclusief de positie van de proefpersoon in het onderzoek, zodat de proefpersoon een goede afweging ter zake van de deelname kan maken. Wanneer voor het experiment actief mensen worden geworven, dan wordt de procedure daarvoor eveneens op zijn neutrale aspecten getoetst.

5. Ten slotte controleert de METC zaken die te maken hebben met bijvoorbeeld de tussentijdse controles op de voortgang van het experiment, het voortijdig stoppen van het experiment, de vrijheid van de onderzoekers om de resultaten te publiceren, de financiële tegemoetkoming aan de onderzoekers en aan proefpersonen, en de daadwerkelijke mogelijkheden om zich terug te trekken.
   Bij onderzoeksvoorstellen waaraan veel centra en veel proefpersonen deelnemen, of waarvan verwacht mag worden dat de inclusie slechts langzaam zal verlopen, is de instelling van een speciale *data safety monitoring board*, die tussentijds controleert of het experiment naar verwachting verloopt, van praktisch belang. Deze board kan ook onverwachte tegenvallers, de SAE's en SUSAR's, controleren om te bezien of er niet te veel onverwachte tegenvallers zijn.
   Wanneer een experiment voortijdig gestopt dient te worden, kan dat van tevoren al worden vastgelegd in zogenaamde *stopping rules,* die aangeven dat het experiment in een bepaalde omstandigheid niet meer tot een onomstotelijke uitkomst kan leiden. Die *stopping*

rules zouden echter ook gebruikt kunnen worden om te voorkomen dat voor de sponsor ongewenste resultaten worden geproduceerd, terwijl dat wetenschappelijk gezien juist wel weer relevante resultaten kunnen zijn. Ook daarover moet de METC zich dan een oordeel aanmeten.

Voor de publicatie van de resultaten geldt dat die onafhankelijk moet zijn van de sponsor. Ook moet er duidelijke inbreng zijn van de onderzoekers bij de totstandkoming van de resultaten en moet het mogelijk zijn dat onderzoekers resultaten publiceren zonder mandaat van de sponsor.

De financiële tegemoetkoming van de onderzoekers heeft als belang dat duidelijk moet zijn dat de onderzoekers onafhankelijk van de sponsor van het onderzoek blijven. Die kwestie is in het algemeen uiterst ingewikkeld en leidt slechts zelden tot kritische opmerkingen of een afwijzing door een METC. Dat geldt ook voor de financiële tegemoetkoming aan de proefpersoon. De proefpersoon moet compensatie krijgen van de kosten die voor de deelname worden gemaakt, zoals reiskosten, maar kan als het geen patiënt betreft daarboven een vergoeding voor de deelname krijgen die past bij de geleverde inspanning zonder dat er sprake is van een wervend karakter. Ook dat laatste is soms moeilijk hard te maken voor een ethische commissie en vergt daarom soms heel wat discussie.

10.5 De rechtvaardiging van de toetsing

Op welke ethische beginselen is de toetsing nu eigenlijk gebaseerd? Veel onderzoekers ervaren in het begin ergernis wanneer zij kritische vragen ontvangen van een METC. De bemoeienis wordt dan in twijfel getrokken en soms wordt er zelfs uitgebreid tegen geprotesteerd, alsof het een vorm van oneigenlijke bevoogding betreft. Daarom is inzicht in de rechtvaardiging van de ethische toetsing van belang.

De eerste en tweede stap, die van het vaststellen van de deugdelijkheid van een onderzoeksprotocol en het nieuwe inzicht dat de resultaten kunnen opleveren, hebben onmiskenbaar een paternalistische dimensie. Ervan uitgaande dat biomedisch wetenschappelijk onderzoek niet voor iedereen direct toegankelijk of begrijpelijk is, is het de taak van de METC om een *peer review* uit te voeren op de deugdelijkheid, zodat de inzet van proefpersonen maximaal profijt oplevert. Die peer review heeft een controlerend aspect, maar vindt verder interdisciplinair plaats, met het oog op de kwaliteit van het onderzoeksprotocol. De ethische motivering daarvoor ligt in de hippocratische traditie met de twee principes: breng vooralsnog geen schade toe en streef naar de best mogelijke behandeling van de patiënt/proefpersoon. Die traditie kende wel degelijk een controlerend element in het gezag van de leermeester en het hooghouden van het vertrouwen in de medische stand. Redenen om dat zeker ook te doen bij biomedisch onderzoek. Probleem is hierbij dat er verschillende stromingen en opvattingen leven onder onderzoekers over methodologie en de uitvoering van onderzoek. Dat kan aanleiding zijn tot diepgaande verschillen van mening die niet zijn terug te voeren op het belang van proefpersonen, maar die een theoretischer karakter hebben. In die gevallen hoort een METC prudent om te gaan met de beoordeling van de methodologie en de algemene gangbaarheid daarin mee te wegen.

De rechtvaardiging van de derde stap is lastiger: daarin wordt schade voor de proefpersoon afgewogen tegen mogelijk voordeel. Die schade moet zo veel mogelijk worden beperkt, maar is niettemin soms onvermijdelijk. Bijvoorbeeld wanneer de standaardbehandeling niet op duidelijke gronden is gebaseerd en er daarom toch ook een placebogroep wordt ingesteld. Proefpersonen wordt dan een mogelijk positieve behandeling onthouden wanneer zij geloot hebben

10.5 · De rechtvaardiging van de toetsing

voor de placebogroep. Ook kan er door een experimenteel middel schade aan de proefpersoon worden toegebracht, terwijl de bedoelde positieve werking uitblijft, bijvoorbeeld omdat het meest geschikte adjuvans nog niet is gevonden. Hoe kan dergelijke schade worden verantwoord naar de proefpersoon en naar de samenleving? In de negentiende eeuw werd die vraag nog afgedaan met de belofte van de vooruitgang van de wetenschap en het heil dat daaraan voor de mensheid was verbonden. Claude Bernard bijvoorbeeld verdedigde het standpunt dat vooruitgang niet zonder offers kon worden bereikt. In de twintigste eeuw werd een andere uitweg gekozen, nadat het algemeen belang in diskrediet was geraakt: de rechtvaardiging werd gelegd bij de vrijwilligheid van de deelname. Dat die vrijwilligheid niet zonder problemen was, vertelt de geschiedenis van Andrew Ivy, die als getuige bij de processen van Neurenberg de vrijwilligheid van deelnemers benadrukte, terwijl hij ondertussen het zogenaamde *Green report* schreef over malaria-experimenten met Amerikaanse gevangenen. Zijn bewering dat het rapport al door een commissie was aanvaard, bleek later een misleiding te zijn. Toch is na de Tweede Wereldoorlog de vrijwillige deelname algemeen aanvaard als de rechtvaardiging van de schade die een proefpersoon kan oplopen tijdens een experiment. Is die rechtvaardiging terecht? In de ethiek van mensgebonden onderzoek wordt aangenomen dat die aanname van vrijwilligheid voldoet wanneer de proefpersoon volledig is geïnformeerd, de mogelijke schade tot het meest noodzakelijke risico wordt beperkt en kan worden afgewogen tegen reële voordelen die kunnen worden afgeleid uit de resultaten van het onderzoek. Die voordelen hoeven echter niet toe te komen aan de proefpersoon, maar mogelijk wel aan patiënten die lijden aan dezelfde ziekte.

De vraag die dan overblijft ligt in de vierde stap: kan een proefpersoon in vrijheid het besluit nemen om deel te nemen aan een onderzoek waarvan hij mogelijk schade zal ondervinden, terwijl voordelen uitblijven? Het antwoord op die vraag ligt in het respect voor de keuze die iemand maakt op basis van een redelijke afweging van alle informatie die hij tot zijn beschikking heeft. Dat respect voor de autonomie van een individueel persoon is daarmee geworden tot de ethische rechtvaardiging van de vrijwillige deelname aan een experiment. De commissie dient erop toe te zien dat die redelijke afweging ook daadwerkelijk mogelijk en haalbaar is op grond van de aangeboden informatie. En dat de proefpersoon in alle vrijheid een besluit heeft kunnen nemen. Bij kwetsbare personen – kinderen, mensen die het bewustzijn hebben verloren, psychiatrische patiënten, bejaarden die aan dementie lijden en mensen die anders verstoken blijven van medische hulp – is het de vraag of zij wel in zo'n situatie van vrijheid verkeren. Die groepen worden daarom anders beoordeeld in de toelating tot de toestemmingsprocedure. Dat wordt in ▶ par. 10.6 behandeld. Hier geldt echter eerst de vraag of die vrijheid en die mogelijkheid tot redelijke afweging ook voldoende zijn als ethische rechtvaardiging. Die vrijheid en de redelijke afweging zijn noodzakelijk om te kunnen spreken van vrijwillige deelname, maar voldoen zij ook als rechtvaardiging voor het toebrengen van schade? Het antwoord op deze vraag is bevestigend wanneer de proefpersoon bewust de bereidheid heeft het bekende risico op schade ook te lopen. En wanneer de uitvoerder van het onderzoek een verzekering heeft afgesloten voor het geval zich een onverwachte tegenvaller voordoet. Opvallend in deze is dat veel patiënten inderdaad bereid zijn om dat risico als proefpersoon te lopen om daarmee vooruitgang van de geneeskunde tot stand te helpen brengen. Die bereidheid berust op een gevoel van solidariteit en liefdadigheid die aandacht en respect verdient van onderzoekers, zonder daarvan misbruik te maken. Een volgende vraag is dan of een dergelijke inzet voor de vooruitgang van de wetenschap van elke patiënt mag worden verwacht. Soms wordt zo'n inzet verdedigd omdat de gangbare behandeling ook tot stand is gekomen door de bereidheid van vroegere deelnemers aan experimenten. Toch tast die verdediging de vrijwilligheid van deelname aan en dan keert het oorspronkelijke probleem terug, namelijk of iemand in een experiment wel schade mag worden toegebracht. Om die reden moet worden toegestaan dat een patiënt niet wil deelnemen. De vraag is tenslotte of er geen uitzonderingssituaties kunnen bestaan, bijvoorbeeld in het geval van onbekende dodelijk ziekten met een zeer besmettelijk karakter, waarbij het belang van de bevolking toch kan afdwingen dat individuen moeten meedoen aan experimenten. Die vraag was reëel in de tijd van Claude Bernard, toen infectieziekten nog niet konden worden bestreden en zij wordt wellicht weer actueel wanneer antibiotica niet meer effectief blijken te zijn, of wanneer zich epidemieën voordoen met een op dat moment onbekende achtergrond of beloop, zoals bij de vogelgriep het geval leek te zijn en zoals ook bij andere virussen, bijvoorbeeld het marburgvirus of het ebolavirus, zou kunnen gebeuren. Andere onbekende risico's voor de bevolking liggen op het terrein van deeltjes van eiwitten, zoals prionen, die een plotselinge ziekte-uitbraak kunnen forceren (gekkekoeienziekte).

Samengevat ligt de ethische rechtvaardiging van de deelname van proefpersonen in de vrije zelfbeschikking die is gebaseerd op volledige informatie over een wetenschappelijk verantwoord en beargumenteerd protocol dat de hippocratische beginselen om ieder individu zoveel mogelijk wel te doen en schade zoveel mogelijk te beperken, in acht neemt.

10.6 Bijzonder kwetsbare proefpersonen

In de medische toetsing krijgen bijzonder kwetsbare proefpersonen extra aandacht. Daarbij spelen twee zaken een rol die al eerder zijn opgemerkt: het onderscheid tussen therapeutisch en niet-therapeutisch onderzoek en het gegeven dat proefpersonen in staat zijn geheel vrijwillig een redelijke afweging te maken van hun belangen ter zake. Het onderscheid tussen therapeutisch en niet-therapeutisch onderzoek is in de Nederlandse wetgeving omschreven als de voorwaarde dat deelname aan het onderzoek de proefpersoon ten goede kan komen. Is dat het geval, dan volstaat in de meeste gevallen waarbij er sprake is van kwetsbare proefpersonen dat een vervangende toestemming mogelijk is door een wettelijk vertegenwoordiger of een naaste. Wordt aan die voorwaarde niet voldaan, dan is de wet strenger. Eigenlijk is het onderzoek dan niet toegestaan, behalve in die gevallen dat de belasting en het risico minimaal en verwaarloosbaar zijn en dat het onderzoek niet anders dan bij die kwetsbare groep kan worden uitgevoerd. Die strenge eis heeft sinds de invoering van de wet al heel wat hoofdbrekens opgeleverd voor de ethische toetsing en onderzoek onmogelijk gemaakt dat in andere Europese landen wel kon worden uitgevoerd. Wat is er aan de hand?

Ten eerste is er sprake van een tendensverandering in het onderzoek naar nieuwe geneesmiddelen. Enkele decennia geleden ging men er nog wel vanuit dat na de introductie van een nieuw geneesmiddel bij volwassenen van middelbare leeftijd (tussen de 20 en 60 jaar), de dosering voor kwetsbare groepen zoals kinderen, psychiatrische patiënten en ouderen met comorbiditeit, wel van die dosering kon worden afgeleid. Sinds het begin van de eenentwintigste eeuw wordt echter gezocht naar nieuwe geneesmiddelen die specifiek bedoeld zijn voor die kwetsbare groepen, zoals behandelingen voor leukemie bij kinderen en voor de ziekten van Alzheimer en Parkinson bij ouderen. Fase-I-onderzoek, waarbij er nog geen sprake kan zijn van een doelgerichte therapeutische werking maar wel van toxiciteit, is dan ook geïndiceerd voor middelen die gericht zijn op die speciale groepen, maar is in feite wettelijk in Nederland niet toegestaan. De ethische afweging die op de achtergrond van de WMO staat, namelijk dat bijzonder kwetsbare groepen extra bescherming verdienen en dat die groepen niet onnodig in klinisch onderzoek moeten worden betrokken, is bij dergelijk onderzoek niet op zichzelf doorslaggevend. Op basis van die afweging alleen wordt de vooruitgang in de behandeling van de ziekten waaraan die kwetsbare groepen lijden onmogelijk, zodat de proefpersonen ook mogelijke verbeteringen wordt onthouden. Minimale belasting en verwaarloosbaar risico stellen derhalve een te strenge eis aan onderzoek dat op termijn in het belang kan zijn voor de proefpersonen en voor patiënten die tot dezelfde kwetsbare groep behoren. De vraag is dan welke ethische afweging nodig is om enerzijds tegemoet te komen aan de extra bescherming voor de kwetsbare groepen en anderzijds aan de noodzaak om onderzoek te doen dat niet direct therapeutisch van aard is, maar wel noodzakelijk om op termijn tot therapeutische verbetering te komen. Het debat over die ethische afweging is in Nederland nog niet afgerond, maar beweegt zich in de richting van een nadere bepaling van die risico's en vormen van belasting die aanvaardbaar kunnen zijn in verhouding tot de winst die met de resultaten van het onderzoek mogelijk kunnen worden bereikt.

Is er in deze gevallen ook ruimte voor vrijwillige toestemming? Wel bij kwetsbare groepen van ouderen, psychiatrische patiënten of mensen met comorbiditeit die overigens wilsbekwaam zijn om over deelname te beslissen. Voor kinderen en voor mensen met beperking van hun verstandelijke vermogens geldt evenwel dat zij niet zelfstandig kunnen beslissen. De vervangende toestemming is in die gevallen altijd een lastige kwestie voor ethische beoordeling, omdat uit onderzoek blijkt dat degene die de vervangende toestemming moet geven daarbij vaak een eigen beoordeling laat meewegen. Vooral voor jonge kinderen die op basis van de diagnose van congenitale afwijkingen, die naar voren kan komen bij de hielprik of ander onderzoek voor en vlak na de geboorte, is deelname aan onderzoek naar nieuwe behandelvormen daarmee vooralsnog een precaire zaak die zorgvuldige ethische afweging verdient.

10.7 Nieuwe ontwikkelingen in de ethische toetsing

Het geneesmiddelenonderzoek zelf zal in de komende jaren verder evolueren. Daarmee zal ook de ethische toetsing veranderen. De trend naar *personalized medicine* is daarvan al een voorbeeld. Het geneesmiddel wordt in *personalized medicine* zoveel mogelijk afgestemd op de individuele patiënt. De vraag is dan in welke mate er sprake is van een experiment dat toetsing en *peer review* zou vereisen. Hetzelfde geldt voor *advanced therapy medicinal products* (ATMP's), zoals cellen die van de patiënt worden afgenomen, dan op speciale wijze worden voorbereid en ten slotte, levend of niet, weer in de patiënt worden teruggebracht. In hoeverre is daarbij sprake van een experiment dat vooraf moet worden beoordeeld? Ook zullen er wellicht nieuwe *devices* worden ontwikkeld die niet zoals bestaande geneesmiddelen zijn gebaseerd op biochemisch inzicht, maar op nanotechnologie. Moet daarvoor hetzelfde toetsingsregime gelden?

10.8 Kernpunten

- Ethische toetsing richt zich op de kwaliteit van het onderzoeksprotocol. Die kwaliteit wordt getoetst door middel van *peer review* die is gericht op de nieuwe kennis die uit het onderzoek naar voren kan komen, de methodologie die wordt beschreven en de selectie van de proefpersonen.
- Ethische toetsing richt zich op de aanvaardbaarheid van de risico's en de belasting voor de deelnemende proefpersonen aan het onderzoek. Die aanvaardbaarheid wordt vastgesteld als een vorm van proportionaliteit ten opzicht van de doelen van het onderzoek.
- Ethische toetsing richt zich voorts op de deelname op basis van vrijwilligheid en de redelijke afweging die de proefpersoon kan maken van zijn belang ter zake. Volledige, begrijpelijke en betrouwbare informatie is daarvoor een vereiste.

- In geval van kwetsbare proefpersonen is extra aandacht vereist voor de risico's en belasting waaraan de proefpersoon wordt blootgesteld.
- Ethische toetsing richt zich ten slotte op de transparantie van het onderzoek voor de wetenschappelijke omgeving en voor de samenleving in de wijze waarop de uitvoering ter hand wordt genomen en de resultaten zullen worden kenbaar gemaakt.

10.9 Samenvatting

Ethische toetsing van mensgebonden onderzoek is een multidisciplinaire activiteit met de inzet van verschillende vormen van expertise. Bij de toetsing komen inhoudelijke aspecten naar voren die te maken hebben met de kwaliteit van het voorgenomen onderzoek, ethische aspecten die te maken hebben met risico's, belasting en bejegening van proefpersonen en ethische toetsing van de publieke kanten van het onderzoek. Ethiek is mensenwerk en de toetsing vergt complexe afwegingen die niet in een algoritme kunnen worden ondergebracht. Debat over de inhoudelijke aspecten van de toetsing en over de procedures blijft derhalve noodzakelijk. De METC's zijn in Nederland verenigd in de NVMETC die als platform dat debat probeert te organiseren.

Literatuur

Altman LK. Who goes First. Berkeley: UCP, 1998.
Have HAMJ ten, Meulen RHJ ter, Leeuwen E van. Medische Ethiek, vierde druk. Houten: Bohn Stafleu van Loghum, 2013.
Schneider RU. Bizarre Wetenschap. Rijswijk: Elmar. Leuven: Van Halewijck, 2006.
Vollmann J. Winau R. Nuremburg doctors' trial. BMJ 1996;313:1445-9.

Websites

▶ www.ccmo.nl
▶ www.ema.europa.eu
▶ www.clinicaltrials.gov
▶ www.nvmetc.nl

Informatie en reclame over geneesmiddelen

Marie-Hélène Schutjens en Mirjam de Bruin

11.1 Inleiding – 191

11.2 Definities: reclame, gunstbetoon, beroepsbeoefenaren, publiek – 191

11.3 Het juridische kader: wetgeving en zelfregulering – 192

11.4 Toezicht – 192

11.5 Het onderscheid tussen informatie en reclame – 193

11.6 Regels voor reclame – 194
11.6.1 Verbod reclame voor ongeregistreerde geneesmiddelen – 194
11.6.2 Overeenstemming met SmPC – 194
11.6.3 Verbod niet-objectieve voorstelling en misleidende reclame – 195
11.6.4 Onderbouwing – 195
11.6.5 Minimale inhoud – 196
11.6.6 Overige eisen – 196

11.7 Regels voor informatie – 197

11.8 Regels voor gunstbetoon – 197
11.8.1 Geschenken – 198
11.8.2 Dienstverlening – 198
11.8.3 Gastvrijheid – 199
11.8.4 Sponsoring – 200

11.9 Transparantie – 201

11.10 Niet-WMO-plichtig onderzoek – 201

11.11 Kernpunten – 202

11.12 Samenvatting – 202

Literatuur – 203

11.1 Inleiding

In dit hoofdstuk wordt ingegaan op de regels voor communicatie over geneesmiddelen, waarbij communicatie uiteenvalt in twee categorieën: informatie en reclame.

Geneesmiddelen en informatie zijn nauw aan elkaar gekoppeld. Zo is het gebruik van een geneesmiddel onmogelijk zonder goede informatie over indicatiegebied, dosering, contra-indicaties en dergelijke. De SmPC (*summary of product characteristics*, zie ▶ H. 5) vormt daarvoor de basis; de bijsluiter is daar als het ware een afgeleide van.

Geneesmiddelen worden in het algemeen door commerciële partijen, zoals farmaceutische bedrijven, op de markt gebracht. Er wordt dus ook reclame voor gemaakt. Reclame maken voor geneesmiddelen, en in algemene zin de beïnvloeding van artsen, apothekers en patiënten, ligt gevoelig. Eens in de zoveel tijd laait de discussie op over bijvoorbeeld de wenselijkheid dat de farmaceutische bedrijven nascholingen van artsen sponsoren, apothekers betaald worden voor diensten zoals deelname aan adviesraden en de wijze waarop geneesmiddelen in advertenties worden aangeprezen.

Reclame voor geneesmiddelen is niet verboden. Beïnvloeding is dus toegestaan, maar deze mag niet ongewenst zijn. Ongewenst is wanneer de keuze voor een geneesmiddel niet op rationele en objectieve gronden wordt gemaakt, maar is ingegeven door onjuiste informatie dan wel andere financiële prikkels (gunstbetoon). De regels voor geneesmiddelenreclame hebben als doel dat te voorkomen. Daarnaast gelden er ook regels voor (non-promotionele) informatie over geneesmiddelen.

11.2 Definities: reclame, gunstbetoon, beroepsbeoefenaren, publiek

De Geneesmiddelenwet (Gnw) kent een zeer brede definitie van reclame:

》 'Elke vorm van beïnvloeding met het kennelijke doel het voorschrijven, ter hand stellen of gebruiken van een geneesmiddel te bevorderen, dan wel het geven van de opdracht daartoe.' (Gnw art 1, lid 1, onder xx) 《

Uit dit artikel volgt dat het 'elke vorm van beïnvloeding' onder reclame valt. Dit betekent niet alleen reclame in traditionele zin (advertenties, folders), maar ook elke andere vorm van beïnvloeding die erop gericht is om te bevorderen dat geneesmiddelen worden voorgeschreven, ter hand gesteld of gebruikt. Dit valt onder wat de wet 'gunstbetoon' noemt:

》 'Het in het vooruitzicht stellen, aanbieden of toekennen van geld of op geld waardeerbare diensten of goederen met het kennelijke doel het voorschrijven, ter hand stellen of gebruiken van een geneesmiddel te bevorderen.' (Gnw art, 1 lid 1, onder zz) 《

In beide definities wordt het woord 'kennelijk' gebruikt. Dit betekent dat er zelfs sprake is van reclame of gunstbetoon wanneer het aannemelijk is dat bepaald gedrag bevorderen inderdaad het doel van een handeling is. Het maakt de definitie van zowel reclame als gunstbetoon zeer ruim en dus snel van toepassing.

Een van de belangrijkste regels voor geneesmiddelenreclame is dat voor receptplichtige geneesmiddelen reclame gericht op het publiek verboden is. Reclame voor dergelijke geneesmiddelen is uitsluitend toegestaan als ze zich richt tot de beroepsbeoefenaren. Wie als beroepsbeoefenaar in het kader van geneesmiddelenreclame worden beschouwd, is vastgelegd in artikel

82 Gnw. Kort samengevat gaat het om iedereen die wettelijke bevoegd is om geneesmiddelen voor te schrijven dan wel ter hand te stellen: artsen, apothekers, tandartsen, verloskundigen, apothekersassistenten, drogisten en – sinds kort – verpleegkundig specialisten, physician assistants en bepaalde groepen gespecialiseerde verpleegkundigen (oncologie, diabetes en long). Alle andere zorgaanbieders of behandelaren vallen in de categorie 'publiek'.

Het onderscheid tussen receptplichtige geneesmiddelen (UR-geneesmiddelen) en geneesmiddelen die zonder recept verkrijgbaar zijn, is ook van belang tegen de achtergrond van het genoemde verbod. Bij de eerste categorie geneesmiddelen is het de arts die het recept uitschrijft en dus de keuze maakt – als het goed is in overleg met de patiënt. Geneesmiddelen die zonder recept verkrijgbaar zijn, kan de patiënt of consument bij de apotheek, de drogist of bepaalde winkels kiezen en kopen. Men spreekt hier wel over UA, UAD en AV-geneesmiddelen. Het besluit over deze indeling wordt bij het verlenen van de handelsvergunning genomen door het College ter beoordeling van Geneesmiddelen.

11.3 Het juridische kader: wetgeving en zelfregulering

Geneesmiddelenreclame is in wet geregeld. De Geneesmiddelenwet kent een apart hoofdstuk over geneesmiddelenreclame (hoofdstuk 9). Dit hoofdstuk bestaat uit veertien artikelen (artikel 82 t/m 96) die in algemene zin de hoofdregels bevatten. De regels over gunstbetoon zijn voorts uitgewerkt en concreet gemaakt in de Beleidsregels gunstbetoon. Deze beleidsregels zijn opgesteld door het Ministerie van VWS. De wettelijke regels die in Nederland gelden voor geneesmiddelenreclame zijn overigens afgeleid uit titel VIII van de Europese richtlijn 2001/83/EG. Deze richtlijn is in Nederland geïmplementeerd in de Geneesmiddelenwet. De Europese oorsprong van deze regels betekent dat in alle landen van de EU vergelijkbare regels gelden.

Voor de praktijk is naast de Geneesmiddelenwet ook de zelfregulering van groot belang. In 1999 is de Stichting Code Geneesmiddelenreclame (CGR) opgericht door alle bij de geneesmiddelenvoorziening betrokken partijen (industrie, apothekers en artsen). Deze stichting heeft een gedragscode vastgesteld: de CGR Gedragscode Geneesmiddelenreclame (CGR-code). Deze code – en de daarbij horende richtlijnen en nadere gedragsregels – heeft specifiek betrekking op de geneesmiddelenreclame gericht op de beroepsbeoefenaren en bevat concrete uitwerkingen voor de praktijk over onderwerpen als: reclame, gastvrijheid, geschenken, sponsoring en honorering voor dienstverlening. Sinds 2011 kent de CGR ook regels voor geneesmiddeleninformatie.

Voor geneesmiddelen die zonder recept verkrijgbaar zijn, is er een aparte Code voor de Publieksreclame voor Geneesmiddelen (CPG). De CPG is evenals de CGR-code een door de branche opgestelde, zelfregulerende code en maakt integraal onderdeel uit van de CGR-code. De zelfregulerende instantie is de Keuringsraad Openlijke Aanprijzing Geneesmiddelen (Keuringsraad KOAG/KAG), die nauw samenwerkt met de CGR.

11.4 Toezicht

Het toezicht op de wettelijke regels voor geneesmiddelenreclame is in handen van de Inspectie voor de Gezondheidszorg (IGZ). De Inspectie kan maatregelen opleggen wanneer de regels van de wet worden overtreden. Bij geneesmiddelenreclame kan zonder nadere waarschuwing meteen een bestuurlijke boete worden opgelegd die kan oplopen tot € 150.000 per overtreding.

De CGR houdt toezicht op de zelfregulering door klachten te behandelen en adviezen te geven. Daarvoor is er een aparte, onafhankelijke en deskundige codecommissie en in beroep de Commissie van Beroep. De CGR heeft tot 2013 meer dan 230 klachten behandeld en meer dan 800 adviezen gegeven. Er zijn inmiddels afspraken tussen IGZ, VWS en de CGR over erkenning van beleid en uitspraken en taakverdeling. In de 'gewone' rechtspraak worden de normen van de gedragscode en de interpretatie daarvan door de CGR als gezaghebbend erkend.

Het toezicht op de naleving van de CPG is in handen van de KOAG/KAG. Voor reclame gericht op publiek geldt, anders dan voor reclame gericht op beroepsbeoefenaren, een systeem van preventief toezicht.

11.5 Het onderscheid tussen informatie en reclame

Voor de toepasselijkheid van de regels uit de wet en voor de zelfregulering is het van belang om terug te gaan naar de definitie van reclame:

» 'Elke vorm van beïnvloeding met het kennelijke doel het voorschrijven, ter hand stellen of gebruiken van een geneesmiddel te bevorderen, dan wel het geven van de opdracht daartoe.' «

Zoals eerder opgemerkt, zal er snel sprake zijn van reclame omdat de definitie heel ruim is en ook ruim wordt geïnterpreteerd.

De wet bepaalt dat de regels over geneesmiddelenreclame niet van toepassing zijn op (artikel 83):
a. geneesmiddelen voor onderzoek, zijnde geneesmiddelen waarvoor nog geen handelsvergunning is verleend en die worden gebruikt als vergelijkingsmateriaal in een medisch-wetenschappelijk onderzoek met mensen;
b. de bijsluiter bij en de etikettering van een geneesmiddel;
c. een brief of een e-mailbericht ter inwilliging van een verzoek om informatie over een geneesmiddel;
d. informatie betreffende gezondheid of ziekte bij de mens.

Het spreekt voor zich dat er in deze gevallen geen sprake is van promotionele uitingen voor een geneesmiddel. Zo zal het College ter beoordeling van Geneesmiddelen (CBG) ervoor waken dat er reclame in de bijsluiter of etiket staat (zie ook ▶ H. 5). Aparte aandacht verdient uitzondering d) ziektebeeldinformatie. Deze uitzondering geldt voor zover er noch direct noch indirect naar een geneesmiddel wordt verwezen. Is dat wél het geval, dan is deze uitzondering niet van toepassing. Dit betekent echter niet dat er dan per definitie sprake is van reclame.

Voor de vraag of een bepaalde uiting die niet onder de hiervoor genoemde uitzonderingen valt als reclame dan wel informatie moet worden beschouwd, is het aanprijzende karakter van een uiting doorslaggevend. Dit moet van geval tot geval worden beoordeeld. Relevante factoren daarbij zijn: inhoud, presentatie, opmaak en context. Dat er sprake is reclame zal bijvoorbeeld volgen uit het feit dat de nadruk op één geneesmiddel wordt gelegd, waardoor een ongenuanceerd en ongebalanceerd beeld ontstaat, of uit het feit dat er woorden of termen worden gebruikt die wervend en aanprijzend van aard zijn.

Als de conclusie is dat er sprake is van reclame, dan gelden de regels voor geneesmiddelenreclame. Kort gezegd: als het gaat om UR-geneesmiddelen is reclame richting het publiek verboden, en reclame richting beroepsbeoefenaren toegestaan, mits daarbij aan bepaalde eisen wordt voldaan (zie ▶ par. 11.6). Als het niet om reclame maar om informatie gaat, zijn de regels voor reclame weliswaar niet van toepassing, maar moet rekening worden gehouden met regels die specifiek van toepassing zijn op informatie en die opgenomen zijn in de Leidraad Informatie UR-geneesmiddelen van de CGR (zie ▶ par. 11.7).

11.6 Regels voor reclame

In deze paragraaf wordt ingegaan op de regels voor uitingen die kwalificeren als geneesmiddelenreclame. Het kan daarbij gaan om advertenties, folders, websites, maar ook om mondelinge reclame. Reclame voor UR-geneesmiddelen is verboden richting het publiek (artikel 85 Geneesmiddelenwet). Er mag wel reclame worden gemaakt voor UR-geneesmiddelen wanneer deze is gericht op beroepsbeoefenaren, maar dan moet wel aan strikte eisen worden voldaan. Deze eisen worden in deze paragraaf behandeld.

11.6.1 Verbod reclame voor ongeregistreerde geneesmiddelen

Artikel 84 Geneesmiddelenwet verbiedt het reclame te maken voor een geneesmiddel waarvoor geen handelsvergunning is verleend. Eenzelfde verbod is opgenomen in artikel 4.1 van de CGR-code. Uit jurisprudentie en adviezen van de CGR blijkt dat met dit verbod strikt wordt omgegaan. Het is bijvoorbeeld niet toegestaan om op een congres te communiceren over geneesmiddelen die in de pijplijn zitten en die op korte termijn te verwachten zijn, als dat gebeurt op een wijze die de artsen alvast 'warm' maakt voor deze geneesmiddelen.[1] Nu kan zich de situatie voordoen dat in Nederland een internationaal congres wordt georganiseerd of een tijdschrift wordt verspreid waarin internationale bedrijven reclame maken voor geneesmiddelen, en dat die geneesmiddelen in andere landen wel, maar in Nederland (nog) niet zijn geregistreerd. De CGR-code erkent de mogelijkheid dat er in die situaties wél reclame mag worden gemaakt voor in Nederland niet geregistreerde geneesmiddelen, mits aan bepaalde voorwaarden wordt voldaan: het wetenschappelijk congres of tijdschrift moet een onmiskenbaar internationaal karakter hebben; bij een congres moet een belangrijk deel van de sprekers en deelnemers afkomstig zijn uit het buitenland en moet de uiting onmiskenbaar niet op Nederland zijn gericht; het betreffende geneesmiddel moet geregistreerd zijn in minstens één belangrijk geïndustrialiseerd land (artikel 4.1.2 CGR-code).

11.6.2 Overeenstemming met SmPC

In ▶ H. 5 is uitgebreid ingegaan op de handelsvergunning voor geneesmiddelen. De voorwaarden waaronder de registratieautoriteiten (de *European Medicines Agency*, EMA, of het CBG) een geneesmiddel toelaten tot de markt, staan vermeld in de samenvatting van de kenmerken van het geneesmiddel (SmPC). Artikel 84 lid 2 Geneesmiddelenwet eist dat alle aspecten van reclame in overeenstemming zijn met de gegevens die in de SmPC zijn opgenomen. Eenzelfde eis bevat artikel 4.2 CGR-code, waarin is bepaald dat reclame:

》 'in geen enkel opzicht strijdig (mag) zijn met de van overheidswege goedgekeurde samenvatting van de kenmerken van het geneesmiddel als voorgeschreven bij of krachtens de Wet.' 《

---

1 Advies CGR 5 maart 2012 (A12.014).

De achtergrond van deze bepaling is dat het onwenselijk zou zijn wanneer de beroepsbeoefenaar door de reclame een ander beeld van de eigenschappen (zoals indicaties, contra-indicaties, werking, bijwerkingen en wijze van gebruik) zou krijgen dan welke door de registratieautoriteiten zijn vastgesteld. Bovendien moet reclame maken voor een indicatie die niet in de SmPC is opgenomen, worden gelijkgesteld aan reclame maken voor een geneesmiddel waarvoor geen handelsvergunning is verleend. Er zijn diverse uitspraken en adviezen van de CGR waaruit blijkt dat deze eis strikt wordt toegepast.

11.6.3 Verbod niet-objectieve voorstelling en misleidende reclame

In artikel 84 lid 3 Geneesmiddelenwet is bepaald dat reclame die het rationele gebruik van een geneesmiddel niet bevordert wegens het ontbreken van een objectieve voorstelling van zaken, verboden is. In het vierde lid wordt ook misleidende reclame expliciet verboden. Deze twee verboden sluiten nauw op elkaar aan. De gedachte achter deze verboden is dat reclame voor geneesmiddelen het rationele voorschrijven, ter hand stellen en gebruiken van geneesmiddelen moet bevorderen, en dus de eigenschappen objectief moet voorstellen zonder overdrijving, opdat de keuzes op juiste medisch-inhoudelijke gronden worden gemaakt. Deze verboden zijn (gekoppeld) opgenomen in artikel 4.3 CGR-code.

De wet geeft geen aanwijzingen wanneer deze verboden precies worden overtreden. De CGR-code biedt wel aanknopingspunten. Zo eist artikel 5 onder meer dat vage termen, superlatieven en overdrijvingen worden vermeden, de reclame een zo volledig en nauwkeurig mogelijk beeld van de werking geeft en de totaliteit van de reclame accuraat, actueel, waarheidsgetrouw en in zijn onderdelen juist en controleerbaar is. In veel uitspraken die de CGR de afgelopen jaren heeft gedaan, is overtreding van deze bepaling aan de orde geweest.

In artikel 5.8 van de CGR-code zijn nog enkele aparte eisen geformuleerd voor reclame waarin middelen met elkaar worden vergeleken. Omdat bij een vergelijkende claim het geneesmiddel wordt afgezet tegen een ander geneesmiddel, worden aan vergelijkende uitingen nog hogere eisen gesteld.

11.6.4 Onderbouwing

Een van de belangrijkste eisen is dat een claim over een geneesmiddel aantoonbaar juist moet zijn. Degene die iets claimt, moet zijn claim onderbouwen. Uiteraard is daarbij de SmPC van belang, maar daarnaast kunnen (en moeten) claims worden onderbouwd door verwijzingen naar bronnen. De wet geeft hierover geen regels. De CGR-code doet dat wel, in algemene zin in artikel 5.3 en specifiek voor vergelijkende reclame in artikel 5.8. Een claim zal moeten worden onderbouwd door studieresultaten. Die studieresultaten moeten kenbaar en controleerbaar, en dus gepubliceerd zijn. De vraag of een (gepubliceerde) studie voldoende onderbouwing van een bepaalde claim biedt, hangt enerzijds af van de inhoud en reikwijdte van de claim, en anderzijds van het gezag en de waarde van de onderbouwing. Voor de beoordeling van deze onderbouwing heeft de CGR de Richtlijnen onderbouwing vergelijkende claims opgesteld, die kunnen dienen als hulpmiddel bij de toets of een bepaalde studie kan dienen ter onderbouwing van een claim.

11.6.5 Minimale inhoud

De wet eist dat in reclame die is gericht op beroepsbeoefenaren bepaalde gegevens worden vermeld: de samenstelling, therapeutische indicaties, contra-indicaties, werking en bijwerkingen van het geneesmiddel die overeenstemmen met de SmPC (artikel 91 Geneesmiddelenwet), alsmede de indeling van het geneesmiddel (UR, UA, UAD dan wel vrij verkrijgbaar) en de vergoedingsstatus.

Niet alle gegevens uit de SmPC moeten worden vermeld, maar wel de essentiële gegevens. De CGR-code werkt dit verder uit in artikel 8.1: het moet gaan om de *voornaamste* therapeutische indicaties, de *belangrijkste* bijwerkingen (aan de hand van frequentie en ernst) en de *belangrijkste* waarschuwingen en voorzorgsmaatregelen in verband met het gebruik, terwijl wel *alle* contra-indicaties moeten worden vermeld. In de praktijk noemt men deze gegevens samen ook wel de verkorte productinformatie. Hoewel de reclame dus een selectie mag zijn van de gegevens uit de SmPC, kan het toch gaan om een groot aantal gegevens, die qua omvang in redelijkheid niet in een gangbaar formaat in een reclame-uiting kunnen worden opgenomen. In dat geval mag deze informatie ook elders in het betreffende medium worden opgenomen. In de advertentie moet daarnaar worden verwezen.

Een uitzondering op de regel dat in elke reclame-uiting de verkorte productinformatie moet zijn opgenomen dan wel een verwijzing daarnaar geldt voor herinneringsreclame (artikel 91 lid 5 Geneesmiddelenwet, 8.2 CGR-code). Het moet dan gaan om een reclame-uiting waarin uitsluitend de naam van het geneesmiddel wordt genoemd, zonder verdere claims. Het is dan wel verplicht om de naam van de werkzame stof te vermelden.

11.6.6 Overige eisen

Als in een reclame citaten dan wel tabellen of andere illustraties worden opgenomen die zijn ontleend aan wetenschappelijke publicaties of medische tijdschriften, dan moeten deze exact worden weergegeven met nauwkeurige bronvermelding (artikel 91 lid 4 Geneesmiddelenwet). Artikel 5.7 CGR-code werkt dat nog iets verder uit. Zo is bepaald dat het gebruik van deze citaten niet in strijd mag zijn met de strekking van de publicatie en de geciteerde publicaties de actuele stand van de wetenschap en de techniek moeten weerspiegelen.

De wet stelt ook eisen aan de opmaak van reclame-uitingen voor geneesmiddelen: de teksten, met uitzondering van opschriften, moeten alle in dezelfde lettergrootte worden weergegeven en tekst over een bepaald onderwerp mag niet worden onderbroken door teksten of afbeeldingen die betrekking hebben op een ander onderwerp (artikel 91 lid 5). De CGR-code kent nog specifieke bepalingen die te maken hebben met goede smaak en fatsoen en de zorgvuldigheid die men in zijn algemeenheid – ook tegenover branchegenoten – in acht dient te nemen.

De regels over uitingen zijn sterk gericht op gedrukte reclame, maar gelden uiteraard ook voor reclame die via digitale kanalen wordt verspreid. De CGR heeft in een nieuwsbrief (2012, nr 4) expliciet aandacht gevraagd voor reclame via de sociale media en bevestigd dat de uitgangspunten en regels voor alle uitingen gelden, ongeacht het medium.

Vertegenwoordigers van vergunninghouders, zoals artsenbezoekers, communiceren ook over geneesmiddelen en maken ook reclame. De wet stelt beperkte eisen aan deze vertegenwoordigers, onder meer aan hun opleiding, zodat zij deskundige en betrouwbare gesprekspartners kunnen zijn en beschikken over een brede, algemene, medische kennis en over gespecialiseerde kennis van de geneesmiddelen waarover zij communiceren. De CGR-code voegt

11.7 Regels voor informatie

Als een uiting waarin direct of indirect over UR-geneesmiddelen wordt gesproken niet als reclame kan worden aangemerkt, zijn de regels voor informatie van toepassing. Deze zijn vastgelegd in de Leidraad informatie UR-geneesmiddelen van de CGR. Het doel is te voorkomen dat patiënten worden aangezet tot irrationeel gebruik, waarbij vooral sturing naar bepaalde geneesmiddelen uit den boze is. De Leidraad is van toepassing op alle informatie gericht op het publiek, van patiëntenbrochures tot algemeen toegankelijke websites.

Er gelden enkele algemene eisen voor informatievoorziening aan het publiek. Zo mag de informatie de lezer niet weghouden van of juist aanmoedigen tot bepaalde medische behandeling, niet leiden tot verkeerde zelfdiagnose (bv. door niet gevalideerde vragenlijsten voor zelfdiagnose), niet suggereren dat de normale gezondheid door het gebruik van een UR-middel tot verbetering zal leiden en niet angstaanjagend zijn. Uiteraard moet misleidende informatie worden vermeden en moet de informatie aansluiten bij de recente stand van wetenschap en praktijk en bij de SmPC.

Een van de belangrijkste doelstellingen van de leidraad is te voorkomen dat de lezer wordt gestuurd naar een of meer UR-geneesmiddelen. Daarom moet de informatie zo neutraal, evenwichtig en compleet mogelijk zijn. In de praktijk betekent dit bijvoorbeeld dat op een website over een bepaalde aandoening alle relevante informatie over alle relevante behandelopties op dezelfde wijze moet worden vermeld. Zo moet worden voorkomen dat een bepaalde optie eruit springt.

De Leidraad bevat ook enkele specifieke eisen, zoals de eis dat informatie over receptgeneesmiddelen op een website altijd de volledige, onbewerkte weergave van de verkorte bijsluitertekst bevat dan wel een directe link naar die informatie, met een aansporing dat de lezer daarvan kennisneemt.

Op deze strikte regels is een uitzondering mogelijk voor specifieke informatie die bestemd is voor gebruikers, eventuele verzorgers van de patiënt en zorgprofessionals rondom de patient, bijvoorbeeld met extra informatie over het gebruik van het voorgeschreven geneesmiddel. Voor deze gebruikersinformatie geldt dat ze wel uitsluitend over één geneesmiddel mag gaan en dat niet alle alternatieven moeten worden genoemd. Aan gebruikersinformatie worden bepaalde eisen gesteld. Zo moet deze beperkt blijven tot de informatie die voor een optimale behandeling met dat specifieke UR-geneesmiddel relevant is, en moet ze niet voor het algemene publiek toegankelijk zijn. Een gebruikersfolder mag dus niet in een wachtkamer liggen, maar mag alleen worden verstrekt als het geneesmiddel daadwerkelijk is voorgeschreven. Een website moet worden afgeschermd met een wachtwoord (bv. RVG-code).

De leidraad maakt onderdeel uit van het pakket regels dat door de CGR is opgesteld. De eisen gelden niet alleen voor informatie die is opgesteld door farmaceutische bedrijven, maar ook voor de andere partijen die betrokken zijn bij de CGR, zoals artsen en apothekers.

11.8 Regels voor gunstbetoon

In ▶ par. 11.2 is het begrip 'gunstbetoon' geïntroduceerd. De reden waarom de wetgever ook het gunstbetoon aan banden heeft gelegd, is dat patiënten erop moeten kunnen vertrouwen dat voorschrijvers en afleveraars hun keuze voor een bepaald geneesmiddel maken op medisch-inhoudelijke, rationele gronden. Oneigenlijke financiële prikkels in de relatie tussen bedrijven en beroepsbeoefenaren mogen daarbij geen rol spelen. Het is farmaceutische bedrijven dan ook verboden om beroepsbeoefenaren geld of op geld waardeerbare diensten of goederen aan te bieden, tenzij het uitdrukkelijk bij wet is toegestaan (artikel 94 Geneesmiddelenwet). Dit verbod is wederkerig: wat een bedrijf niet mag aanbieden of geven, mag een beroepsbeoefenaar niet vragen of aannemen.

Artikel 94 Geneesmiddelenwet onderscheidt vier vormen van gunstbetoon, die onder voorwaarden zijn toegestaan:
- geschenken geven,
- beroepsbeoefenaren betalen voor dienstverlening,
- gastvrijheid bieden bij bijeenkomsten,
- bonussen en kortingen aanbieden.

De voorwaarden waaronder deze vormen van gunstbetoon zijn toegestaan, zijn in de wet op algemene wijze omschreven. In de Beleidsregels Gunstbetoon zijn deze open normen nader geconcretiseerd. De minister heeft daarbij aansluiting gezocht bij de normen die door de CGR in de afgelopen jaren zijn ontwikkeld met betrekking tot gunstbetoon. In de CGR-code worden dezelfde vormen van gunstbetoon omschreven als in de wet en ook hier zijn slechts algemeen omschreven voorwaarden te vinden (artikel 12-13 en 17-21 CGR-code). Omdat veldpartijen grote behoefte hadden aan een nadere concretisering van deze algemene normen, heeft de CGR in de loop der jaren een aantal nadere richtlijnen ontwikkeld. De belangrijkste zijn: Uitwerking Normen Gunstbetoon, Gedragsregels Sponsoring en Nadere Uitwerking van artikel 16 inzake niet-WMO-plichtig onderzoek.

11.8.1 Geschenken

Geschenken geven en ontvangen is uitsluitend toegestaan voor zover het geschenk van geringe waarde betreft (maximale waarde € 50 incl. BTW) en het geschenk van betekenis is voor de uitoefening van de praktijk van de beroepsbeoefenaar. Een bedrijf mag een beroepsbeoefenaar maximaal € 150 per jaar schenken per therapeutische klasse. Zowel bedrijven als beroepsbeoefenaren dienen dit bij te houden (artikel 1-3 Uitwerking Normen Gunstbetoon).

11.8.2 Dienstverlening

Bij dienstverlening door beroepsbeoefenaren op verzoek van farmaceutische bedrijven kan onder andere worden gedacht aan de medewerking door artsen aan (geneesmiddelen)onderzoek, deelname aan adviesraden, het geven van lezingen en dergelijke. De regels over gunstbetoon zijn van toepassing indien voor dergelijke diensten wordt betaald. Indien diensten worden verricht zonder daarvoor een tegenprestatie te ontvangen, is er geen sprake van een gunst die beïnvloedend zou kunnen werken. Artsen of andere beroepsbeoefenaren een vergoeding geven voor dienstverlening is toegestaan als aan de volgende voorwaarden wordt voldaan (artikel 12-15 Uitwerking Normen Gunstbetoon):
1. De dienst moet van belang zijn voor de uitoefening van de geneeskunde, farmacie, tandheelkunde of verloskunde. Ook moet de dienstverlening daadwerkelijk betekenis hebben voor het bedrijf dat daartoe opdracht geeft. Het is niet toegestaan om onder het mom van

dienstverlening betalingen te doen, als daar geen werkelijke diensten tegenoverstaan die een toegevoegde waarde hebben voor het opdrachtgevende bedrijf.
2. De vergoeding moet redelijk zijn. Dit betekent dat er een redelijke verhouding moet zijn tussen de vergoeding en de daarvoor te verrichten werkzaamheden. Daarbij dient kritisch te worden gekeken naar zowel de hoeveelheid te besteden tijd (in relatie tot de aard en omvang van de dienst en de expertise van de dienstverlener), als de hoogte van de vergoeding als zodanig. Noch de Beleidsregels Gunstbetoon, noch de CGR doet concrete uitspraken over wat moet worden verstaan onder een redelijk tarief. Uit een onderzoeksrapport van de IGZ uit december 2012 over betalingen die artsen voor hun deelname aan adviesraden ontvangen van bedrijven blijkt dat de Inspectie zeer strikt is op dit punt. Zij achtte de volgende uurtarieven redelijk: voor huisartsen € 80, voor medisch specialisten € 140 en voor hoogleraren: € 200. Voor apothekers, onderzoekers en AIOS hield de Inspectie de norm voor huisartsen aan, omdat zij niet een vergelijkbare opleiding genoten hadden als medisch specialisten. Ook worden de verblijfkosten (eten en drinken) tijdens de adviesraad door de IGZ beschouwd als onderdeel van de honorering. De IGZ verdisconteert deze kosten dus in het uurtarief. In hetzelfde rapport heeft de Inspectie de Minister geadviseerd in de Beleidsregels Gunstbetoon concrete handvatten voor het vaststellen van een redelijk tarief op te nemen.
Reiskosten en eventuele overige onkosten mogen in beginsel worden vergoed, mits ze redelijk zijn (zie ▶ par. 11.8.3).
3. De afspraken over de dienstverlening dienen op heldere wijze te worden vastgelegd in een schriftelijke overeenkomst. Daarbij is het van belang dat alle rechten en verplichtingen in één integraal document worden vastgelegd en dat het doel en de uitvoering van de dienstverlening duidelijk en gedetailleerd worden omschreven.

Bovenstaande regels gelden ongeacht of de afspraken over de dienstverlening rechtstreeks worden gemaakt tussen een farmaceutisch bedrijf en een beroepsbeoefenaar, of dat daar een derde partij tussen zit. Ook in het geval beroepsbeoefenaren deelnemen aan geneesmiddelenonderzoek en daarvoor worden gecontracteerd door bijvoorbeeld een *clinical research*-organisatie, maar feitelijk worden betaald met gelden van het farmaceutische bedrijf dat de opdracht geeft tot het onderzoek, moet aan deze voorwaarden worden voldaan.

11.8.3 Gastvrijheid

De regels over gastvrijheid hebben betrekking op de vraag of en in welke mate farmaceutische bedrijven mogen meebetalen aan de deelname door beroepsbeoefenaren aan congressen, nascholingen en andersoortige bijeenkomsten. Daarbij is het niet relevant wie de organisator van die bijeenkomst is. Evenmin is het relevant of bedrijven de kosten van individuele beroepsbeoefenaren voor hun rekening nemen, dan wel de betreffende bijeenkomst sponsoren. In alle gevallen geldt dat gastvrijheid door vergunninghouders is toegestaan, mits deze gastvrijheid binnen redelijke perken blijft en ondergeschikt is aan het hoofddoel van de bijeenkomst. Uit de Uitwerking Normen Gunstbetoon (artikel 6-11) en de jurisprudentie van de CGR blijkt dat in dit kader gekeken wordt naar drie aspecten:
1. Het *programma* van de bijeenkomst moet qua tijdsbesteding evenwichtig zijn opgebouwd. Daarbij wordt gekeken naar de verhouding tussen het inhoudelijke programma en de overige programmaonderdelen. Vergunninghouders mogen geen gastvrijheid verlenen als

het programma recreatieve of sociale onderdelen bevat of als er ook partnerprogramma's worden aangeboden.
2. De *locatie* waar de bijeenkomst wordt gehouden, moet passend zijn. De faciliteiten moeten een zakelijke uitstraling hebben en er moet een objectieve rechtvaardigingsgrond zijn voor de keuze van de (binnenlandse of buitenlandse) geografische ligging van die faciliteiten. De locatie kan bijvoorbeeld gerechtvaardigd worden met de aanwezigheid van een relevant onderzoeksinstituut of een kliniek waar speciale expertise of infrastructuur voorhanden is. Voor het verlenen van gastvrijheid bij een bijeenkomst die buiten Nederland plaatsvindt, is een preventieve toetsing door de Codecommissie van de CGR verplicht (artikel 13 CGR-code).
3. De kosten die een bedrijf voor zijn rekening mag nemen, mogen alleen betrekking hebben op reis-, verblijf- en inschrijvingskosten en moeten te allen tijde redelijk zijn. Wat redelijk wordt geacht, is concreet vastgelegd in de Uitwerking Normen Gunstbetoon en in de Beleidsregels Gunstbetoon. Beide regelingen zijn gelijkluidend en maken onderscheid tussen 'bijeenkomsten' en 'manifestaties'.

Onder bijeenkomsten vallen:
- bijeenkomsten waarvan de inhoud als wetenschappelijk is aangemerkt (blijkend uit accreditatie) door een wetenschappelijke vereniging of een van de farmaceutische industrie onafhankelijke erkende instelling;
- bijeenkomsten waarvan de organisator geheel onafhankelijk van het betrokken bedrijf beslist over de inhoud van het programma, de keuze van de sprekers en locatie, de duur van de bijeenkomst en de lijst met genodigden/doelgroep;
- bijeenkomsten die door of namens een bedrijf worden georganiseerd en preventief door de CGR zijn beoordeeld op inhoud en gastvrijheid.

Voor deze bijeenkomsten geldt dat een beroepsbeoefenaar maximaal € 500 per bijeenkomst mag ontvangen ter vergoeding van reis- verblijfs- en/of inschrijvingskosten en maximaal € 1500 per jaar per therapeutische klasse. Alternatief is de zogenoemde 50%-regeling; het maximumbedrag geldt niet als de beroepsbeoefenaar zelf (aantoonbaar) minstens 50% van de kosten draagt.

Alle bijeenkomsten die niet onder deze opsomming vallen, worden aangemerkt als manifestatie. Voor manifestaties geldt per beroepsbeoefenaar een maximum van € 75 per bijeenkomst, met een maximum van € 225 per therapeutische klasse per jaar.

Indien beroepsbeoefenaren in het kader van dienstverlening deelnemen aan een bijeenkomst (bijvoorbeeld een *investigators meeting*) gelden de hiervoor vermelde maxima niet. De regels van de CGR gaan ervan uit dat de kosten die in het kader van de dienstverlening worden gemaakt volledig kunnen worden vergoed, voor zover ze redelijk zijn. Wel geldt de eis dat bijeenkomsten in het kader van dienstverlening plaatsvinden op een passende locatie, dat wil zeggen: in een zakelijke omgeving en geografisch gezien logisch.

11.8.4 Sponsoring

Sinds 2008 kent de CGR afzonderlijke gedragsregels voor sponsoring van beroepsbeoefenaren. Sponsoring is het verlenen van financiële dan wel anderszins op geld waardeerbare ondersteuning voor bijvoorbeeld bepaalde projecten of activiteiten, al dan niet met tegenprestatie (zoals naamsvermelding). Sponsoring is toegestaan als ze betrekking heeft op een innovatieve en/of kwaliteitverbeterende activiteit en direct of indirect de verbetering van patiëntenzorg of bevordering van de medische wetenschap tot doel heeft. Bovendien mag de betreffende activiteit niet of niet volledig op andere reguliere wijze worden gefinancierd. In dat geval is er immers sprake van dubbele financiering, die een financieel voordeel voor de betreffende beroepsbeoefenaren zou betekenen. Sponsoring van individuele beroepsbeoefenaren is niet toegestaan; de gesponsorde moet een samenwerkingsverband van beroepsbeoefenaren zijn. De Gedragsregels Sponsoring bevatten voorts nog enkele voor de hand liggende voorwaarden (geen aantasting onafhankelijkheid e.d.). Ook dienen alle afspraken rond de sponsoring (inclusief een precieze omschrijving van het te sponsoren project en de financiële onderbouwing) te zijn vastgelegd in een schriftelijke overeenkomst.

11.9 Transparantie

Reeds langere tijd is er discussie over de vraag of het publiek niet meer inzicht zou moeten krijgen in de financiële relaties tussen artsen en farmaceutische bedrijven. Deze discussie heeft mede een impuls gekregen door de zogenoemde *Sunshine Act*, op grond waarvan in de Verenigde Staten betalingen door bedrijven aan artsen openbaar gemaakt moeten worden. Deze discussie heeft ertoe geleid dat in 2012 de CGR Gedragsregels openbaarmaking financiële relaties in werking zijn getreden. Op grond van deze gedragsregels moeten alle financiële relaties die voortvloeien uit dienstverleningsovereenkomsten en sponsorovereenkomsten tussen vergunninghouders en beroepsbeoefenaren openbaar worden gemaakt, althans wanneer die (in totaal) op jaarbasis meer bedragen dan € 500. Betalingen voor dienstverlening in het kader van klinisch onderzoek fase I-III, waaronder WMO-plichtig onderzoek, is van deze verplichting uitgezonderd. Dienstverlening in het kader van niet-WMO-plichtig onderzoek (zie ▶ par. 11.10) valt uitdrukkelijk wél onder de verplichting tot openbaarmaking.

De openbaarmaking geschiedt door opneming van een aantal gegevens in een speciaal daarvoor in het leven geroepen Transparantieregister (▶ www.transparantieregister.nl). De verplichting om de gegevens in dit register op te nemen rust op de farmaceutische bedrijven. Binnen drie maanden na afloop van een kalenderjaar dienen zij in het register de namen te laten opnemen van de beroepsbeoefenaren aan wie zij in het voorafgaande jaar meer dan € 500 hebben betaald, waarbij ze dienen aan te geven op welke vormen van gunstbetoon deze betaling(en) betrekking hadden:
- dienstverlening consultancy,
- dienstverlening adviesraad,
- dienstverlening spreker,
- dienstverlening niet-WMO-plichtig onderzoek,
- overige dienstverlening,
- sponsoring bijeenkomsten,
- overige sponsoring.

Het Transparantieregister is voor iedereen vrij toegankelijk. De eerste feitelijke openbaarmaking vond plaats in april 2013.

11.10 Niet-WMO-plichtig onderzoek

De registratie van een geneesmiddel betekent niet het einde van de onderzoeks- en ontwikkelingsactiviteiten betreffende dat geneesmiddel. Fabrikanten zijn wettelijk verplicht hun producten ook na de introductie op de markt te blijven volgen en zullen zich inspannen om zo mogelijk verbeteringen te bereiken in het product zelf of in de toepassing ervan. Daartoe worden activiteiten geïnitieerd die erop gericht zijn informatie te verkrijgen over toepassing en gebruik van dat geneesmiddel in de dagelijkse praktijk. Deze activiteiten kunnen een breed terrein bestrijken. Bepaalde activiteiten, zoals onderzoek waarbij een proefpersoon aan handelingen wordt onderworpen of een bepaalde gedragswijze krijgt opgelegd, vallen onder de Wet medisch-wetenschappelijk onderzoek met mensen (WMO) en moeten als zodanig vooraf worden goedgekeurd door een medisch-ethische toetsingscommissie (METC). Andere activiteiten bestaan uit gestructureerde informatieverzameling, waarvoor geen voorafgaande toetsing is vereist door een onafhankelijke instantie. Dergelijke activiteiten worden aangeduid als niet-WMO-plichtig onderzoek.

Niet-WMO-plichtig onderzoek kan onder omstandigheden leiden tot ongewenste beïnvloeding van het voorschrijfgedrag, bijvoorbeeld omdat deelname van artsen aan bijvoorbeeld fase-IV-onderzoek wordt misbruikt om een geneesmiddel bij die artsen 'in de pen' te krijgen. Daarom heeft de CGR nadere eisen aan dergelijk onderzoek gesteld.

Deze eisen zijn neergelegd in de Nadere uitwerking van artikel 16 CGR-code inzake niet-WMO-plichtig onderzoek (hierna: Nadere uitwerking) en zijn uitdrukkelijk alleen van toepassing op onderzoek dat niet onder de WMO valt. Uitgangspunt daarbij is dat de legitimatie van onderzoek dat onder de WMO valt zal worden beoordeeld door de METC's. De Nadere uitwerking stelt eisen aan de doelstellingen en opzet van dergelijk onderzoek. Een belangrijke voorwaarde is ook dat de vergoeding voor medewerking aan het onderzoek in redelijke verhouding staat tot de te verrichten werkzaamheden. Ook is in de Nadere uitwerking ten overvloede nogmaals expliciet bepaald dat de afspraken die met beroepsbeoefenaren worden gemaakt over medewerking aan dergelijk onderzoek te allen tijde schriftelijk in een dienstverleningsovereenkomst moeten worden vastgelegd. Bedrijven kunnen hun *standard operating procedure* (SOP) voor de interne beoordeling van niet-WMO-plichtig onderzoek door de CGR laten goedkeuren. Bedrijven die niet beschikken over een door de CGR goedgekeurde SOP, dienen elk niet-WMO-plichtig onderzoek dat zij willen uitvoeren preventief door de codecommissie van de CGR te laten goedkeuren.

11.11 Kernpunten

- Reclame voor geneesmiddelen en gunstbetoon zijn strikt gereguleerd in wetgeving en zelfregulering.
- Het toezicht is in handen van IGZ en de Stichting CGR.
- Informatie voor UR-geneesmiddelen gericht aan niet-beroepsbeoefenaren is ook aan regels gebonden.
- Bepaalde sponsoring- en dienstverleningscontracten moeten openbaar worden gemaakt.

11.12 Samenvatting

De wet kent strikte regels voor reclame en gunstbetoon. Deze regels zijn uitgewerkt in zelfregulering, met name door de Stichting CGR. Uitgangspunt is dat reclame voor UR-geneesmiddelen gericht op het brede publiek verboden is. Reclame gericht op beroepsbeoefenaren is alleen toegestaan wanneer aan strenge regels wordt voldaan. Zo moeten reclame-uitingen aansluiten bij de SmPC, ze moeten onderbouwd zijn en mogen niet misleidend zijn.

Gunstbetoon (het verlenen van financiële voordelen in welke vorm dan ook) aan artsen en apothekers is in beginsel verboden. Het aanbieden of vragen van geschenken en gastvrijheid, het betalen voor diensten en het sponsoren van activiteiten is uitsluitend toegestaan indien aan strenge regels is voldaan. Overeenkomsten die betrekking hebben op dienstverlening en sponsoring moeten in beginsel openbaar worden gemaakt in een transparantieregister.

Ook gelden er regels voor informatie over UR-geneesmiddelen wanneer die bedoeld is voor niet-beroepsbeoefenaren. Deze informatie mag beslist geen verkapte reclame bevatten.

De wettelijke regels voor geneesmiddelenreclame gelden voor iedereen. Toezicht op de naleving is in handen van IGZ en de Stichting CGR.

Literatuur

Brinkman ACA, et al. Evaluatie reclamebesluit geneesmiddelen. Den Haag: ZonMw, 2008.
Bruin M de, Schutjens MDB. Het onderscheid tussen reclame en informatie voor geneesmiddelen. Jurisprudentie Geneesmiddelenrecht plus 2009:6–35.
Bruin M de, Schutjens MDB. Zigzaggend langs nieuwe sponsorregels. Pharm Wbl 2008 (28 maart):25-27. Uitspraken en adviezen van de Stichting CGR (▶ www.cgr.nl)
Bruin ME de, Schutjens MDB. Geneesmiddelenreclame: de regels en de praktijk in 2013. Jurisprudentie Geneesmiddelenrecht plus 2013:3–30.
Bruin ME de, Schutjens MDB. Gunstbetoon en geneesmiddelen, Tijdschrift voor Gezondheidsrecht 2011:640–655.
Bruin ME de, Schutjens MDB. Gunstbetoon en medische hulpmiddelen. Tijdschrift voor Gezondheidsrecht 2012(4).
CGR. Gedragscode geneesmiddelenreclame en de bijbehorende uitwerkingen.
CGR Codecommissie. Uitspraken en adviezen.
CGR. Jaarverslagen en nieuwsbrieven.
IGZ, Adviesraden farmaceutische industrie getoetst aan reclameregels (2012).
Schutjens MDB. De nieuwe Geneesmiddelenwet. Tijdschrift voor Gezondheidsrecht 2008: 80–98.

Websites
▶ www.cgr.nl
▶ www.igz.nl
▶ www.koagkag.nl
▶ www.transparantieregister.nl
▶ http://www.rijksoverheid.nl/documenten-en-publicaties/rapporten/2012/12/06/igz-rapport-adviesraden-farmaceutische-industrie-getoetst-aan-reclameregels.html
▶ http://www.ivir.nl/publicaties/brinkman/evaluatie_reclamebesluit_geneesmiddelen.pdf

Integriteit en kwaliteit van clinical trials

Marlies van Lent en Henk Jan Out

12.1 Inleiding – 207

12.2 Trialregistratie – 207
12.2.1 Ontstaan en rationale van trialregistratie – 207
12.2.2 Wetgeving en beleid op het gebied van trialregistratie – 208
12.2.3 Trialregisters goedgekeurd door WHO en ICMJE – 209
12.2.4 Voorbeelden en samenstelling trialregisters – 209
12.2.5 Rapportage van studieresultaten in registers – 210

12.3 Publicatiebias – 210
12.3.1 Definitie publicatiebias – 210
12.3.2 Publicatie van resultaten en de financieringsbron – 211
12.3.3 Maatregelen tegen publicatiebias – 211

12.4 Designbias – 212
12.4.1 Designbias en equipoise – 212
12.4.2 Beïnvloeding van studiedesign – 212
12.4.3 Designbias en financieringsbron – 213

12.5 Uitvoering trials – 213
12.5.1 Kwaliteit van de uitvoering van trials – 213
12.5.2 Meten van kwaliteit en risico op bias – 213
12.5.3 CONSORT-statement voor RCT's – 214
12.5.4 Methodologische kwaliteit en financieringsbron – 214

12.6 Betekenis financieringsbron – 216
12.6.1 Verantwoordelijkheden studiesponsor – 216
12.6.2 Onderscheid tussen door de industrie gesponsorde en door de industrie ondersteunde trials – 216

12.7	**Fraudepreventie – 217**	
12.7.1	Fraude bij wetenschappelijk onderzoek – 217	
12.7.2	Vormen en frequentie van wetenschapsfraude – 218	
12.7.3	Maatregelen tegen fraude in onderzoek – 219	
12.8	**Quality assurance/kwaliteitsborging – 220**	
12.8.1	Definitie quality assurance/kwaliteitsborging – 220	
12.8.2	Audits – 220	
12.9	**Quality control/kwaliteitsbeheersing – 221**	
12.9.1	Definitie quality control/kwaliteitsbeheersing – 221	
12.9.2	Aspecten van kwaliteitsbeheersing – 221	
12.10	**Inspecties – 222**	
12.10.1	Inspecties in Nederland – 222	
12.11	**Kernpunten – 223**	
12.12	**Samenvatting – 223**	
	Literatuur – 224	

12.1 Inleiding

Met klinisch onderzoek worden wetenschappelijke gegevens gegenereerd door experimenten met proefpersonen te verrichten. Een belangrijk doel van klinisch onderzoek is generaliseerbare data te verkrijgen die de medische kennis bevorderen en de klinische besluitvorming ondersteunen. Geneesmiddelen moeten uitgebreid onderzocht worden voordat ze op de markt mogen komen en dit behelst ook mensgebonden onderzoek. Er wordt regelmatig kritiek geleverd op de integriteit en kwaliteit van klinisch geneesmiddelenonderzoek. Volledige onderzoeken of bepaalde resultaten van studies worden achtergehouden of gemanipuleerd, studies worden op zodanige wijze opgezet dat gunstige resultaten gegarandeerd zijn en tijdens de uitvoering is er sprake van een gebrekkige methodologische kwaliteit. De opvatting bestaat dat betrokkenheid van de farmaceutische industrie bij geneesmiddelenonderzoek de kwaliteit en integriteit van het onderzoek beïnvloedt en dat daardoor artsen en patiënten misleid kunnen worden door vertekende gegevens over de werkzaamheid en veiligheid van geneesmiddelen. Recentelijk zijn tevens enkele geruchtmakende voorbeelden van wetenschapsfraude aan het licht gekomen, wat heeft geleid tot vragen over de betrouwbaarheid van de uitkomsten van klinische studies. In dit hoofdstuk wordt beschreven hoe op transparante wijze met klinisch onderzoek kan worden omgegaan door middel van trialregistratie en hoe publicatiebias en designbias de integriteit en kwaliteit van onderzoek kunnen beïnvloeden. Uitgelegd wordt hoe kwaliteit tijdens de uitvoering en rapportage van studies kan worden gemeten en bevorderd. Gevallen van fraude in klinisch onderzoek en richtlijnen, gedragscodes en kwaliteitssystemen die zijn ingesteld om integriteit en kwaliteit te waarborgen worden toegelicht. In dit hoofdstuk wordt tevens de rol beschreven die de financieringsbron van geneesmiddelenstudies speelt bij deze verschillende onderwerpen.

12.2 Trialregistratie

12.2.1 Ontstaan en rationale van trialregistratie

Klinisch onderzoek met geneesmiddelen wordt uitgevoerd om de veiligheid en effectiviteit van een middel vast te stellen. Om de medische kennis te bevorderen en artsen te ondersteunen bij de keuze van de juiste behandelingsstrategie voor patiënten, is het noodzakelijk dat informatie over individuele studies en de resultaten die hieruit voortvloeien publiek toegankelijk zijn. Publicaties met resultaten van studies kunnen echter moeilijk te vinden zijn of bestaan soms zelfs niet. Recente geruchtmakende zaken hebben laten zien dat het ontbreken van systematische toegang tot informatie over lopende en voltooide studies kan leiden tot een vertekend beeld van het beschikbare bewijs omtrent de veiligheid of de effectiviteit van een geneesmiddel voor een bepaalde indicatie (Turner et al, 2008; Krumholz et al., 2007). Sinds de jaren tachtig van de twintigste eeuw hebben onderzoekers, medische tijdschriften en patiëntenverenigingen opgeroepen tot de oprichting van klinische trialregisters. Trialregistratie omvat het proces van het publiekelijk toegankelijk maken van een samenvatting van de belangrijkste informatie over klinische studies via een web-based systeem, vanaf de aanvang van een studie tot de voltooiing ervan.

Verschillende groepen hebben diverse redenen aangevoerd voor het registreren van klinische trials. Onderzoekers hebben erop gewezen dat het bestaan van trialregisters zou helpen bij het aanpakken en oplossen van de problemen die verbonden zijn aan de selectieve publicatie van gunstige onderzoeksresultaten (*publication bias*), door het bevorderen van complete openheid gedurende de gehele trial. Tevens helpen trialregisters onderzoekers die meta-analyses van onderzoeksresultaten uitvoeren om systematische reviews te maken van de literatuur over een geneesmiddel voor een bepaalde aandoening. In plaats van uitsluitend afhankelijk te zijn van gepubliceerde studies, kunnen onderzoekers via een trialregister informatie verzamelen over alle uitgevoerde trials, ongeacht of de resultaten positief of negatief zijn. Trialregisters kunnen ook van waarde zijn voor onderzoekers tijdens het opzetten van nieuwe studies. De registers helpen onnodige duplicatie van studies te vermijden. Als een studie reeds is uitgevoerd en overtuigende positieve of negatieve resultaten heeft aangetoond, is het verspillend en in sommige gevallen onveilig om deze te herhalen. Openbare trialregisters kunnen tevens helpen bij de werving van proefpersonen voor klinische studies, doordat patiënten en hun artsen gemakkelijker studies kunnen vinden waar zij geschikt voor zouden kunnen zijn. Ten slotte wordt trialregistratie genoemd als een belangrijk instrument bij het voldoen aan de ethische principes die ten grondslag liggen aan mensgebonden onderzoek. Medisch onderzoek met proefpersonen wordt uitgevoerd op basis van de belofte dat een studie zal bijdragen aan generaliseerbare kennis. Openbaarmaking van studies door trialregistratie bevordert deze ethische eis.

12.2.2 Wetgeving en beleid op het gebied van trialregistratie

Tientallen jaren geleden betoogden belangenverenigingen voor patiënten en andere belanghebbenden dat informatie over klinische trials openbaar zou moeten zijn en dat deze toegankelijkheid wettelijk verplicht zou moeten zijn. Eerdere wetgeving in de Verenigde Staten had geresulteerd in de oprichting van een database met informatie over trials op het gebied van aids en het doel was om informatie over klinische studies over een veel breder scala aan ziekten beschikbaar te maken via een makkelijk toegankelijk systeem. In 1997 werd in de VS de eerste wet van kracht waarin trialregistratie werd vereist (*Food and Drug Administration Modernization Act*, FDAMA). Sectie 113 van de FDAMA vereiste de oprichting van een publieke informatiebron over bepaalde door de FDA gereguleerde klinische trials. Het register moest informatie bevatten over private en door de overheid gesponsorde studies waarin de effectiviteit van experimentele geneesmiddelen voor patiënten met ernstige of levensbedreigende aandoeningen werd onderzocht. De *National Library of Medicine* (NLM) van de *National Institutes of Health* (NIH) heeft het systeem ontwikkeld en in 2000 werd de eerste versie van het trialregister *ClinicalTrials.gov* publiekelijk toegankelijk. Elders zijn vergelijkbare databases, zoals het ISRCTN-register, opgericht. In 2007 werden in de VS de eisen voor registratie in *ClinicalTrials.gov* uitgebreid toen de *Food and Drug Administration Amendments Act* (FDAAA) werd aangenomen. Sectie 801 van de FDAAA eist registratie van meer types van trials en registratie van additionele gegevens.

In 2004 heeft de *European Medicines Agency* (EMA) in de EU een wettelijk verplichte database geopend voor trials met geneesmiddelen en biologicals die onder zijn bevoegdheid vallen, de *European Union Drug Regulating Authorities Clinical Trials Database* (EudraCT). Aanvankelijk was de informatie in EudraCT niet openbaar, maar bepalingen in latere verordeningen eisen dat informatie over bepaalde trials ingediend bij EudraCT publiekelijk toegankelijk moet worden gemaakt. In 2011 heeft de EMA het EU *Clinical Trials Register* opgericht, waarin protocolgerelateerde informatie ingediend bij EudraCT openbaar gemaakt wordt.

Er zijn meer organisaties die beleid voeren om de toegang tot informatie over klinische trials te bevorderen. In 2004 maakte de *International Committee of Medical Journal Editors* (ICMJE), een invloedrijke groep redacteuren van medische tijdschriften, bekend dat vanaf 2005 de registratie van klinische studies in een openbaar register vóór inclusie van de eerste patiënt in de studie een voorwaarde zou worden voor de publicatie van resultaten in tijdschriften aangesloten bij de ICMJE. Veel medische tijdschriften hebben inmiddels het beleid van de

Tabel 12.1 WHO Trial Registration Data Set.

1	primaire register en trialidentificatienummer	11	landen waar werving van proefpersonen plaatsvindt
2	datum van registratie in primaire register	12	gezondheidstoestand(en) / problemen die bestudeerd worden
3	secundaire identificatienummer(s)	13	interventie(s)
4	bron(nen) van financiële/materiële ondersteuning	14	belangrijkste inclusie- en exclusiecriteria
5	primaire sponsor	15	studietype
6	secundaire sponsor(s)	16	datum van eerste inclusie
7	contact voor publieke vragen	17	beoogd aantal proefpersonen
8	contact voor wetenschappelijke vragen	18	rekruteringsstatus
9	publieke titel	19	primaire uitkomst(en)
10	wetenschappelijke titel	20	belangrijkste secundaire uitkomsten

ICMJE overgenomen. In 2008 heeft de *World Medical Association* (WMA) zijn gedragscode, de *Declaration of Helsinki – Ethical Principles for Medical Research Involving Human Subjects*, aangepast en wordt in paragraaf 19 sindsdien prospectieve registratie van klinische trials voor de werving van de eerste proefpersoon vereist.

12.2.3 Trialregisters goedgekeurd door WHO en ICMJE

Sinds 2004 is de *World Health Organization* (WHO) betrokken bij het bevorderen van de internationale steun voor trialregistratie en het ontwikkelen van een standaardset met de minimale informatie die vereist is bij trialregistratie, de *WHO Trial Registration Data Set*. De WHO heeft tevens de *International Clinical Trials Registry Platform* (ICTRP) opgericht, een netwerk waarin internationale trialregisters zijn samengebracht. Het netwerk bevat momenteel veertien primaire registers die aan specifieke eisen op het gebied van inhoud, kwaliteit, validiteit en toegankelijkheid voldoen. De ICMJE accepteert prospectieve registratie van studies in *ClinicalTrials.gov* en de primaire trialregisters in het WHO-netwerk. De *WHO Trial Registration Data Set* bestaat uit twintig items die minimaal gerapporteerd moeten worden bij trialregistratie (tabel 12.1). Ook voor *ClinicalTrials.gov* bestaat een overzicht met items die verplicht zijn om aan de FDAAA te voldoen en/of die door *ClinicalTrials.gov* zelf worden vereist bij registratie (*ClinicalTrials.gov Protocol Data Element Definitions*).

12.2.4 Voorbeelden en samenstelling trialregisters

ClinicalTrials.gov is het grootste, publiek toegankelijke trialregister ter wereld. De database bevat 140.000 studies met locaties in 182 landen (per februari 2013). In de zomer van 2005, rondom de implementatie van het ICMJE-beleid waardoor trialregistratie een voorwaarde werd voor publicatie in een aantal belangrijke tijdschriften, was er een sterke toename in het aantal trials in het register (Zarin, Tse & Die, 2005). De database wordt onderhouden door de NLM van de NIH en geeft informatie over private en publiek gesponsorde klinische studies. De informatie wordt aangeleverd en bijgewerkt door de sponsor of de *principal investigator* van de trial. Het register bevat ongeveer evenveel trials met alleen een studielocatie binnen de VS als studies die alleen buiten de VS worden uitgevoerd (beide ca. 40% van alle trials). Het Nederlands Trialregister (NTR) is onderdeel van het *Dutch Cochrane Centre*. Het NTR is een van de primaire registers die door de WHO en ICMJE zijn erkend en geaccepteerd en bevat studies die lopen in Nederland of worden uitgevoerd door Nederlandse onderzoekers. Het register is in 2004 opgericht en bevat momenteel ruim 3600 trials. In 2008 is de Centrale Commissie Mensgebonden Onderzoek (CCMO) gestart met het openbare CCMO-register met kerngegevens over mensgebonden onderzoek. Opname van deze gegevens is sinds 2009 standaard voor nieuwe studies. De kerngegevens staan in het Algemeen Beoordelings- en Registratie(ABR) formulier en komen in het CCMO-register als het besluit van de oordelende medisch-ethische toetsingscommissie (METC) door de CCMO is ontvangen. Opdrachtgevers kunnen de CCMO verzoeken af te zien van plaatsing van de gegevens in het register, maar de mate van openbaarmaking is inmiddels voor alle typen opdrachtgevers volledig en op 100% uitgekomen. De CCMO heeft bij de WHO erkenning van het register aangevraagd. Wanneer de WHO het CCMO-register erkent, volstaat het invullen van het ABR-formulier en de beoordeling daarvan door een erkende METC en is een tweede registratie in een trialregister niet langer noodzakelijk. Op dit moment is aanmelding bij een erkend trialregister echter nog nodig.

12.2.5 Rapportage van studieresultaten in registers

Naast uitgebreidere eisen voor de registratie van trials verplicht de Amerikaanse FDAAA ook de indiening van een samenvatting van studieresultaten in *ClinicalTrials.gov* voor bepaalde trials. Sinds 2008 kunnen sponsors en onderzoekers de resultaten van klinische studies indienen in de *Results Database* van *ClinicalTrials.gov*. Inmiddels bevat de database resultaten van ruim 8000 studies. Op dit moment moeten de resultaten van trials met geneesmiddelen, biologicals en medische hulpmiddelen die al door de FDA zijn goedgekeurd of vrijgegeven binnen een jaar na voltooiing van de studie gerapporteerd worden, hoewel latere indiening is toegestaan in sommige gevallen. Er bestaan daarnaast ook databases van de farmaceutische industrie met studieresultaten, zoals het *GlaxoSmithKline Clinical Study Register* en de database *ClinicalStudyResults.org*, gesponsord door de *Pharmaceutical Research and Manufacturers of America* (PhRMA).

12.3 Publicatiebias

12.3.1 Definitie publicatiebias

Verschillende onderzoeken hebben uitgewezen dat een aanzienlijk deel van de klinische studies ongepubliceerd blijft, of wordt gepubliceerd met andere (primaire) uitkomsten dan oorspronkelijk de intentie was. Selectieve publicatie van trials en selectieve rapportage van uitkomsten binnen trials kunnen de resultaten van een studie vertekenen en daardoor ook de systematische reviews en klinische richtlijnen waarin deze studies worden geïncludeerd. Dit kan leiden tot inefficiënte zorg of gebruik van geneesmiddelen die schadelijk kunnen zijn voor patiënten.

Wanneer de verspreiding van onderzoeksresultaten wordt beïnvloed door de aard en de richting van de resultaten, ontstaat er *reporting bias*. Statistisch significante, 'positieve' resultaten die aangeven dat een interventie werkzaam is, hebben een grotere kans op publicatie, worden sneller gepubliceerd, worden vaker in het Engels gepubliceerd, worden vaker meer dan eens gepubliceerd, worden vaker in tijdschriften met een hoge impactfactor gepubliceerd en worden vaker geciteerd door anderen. De bijdrage van studies met niet-significante resultaten aan het totale beschikbare bewijs voor een interventie is echter net zo belangrijk als die van trials met statistisch significante uitkomsten. *Publicatiebias* betreft de publicatie of non-publicatie van onderzoeksresultaten, afhankelijk van de aard en de richting van de resultaten. Er is sprake van *outcome reporting bias* bij selectieve rapportage van bepaalde uitkomsten binnen een studie maar andere juist niet, afhankelijk van de aard en richting van de resultaten (Sterne, Egger & Moher, 2011).

12.3.2 Publicatie van resultaten en de financieringsbron

De afgelopen jaren is er veel aandacht besteed aan de invloed van de financieringsbron van geneesmiddelenstudies op de rapportage van resultaten. De voorkeur voor de publicatie van positieve studies is voornamelijk toegeschreven aan het niet indienen van manuscripten met negatieve resultaten door onderzoekers en sponsors. Vooral sponsoring van geneesmiddelenonderzoek door de farmaceutische industrie is geassocieerd met gunstige uitkomsten (Lexchin et al., 2003). Studies gesponsord door de industrie rapporteren vaker positieve uitkomsten dan trials die op een andere manier gefinancierd zijn en ook de aanwezigheid van auteurs met een financieel belangenconflict is in verband gebracht met publicatiebias. In de recent gepubliceerde studie op dit gebied werd gekeken naar trials die zijn uitgevoerd tussen 2000 en 2006 (Bourgeois, Murthy & Mandl, 2010). In een eind 2012 verschenen Cochrane review, wordt een update gegeven van een eerder reviewartikel over publicatiebias en sponsoring door de industrie. Dit artikel is gebaseerd op trials die ruim vijf jaar geleden of eerder zijn uitgevoerd (Lundh, 2012). Recentere data op dit gebied ontbreken.

Behalve de selectieve publicatie van positieve studies vormen ook de lage aantallen trials die tijdig gepubliceerd worden in medische tijdschriften een probleem. Dit lijkt niet uniek te zijn voor industriegesponsorde studies. In een recente studie naar trials gefinancierd door de NIH bleek dat voor minder dan de helft van de trials resultaten waren gepubliceerd in medische tijdschriften, dertig maanden na afronding van de trial (Ross et al., 2012). Een andere studie liet zien dat het percentage trials waarvan de resultaten binnen 24 maanden na voltooiing waren gepubliceerd, lager lag bij industriestudies dan bij studies gefinancierd door de overheid, terwijl het totale publicatiepercentage bij industriegesponsorde trials hoger lag dan bij trials gefinancierd door de overheid (Bourgeois, Murthy & Mandl, 2010). Hoewel het plaatsen van resultaten in een openbare database sinds de invoering van de FDAAA in 2007 voor bepaalde trials in de Verenigde Staten verplicht is, hebben onderzoekers moeite om te voldoen aan deze verplichting. In een onderzoek naar het posten van resultaten op *ClinicalTrials.gov* bleek dat slechts voor 22% van de trials die moeten voldoen aan de rapportage-eisen van de FDAAA, binnen de wettelijk vereiste termijn van twaalf maanden resultaten waren geplaatst in de database. De rapportage van resultaten van niet-industriegesponsorde studies op *ClinicalTrials.gov* was viermaal slechter dan voor industriestudies (Prayle, Hurley & Smyth, 2012). De naleving van de FDAAA binnen de farmaceutische industrie is niet voldoende en lijkt nog minder bij academische en door de overheid gefinancierde studies.

12.3.3 Maatregelen tegen publicatiebias

Om de selectieve publicatie van studieresultaten aan te pakken zijn er de afgelopen jaren specifieke richtlijnen en wetgeving ontwikkeld en geïmplementeerd. De eis van trialregistratie als voorwaarde voor publicatie in tijdschriften door de ICMJE sinds 2005 en de uitbreiding van de wettelijke vereisten in de VS voor het indienen van informatie op *ClinicalTrials.gov* door de vaststelling van de FDAAA in 2007 zijn belangrijke ontwikkelingen geweest op dit gebied. De farmaceutische industrie heeft in 2005 gezamenlijke afspraken gemaakt om de transparantie rondom klinische trials te bevorderen. De *European Federation of Pharmaceutical Industries and Associations* (EFPIA), de *International Federation of Pharmaceutical Manufacturers & Associations* (IFPMA), de Japanse *Pharmaceutical Manufacturers Association* (JPMA) en de *Pharmaceutical Research and Manufacturers of America* (PhRMA) hebben namens de innovatieve farmaceutische industrie een verklaring opgesteld waarin zij zich verplichten om alle studies tijdig te registreren in een openbaar trialregister en om een samenvatting van de resultaten van afgeronde studies te posten in een openbare database (update november 2009). In 2010 heeft men daarnaast uitgesproken dat de resultaten van trials gesponsord door de industrie gepubliceerd moeten worden in de wetenschappelijke literatuur, ongeacht of de uitkomsten positief of negatief zijn voor het product van de sponsor. Ten minste dienen de resultaten van alle fase-III-trials en alle resultaten van aanzienlijk medisch belang te worden ingediend voor publicatie in een medisch tijdschrift.

12.4 Designbias

12.4.1 Designbias en equipoise

Publicatiebias treedt op nadat een studie is afgerond. Designbias doet zich echter voor reeds voordat een trial gestart is, op het moment dat de studieparameters worden bepaald en voordat de definitieve beslissing om de studie uit te voeren genomen is. Het begrip *equipoise*, het onzekerheidsprincipe, vormt een belangrijk ethisch principe bij mensgebonden onderzoek en speelt een centrale rol bij designbias. Equipoise betekent dat wanneer er verschillende behandelingen met elkaar worden vergeleken in een gerandomiseerd, gecontroleerd onderzoek (RCT), er onzekerheid dient te bestaan over welke behandeling de voorkeur verdient bij afweging van de risico's en het therapeutische nut van elke studiearm. De a-priorikans op een gunstige of een ongunstige uitkomst is in beide gevallen 50%. Grote afwijkingen van equipoise kunnen echter ontstaan door designbias tijdens de ontwerpfase van een trial.

12.4.2 Beïnvloeding van studiedesign

Er zijn verschillende manieren beschreven waarop de kans op het aantonen van de superioriteit van een geneesmiddel vergroot kan worden door aanpassingen in het design van een trial. Het is mogelijk om een nieuw middel gunstig te laten afsteken door het nieuwe middel alleen met een placebo in plaats van met een al bewezen werkzaam middel te vergelijken. Als bekend is dat een bepaalde klasse van geneesmiddelen werkt en men vergelijkt een middel uit die klasse met een placebo, is van een eerlijke vergelijking geen sprake. De echte vraag is of het middel beter werkt dan bestaande middelen, waar wel onzekerheid over kan bestaan. Ook kan een vergelijking zo gunstig mogelijk uitvallen in het voordeel van de experimentele interventie door een ongunstige of inadequate dosering van de vergeleken medicatie toe te passen, of door een specifiek geselecteerde patiëntenpopulatie te gebruiken. De onderzoeksresultaten kunnen tevens worden beïnvloed door de keuze voor bepaalde (surrogaat) eindpunten en door een studieduur waarbij het onwaarschijnlijk is dat er bijwerkingen optreden door behandeling met het nieuwe middel.

12.4.3 Designbias en financieringsbron

Als gevolg van het onzekerheidsprincipe zouden in theorie de resultaten in de helft van de gevallen gunstig en in de helft van de gevallen ongunstig moeten uitvallen voor een nieuw middel. Studies die gesponsord worden door de farmaceutische industrie, blijken significant vaker gunstig te zijn voor het product van die industrie (Lundh et al, 2012). Naast selectieve publicatie van positieve resultaten kan ook designbias hier een rol spelen. In een studie waarnaar vaak wordt verwezen, bleek dat in onderzoek gesponsord door de farmaceutische industrie vaker dan in niet-industrieonderzoek een placebo of geen therapie als controlegroep wordt gebruikt, waardoor de resultaten voor het experimentele middel gunstig lijken (Djulbegovic et al., 2000). Een recente studie op basis van data uit *ClinicalTrials.gov* laat echter zien dat trials van de industrie vaker een actief vergelijkingsmiddel gebruiken in gecontroleerde trials en dat non-profit trials vaker placebogecontroleerde studies zijn (Bourgeois, Murthy & Mandl, 2010). Het kiezen van ongeschikte doseringen van de medicatie waarmee het nieuwe middel vergeleken wordt, zorgvuldig samengestelde onderzoekspopulaties en andere vormen van designbias kunnen ertoe leiden dat in opeenvolgend onderzoek met verschillende sponsors middel A beter is dan B, middel B beter dan C, en middel C weer beter dan A, afhankelijk van het bedrijf dat het onderzoek sponsort (Heres et al., 2006). Verschillende auteurs hebben erop gewezen dat het onzekerheidsprincipe echter niet uitsluitend geldig is bij een a-priorikans van 50/50 (Cohen, 2001). Een onderzoeker kan bij een nieuw middel onzeker zijn of die therapie beter is, ondanks dat de kans op superioriteit toch groter is dan 50%, omdat het middel reeds in een eerder stadium geselecteerd is vanwege bepaalde voordelen ten opzichte van de bestaande therapie (Cohen, 2001; Fries & Krishnan, 2004). Doordat succesvolle stoffen al in vroege stadia worden geïdentificeerd door farmaceutische bedrijven, zou de kans groter worden dat studies in latere fasen van de ontwikkeling positief uitvallen.

12.5 Uitvoering trials

12.5.1 Kwaliteit van de uitvoering van trials

De mate waarin conclusies kunnen worden getrokken over de effecten van een geneesmiddel, hangt af van de validiteit van de data en resultaten van een studie. Er kan onderscheid worden gemaakt tussen externe en interne validiteit. Of de studie een geschikte onderzoeksvraag stelt, hoort bij de externe validiteit en hangt nauw samen met de generaliseerbaarheid of toepasbaarheid van de studieresultaten. Designbias kan van invloed zijn op de externe validiteit van een trial. Interne validiteit hangt samen met het feit of de onderzoeksvraag van de studie op een juiste manier, vrij van bias, wordt beantwoord. Evaluatie van de interne validiteit van trials wordt vaak aangeduid als beoordeling van de methodologische kwaliteit.

12.5.2 Meten van kwaliteit en risico op bias

Er zijn meerdere instrumenten beschreven waarmee de methodologische kwaliteit van studies beoordeeld kan worden. Een veelgebruikt instrument is de Jadad-schaal voor de beoordeling van RCT's in pijnonderzoek (Jadad et al., 1996). De schaal bestaat uit drie vragen die met Ja (+1 punt) of Nee (0 punten) beantwoord moeten worden. Er kunnen maximaal twee extra punten worden verdiend of worden afgetrokken van de totale score. Een studie kan daarom een Jadad-score tussen 0 en 5 krijgen. De vragen die beantwoord moeten worden, zijn of de studie beschreven is als gerandomiseerd, of de studie beschreven is als dubbelblind, en of er een beschrijving is van proefpersonen die zich hebben teruggetrokken of zijn uitgevallen. De toekenning van extra punten of de aftrek van punten hangt ervan af of de methode van het genereren van de randomisatievolgorde en de methode van de dubbele blindering, indien beschreven, adequaat of juist ongeschikt zijn. Bij het gebruik van de Jadad-schaal wordt echter een belangrijke bron van bias in RCT's niet in overweging genomen, namelijk blindering van de randomisatie.

De Cochrane Collaboration raadt onderzoekers aan gebruik te maken van de *Cochrane Collaboration's 'Risk of bias' assessment tool*, voor de evaluatie van het risico op bias in klinische trials (Higgins, Altman & Sterne, 2011). Dit is een instrument waarmee voor zeven verschillende domeinen een afzonderlijke beoordeling wordt gemaakt. Deze domeinen betreffen het genereren van de randomisatievolgorde, blindering van de randomisatie, blindering van proefpersonen en behandelaars, blindering van effectbeoordelaars, onvolledige uitkomstdata, selectieve rapportage van resultaten en overige bronnen van bias (◘ tabel 12.2). Voor ieder domein moet worden beschreven wat er in de studie is gebeurd met betrekking tot het domein en moet vervolgens een oordeel worden gegeven over het risico op bias. Per domein wordt het oordeel laag risico, hoog risico of onduidelijk risico op bias gegeven. Een belangrijk probleem bij de beoordeling van het risico op bias of de kwaliteit van een studie is de hindernis die door onvolledige rapportage wordt opgeworpen. Hoewel de nadruk zou moeten liggen op het risico op bias in het design en de uitvoering van een trial, kan het verleidelijk zijn om de mate waarin de studie adequaat gerapporteerd wordt te beoordelen. Veel instrumenten, waaronder de Jadad-schaal, hebben de neiging om deze afzonderlijke zaken door elkaar te halen.

12.5.3 CONSORT-statement voor RCT's

Om auteurs te helpen de rapportage van RCT's te verbeteren, hebben onderzoekers en redacteuren van tijdschriften de CONSORT(*consolidated standards of reporting trials)-statement* ontwikkeld, bestaande uit een checklist en een stroomschema (Schulz, Altman & Moher, 2010). Door de rapportage van RCT's te verbeteren, worden lezers in staat gesteld om het design, de uitvoering, de analyse en de interpretatie van een studie te begrijpen en de validiteit van de resultaten te bepalen. De items in de checklist hebben betrekking op de inhoud van de titel, samenvatting, introductie, methoden, resultaten, discussie en de overige informatie van de studie. De 25 items in de checklist zijn geselecteerd omdat het niet-rapporteren van de informatie geassocieerd is met vertekende schattingen van behandelingseffecten, of omdat de informatie essentieel is om de betrouwbaarheid of relevantie van de bevindingen te beoordelen. Het stroomschema laat het verloop van het aantal proefpersonen zien in vier stadia van een trial, van de inclusie, toewijzing van de behandeling en de follow-up tot de analyse. Het schema toont het aantal proefpersonen dat per studiearm geïncludeerd is in de primaire data-analyse. Door deze informatie kan de lezer beoordelen of de auteurs een *intention to treat*-analyse hebben uitgevoerd. Studies naar de impact van de CONSORT-statement hebben aangetoond dat het gebruik van CONSORT geassocieerd is met een betere rapportage van RCT's (Hopewell et al., 2010).

12.5.4 Methodologische kwaliteit en financieringsbron

Gepubliceerde geneesmiddelenstudies die gesponsord zijn door de farmaceutische industrie leveren vaker gunstige resultaten en conclusies op voor de fabrikant van het middel dan onafhankelijk gefinancierd onderzoek. De methodologische kwaliteit van industriegesponsorde

12.5 · Uitvoering trials

■ Tabel 12.2 Cochrane Collaboration's 'Risk of bias' assessment tool.

domein	onderbouwing bij oordeel	type bias
genereren van randomisatievolgorde	beschrijf de methode gebruikt om de randomisatievolgorde te genereren in voldoende detail, zodat het mogelijk is in te schatten of deze leidt tot vergelijkbare groepen	selectiebias (bias in toewijzing aan interventies) door inadequaat genereren van randomisatievolgorde
blindering van randomisatie	beschrijf de methode gebruikt om de randomisatievolgorde te blinderen in voldoende detail om te bepalen of de toewijzing van interventies vóór of tijdens de rekrutering voorzien kan zijn geweest	selectiebias (bias in toewijzing aan interventies) door inadequate blindering van randomisatievolgorde vóór toewijzing
blindering van proefpersonen en behandelaars	beschrijf maatregelen die genomen zijn om proefpersonen en studiepersoneel te blinderen van kennis over welke interventie de proefpersoon heeft ontvangen geef informatie over de effectiviteit van de beoogde blindering	performancebias als gevolg van kennis over toegewezen interventies bij personeel en proefpersonen tijdens de studie
blindering van effectbeoordelaars	beschrijf maatregelen die genomen zijn om effectbeoordelaars te blinderen van kennis over welke interventie de proefpersoon heeft ontvangen geef informatie over de effectiviteit van de beoogde blindering	detectiebias als gevolg van kennis over toegewezen interventies bij effectbeoordelaars
onvolledige uitkomstdata	beschrijf de volledigheid van uitkomstdata voor iedere uitkomst, inclusief uitval en exclusies van de analyse beschrijf of uitval en exclusies zijn gerapporteerd, de aantallen in iedere studiearm, redenen voor uitval/exclusie indien gerapporteerd	attritionbias (bias in uitval uit de studie) door de hoeveelheid, aard of omgang met onvolledige uitkomstdata
selectieve rapportage van resultaten	beschrijf hoe de mogelijkheid van selectieve rapportage van resultaten is onderzocht en wat er gevonden is	reportingbias door selectieve rapportage van resultaten
overige bronnen van bias	beschrijf belangrijke bezorgdheden over bias die niet in de overige domeinen van de tabel zijn besproken	bias als gevolg van problemen die elders in deze tabel niet benoemd zijn

trials blijkt niet lager te zijn dan de kwaliteit van studies die op een andere manier zijn gefinancierd (Lundh et al., 2012; Schott et al., 2010). Er zijn studies die laten zien dat industrietrials hoger scoren op het gebied van methodologische kwaliteit dan RCT's ondersteund door non-profitorganisaties (Lexchin et al., 2003; Djulbegovic et al., 2000). Voor de evaluatie van het risico op bias in trials werden in deze studies de Jadad-schaal en andere samengestelde kwaliteitsschalen toegepast. Dat sponsoring door de fabrikant vaker tot gunstige resultaten en conclusies leidt dan financiering door andere bronnen, lijkt niet verklaard te kunnen worden door het gebruik van methoden die het risico op bias vergroten in industriestudies.

12.6 Betekenis financieringsbron

12.6.1 Verantwoordelijkheden studiesponsor

Een studiesponsor is een persoon, bedrijf, instelling of organisatie die de verantwoordelijkheid neemt voor het initiëren, organiseren en/of financieren van een klinisch onderzoek. Deze definitie is beschreven in de ICH-GCP-richtlijnen voor patiëntgebonden interventieonderzoek met geneesmiddelen (ICH-GCP, 1996). Sponsoring van een klinische studie brengt veel verantwoordelijkheden en verplichtingen met zich mee. De sponsor is verantwoordelijk voor systemen voor kwaliteitsborging en kwaliteitsbeheersing binnen een studie, het aanstellen van personeel met medische expertise, het gebruik van gekwalificeerd personeel dat de opzet en uitvoering van het onderzoek begeleidt en de gegevens verwerkt en analyseert, adequaat beheer van gegevens en documenten, selecteren van geschikte onderzoekers en instellingen, de proefpersonen- en aansprakelijkheidsverzekering en voor de indiening van het onderzoek ter beoordeling bij de METC. Ook met betrekking tot het te bestuderen geneesmiddel zijn er verplichtingen waaraan de sponsor moet voldoen. De sponsor moet ervoor zorgen dat er voldoende gegevens over de veiligheid en werkzaamheid van het onderzoeksproduct beschikbaar zijn, dat de bereiding, verpakking, etikettering en codering van het onderzoeksproduct voldoet aan de wettelijke vereisten en is tevens verantwoordelijk voor de levering van het middel aan de onderzoeker of de instelling en de instructies voor een juiste hantering van het middel. Verder is de sponsor belast met de voortdurende evaluatie van de veiligheid van het geneesmiddel en de rapportage van bijwerkingen aan de betrokken onderzoekers, de METC en eventueel de bevoegde autoriteiten. Een sponsor kan bepaalde verplichtingen of functies overdragen aan een contract-researchorganisatie (CRO). De uiteindelijke verantwoordelijkheid voor de kwaliteit en integriteit van het onderzoek blijft echter altijd bij de sponsor liggen.

12.6.2 Onderscheid tussen door de industrie gesponsorde en door de industrie ondersteunde trials

Het kan complex zijn om de rol die de financieringsbron speelt in een trial te definiëren aan de hand van informatie die gepubliceerd is in manuscripten met studieresultaten. De moeilijkheid is hierbij gelegen in de grote diversiteit in de mate waarin de sponsors betrokken kunnen zijn bij trials. Dit varieert van financiële ondersteuning, donatie van de studiemedicatie door een farmaceutisch bedrijf en auteurs die werkzaam zijn bij het bedrijf dat de studie financiert, tot inspraak van de fabrikant in de opzet van de trial, de dataverzameling en analyse, het schrijven van het manuscript en de beslissing tot publicatie van de studieresultaten. Het is vaak onduidelijk, in het bijzonder in oudere publicaties, of studies beschouwd moeten worden als onderzoekergeïnitieerde studies of dat farmaceutische bedrijven formeel sponsor zijn zoals gedefinieerd in de ICH-GCP-richtlijnen voor geneesmiddelenonderzoek. Volgens deze definitie is een sponsor verantwoordelijk voor het initiëren, organiseren en/of financieren

◘ **Tabel 12.3** Onderscheid tussen geneesmiddelenstudies op basis van sponsoring.

	niet-industrietrials	trials ondersteund door industrie	trials gesponsord door industrie
farmaceutische industrie op enige wijze betrokken bij de studie	nee	ja	ja
formele sponsor volgens ICH-GCP-richtlijnen	non-profitorganisatie	non-profitorganisatie	farmaceutisch bedrijf
verantwoordelijk voor kwaliteit en veiligheid tijdens de trial	non-profitorganisatie	non-profitorganisatie	farmaceutisch bedrijf
subsidies of andere financiële ondersteuning door farmaceutisch bedrijf	nee	ja	ja
donatie van studiemedicatie of placebo's door fabrikant	nee	ja	ja
een of meer auteurs werkzaam bij een farmaceutisch bedrijf	nee	ja	ja
farmaceutisch bedrijf expliciet genoemd als studiesponsor in manuscript	nee	nee	ja
bedrijf dat studie financiert heeft deelgenomen aan opzet, uitvoering, analyse, schrijven van artikel en beslissing tot publicatie	nee	nee	ja

van een klinisch onderzoek. Financiële ondersteuning van een trial door een fabrikant houdt dus niet in alle gevallen in dat het bedrijf de formele sponsor van het onderzoek is. Er kan onderscheid worden gemaakt tussen trials die *gesponsord* worden door de industrie volgens de ICH-GCP-richtlijnen, en studies die financieel of materieel *ondersteund* worden door een bedrijf. Dit onderscheid is van belang, omdat in beide gevallen de bovengenoemde verantwoordelijkheden tijdens de trial bij verschillende partijen liggen. De belangrijke verschillen tussen niet-industrietrials, trials ondersteund door de industrie en trials gesponsord door de industrie staan weergegeven in ◘ tabel 12.3.

12.7 Fraudepreventie

12.7.1 Fraude bij wetenschappelijk onderzoek

Betrouwbaar wetenschappelijk onderzoek is essentieel bij de registratie van geneesmiddelen. Wanneer onderzoeksgegevens niet kloppen, kan dat gevolgen hebben voor de rechtsgeldigheid van een registratie. Ook alle informatie die gebaseerd is op de onderzoeksresultaten, moet opnieuw worden beoordeeld. Daarbij gaat het bijvoorbeeld om informatie in de bijsluiter, promotiemateriaal gericht op artsen en informatie die is opgenomen in het Farmacotherapeutisch Kompas. Voor farmaceutische bedrijven is het dus cruciaal dat zij kunnen vertrouwen op de resultaten van klinisch onderzoek dat zij bij onderzoekers beleggen, of waarbij de industrie als sponsor optreedt. Onbetrouwbaar onderzoek kan de gezondheidszorg schaden en heeft impact op het vertrouwen in en het imago van de zorgsector.

Het onderwerp fraude werd actueel door het onderzoeksrapport over sociaalpsycholoog Diederik Stapel. Commissies controleerden het complete oeuvre van Stapel en presenteerden eind 2012 hun eindrapport, met daarin een volledige lijst van de publicaties waarin fraude door Stapel met zekerheid was vastgesteld. Het bleek te gaan om ten minste 55 artikelen en om 10 hoofdstukken in boeken (Commissie Levelt e.a., 2012). In het Erasmus Medisch Centrum werd een soortgelijk onderzoek ingesteld naar voormalig internist Don Poldermans, die in 2011 werd ontslagen op verdenking van fraude met onderzoeksdata. De commissie Wetenschappelijke Integriteit rapporteerde schendingen van de wetenschappelijke integriteit vanwege ernstige tekortkomingen in de *informed consent*-procedure, het insturen van publicaties op basis van onbetrouwbare gegevens en wetenschappelijk onzorgvuldige dataverzameling. Door een nieuwe commissie werd nader onderzoek gedaan naar een aantal studies van dezelfde onderzoeksgroep. Uit het onderzoek bleek een vergelijkbaar beeld en werd geconcludeerd dat Poldermans schuldig is aan ernstig wetenschappelijk wangedrag. Volgens de commissie was er sprake van ontbrekende brondocumenten, onzorgvuldige dataverzameling en het gebruik van fictieve gegevens (Erasmus MC, 2012).

12.7.2 Vormen en frequentie van wetenschapsfraude

Wetenschappelijke fraude kent verschillende vormen. Er zijn drie criteria voor schending van wetenschappelijke integriteit: *fabrication, falsification, plagiarism* (FFP). *Fabrication* betreft fraude met onderzoeksgegevens, door het verzinnen, fabuleren en zelf fabriceren van gegevens. *Falsification* heeft te maken met het manipuleren of foutief presenteren van gegevens, bijvoorbeeld door negatieve uitkomsten weg te laten. De derde vorm van fraude betreft het plegen van plagiaat, zowel in letterlijke vorm alsook bij het stelen of gebruiken van ideeën zonder bronvermelding.

Over de frequentie van fraude in de wetenschap is weinig bekend. Schattingen variëren van 'niets aan de hand', tot de bewering dat tegenover elke ontdekte fraude ongeveer 100.000 niet-ontdekte grote en kleine fraudegevallen staan. De Commissie Onderzoeksgegevens van de Koninklijke Nederlandse Akademie van Wetenschappen (KNAW) onder voorzitterschap van professor Kees Schuyt concludeerde in haar adviesrapport dat men niet weet hoe groot de omvang van wangedrag is (KNAW, 2012). Zolang er geen goed wetenschappelijk onderzoek naar fraude aanwezig is, blijven genoemde getallen speculatie. In een recente enquête van het artsenblad Medisch Contact onder 800 huisartsen, medisch specialisten, specialisten ouderengeneeskunde en sociaal- geneeskundigen zei 15 procent weleens 'van nabij' te hebben gezien dat wetenschappelijke resultaten werden verzonnen; 22 procent zei weleens te hebben gezien dat onderzoeksdata werden geselecteerd of statistisch werden bewerkt om significante resultaten te behalen (Maassen & Visser, 2012). De enquête kreeg echter kritiek van onderzoekers, die aangaven dat deze gebaseerd is op geruchten en vage criteria. Een onderzoek onder Britse artsen en wetenschappers, uitgevoerd door de *British Medical Journal* (BMJ), vond dat 13 procent van de respondenten, academici en clinici die een artikel hadden ingediend bij BMJ of als peerreviewer hadden gefungeerd voor het tijdschrift, getuige was geweest van onderzoeksdata die werden gewijzigd of gefabriceerd ten behoeve van publicatie (Tavare, 2012). In 1993 bracht onderzoeksjournalist Frank van Kolfschooten in het boek *Valse vooruitgang* de

Nederlandse wetenschapsfraude in kaart. De affaire rond Stapel was voor Van Kolfschooten aanleiding om nieuw onderzoek te doen. Voor *Ontspoorde wetenschap* benaderde hij 8200 wetenschappers met de vraag of ze gevallen van wetenschapsfraude kenden. Aan de hand van die reacties onderzocht hij de uitspraken van onderzoekscommissies en ging hij op zoek naar wetenschappelijke artikelen die werden ingetrokken. In *Ontspoorde Wetenschap* is te lezen dat er aan Nederlandse universiteiten sinds 2005 33 zaken van wetenschapsfraude gegrond zijn verklaard. In 24 gevallen werd een wetenschapper bestraft, variërend van een berisping tot (vrijwillig) ontslag. Buiten de universiteiten vond Van Kolfschooten nog twee fraudezaken; bij het Nederlands Kanker Instituut en TNO (Van Kolfschooten, 2012). Dit komt neer op 35 gegronde integriteitsklachten sinds op 1 januari 2005 de Nederlandse Gedragscode Wetenschapsbeoefening van kracht werd. Van de 35 zaken hadden er 15 betrekking op plagiaat, 11 op verzinnen of vervalsen van data, 4 op auteurskwesties en 5 op andere vergrijpen.

12.7.3 Maatregelen tegen fraude in onderzoek

De Nederlandse Gedragscode Wetenschapbeoefening is in 2004 opgesteld op verzoek van de Vereniging van universiteiten (VSNU) en herzien in 2012. De code bevat regels voor wetenschappelijk onderwijs en onderzoek aan de Nederlandse universiteiten. De principes die in de code worden benoemd, kunnen worden opgevat als algemene opvattingen over goede wetenschapsbeoefening; ze zijn niet bedoeld als aanvullende juridische regels. Het gaat hierbij om zaken als zorgvuldigheid, betrouwbaarheid, controleerbaarheid, onpartijdigheid en onafhankelijkheid. Vanwege de recente fraudegevallen kwam de gedragscode weer volop in de belangstelling te staan. Alle Nederlandse universiteiten hebben besloten dat ze meer gaan doen om wetenschappelijk wangedrag te voorkomen. Onderzoekers moeten voortaan expliciet beloven dat ze zich zullen houden aan de Nederlandse Gedragscode Wetenschapsbeoefening. Naast de promovendi en onderzoekers moeten ook studenten in de bachelor- en masterfase meer aandacht besteden aan wetenschappelijke integriteit. Ze leren eerder wat de regels hiervan zijn en moeten op die manier doordrongen raken van wat in de wetenschap wel en niet mag. Daarnaast gaan universiteiten meer openheid geven over wetenschappelijke misstappen. Uitspraken van commissies voor wetenschappelijke integriteit komen op de website van de VSNU te staan.

Ook de KNAW maakt zich sterk voor goed wetenschappelijk gedrag. Mede vanwege de fraudegevallen die vanaf 2011 aan het licht kwamen, werkt de KNAW aan adviezen over het omgaan met onderzoeksgegevens en over vertrouwen en integriteit in de wetenschap. Zo maakte de KNAW de brochure *Wetenschappelijk onderzoek: dilemma's en verleidingen* om jonge onderzoekers bewust te maken van wat er fout kan gaan in de wetenschapsbeoefening. Daarin komen onderwerpen aan de orde als bedrog en zelfbedrog, zorgvuldigheid en nalatigheid, volledigheid en selectiviteit, concurrentie en auteurschap.

Binnen het geneesmiddelenonderzoek wordt gewerkt met internationale standaarden, waarbinnen regels zijn opgenomen met betrekking tot *good clinical practice* (GCP), *good laboratory practice* (GLP) en *good manufacturing practice* (GMP). Kwaliteitssystemen moeten op orde zijn en er moet gewerkt worden met SOP's (*standard operating procedures*) om fraude te voorkomen, te rapporteren en te onderzoeken. In ▶ par. 12.8 wordt ingegaan op systemen voor kwaliteitsborging en in ▶ par. 12.9 op kwaliteitsbeheersing bij geneesmiddelenonderzoek. Deze zaken moeten ervoor zorgen dat studies worden uitgevoerd en dat met gegevens wordt omgegaan zoals beschreven in het protocol, GCP en de van toepassing zijnde wet- en regelgeving.

12.8 Quality assurance/kwaliteitsborging

12.8.1 Definitie quality assurance/kwaliteitsborging

Onder GCP is de sponsor, in de Wet medisch-wetenschappelijk onderzoek met mensen (WMO) benoemd als de verrichter van een onderzoek, verantwoordelijk voor het opzetten van een kwaliteitssysteem. In een kwaliteitssysteem moeten twee componenten van medisch-wetenschappelijk onderzoek bewaakt worden: de veiligheid van proefpersonen en de kwaliteit van de wetenschappelijke resultaten. Kwaliteitsbewaking loopt parallel aan de opzet en uitvoering van een studie. In het proces van klinisch onderzoek zijn de verschillende aspecten van kwaliteitsbewaking gekoppeld aan de fase waarin een studie zich bevindt. Er kan onderscheid gemaakt worden tussen kwaliteitsborging (*quality assurance*, QA) en kwaliteitsbeheersing (*quality control*, QC). In de ICH-GCP-richtlijnen wordt QA omschreven als:

» Alle geplande en systematische handelingen die zijn ingesteld om te waarborgen dat het onderzoek wordt uitgevoerd en dat de gegevens worden gegenereerd, gedocumenteerd en gerapporteerd in overeenstemming met GCP en met de relevante wettelijke vereisten. «

Audits zijn een belangrijk onderdeel van *quality assurance*.

12.8.2 Audits

Bij een audit door de sponsor wordt het proces van kwaliteitsbewaking gecontroleerd en wordt getoetst of de verschillende partijen hun taak en verantwoordelijkheid naar behoren hebben ingevuld. De uitvoering van het onderzoek en de naleving van het protocol, SOP's, GCP en de relevante wet- en regelgeving worden geëvalueerd. Audits moeten onafhankelijk en gescheiden van de monitoring van een studie worden uitgevoerd. CRO's, sponsors, sites zelf (intern) en de autoriteiten kunnen audits verrichten. In het laatste geval wordt er gesproken van inspecties. De sponsor moet audits laten uitvoeren door personen die onafhankelijk zijn van klinische onderzoeken of systemen. Audits kunnen worden uitgevoerd wanneer het vermoeden bestaat dat er problemen zijn binnen een studie (*for cause*), maar ze kunnen ook routinematig worden verricht (*random*). Er kan sprake zijn van studieaudits of systeemaudits. Het auditplan van de sponsor en de procedures voor de uitvoer ervan worden bepaald door: het belang van de studie voor aanvragen van een handelsvergunning, het aantal proefpersonen in de studie, het type en de complexiteit van de studie, het risiconiveau voor de proefpersonen en mogelijke problemen die worden voorzien.

Tijdens de voorbereiding van een audit worden het doel, de reikwijdte en het tijdsplan vastgesteld. De daadwerkelijke uitvoering van de audit bestaat uit een algemene controle op het hele proces van de studie. Documenten en faciliteiten worden gecontroleerd en personen die betrokken zijn bij het onderzoek worden geïnterviewd. Uitgangspunten voor de auditor zijn: of er een effectief kwaliteitssysteem geïmplementeerd is, of er garantie is voor de kwaliteit en kwantiteit van het personeel, of procedures en SOP's gevolgd worden, of er duidelijk en transparant gewerkt wordt, en of er sprake is van consistente dossiervoering en van gedegen documentbeheer en archivering na afloop. Aan het eind van een audit worden de bevindingen met de opdrachtgever en het studieteam besproken en wordt er een rapport opgesteld waarin bevindingen en actiepunten of aanbevelingen beschreven staan. Corrigerende acties naar aanleiding van de uitkomsten van een audit leiden rechtstreeks tot een verbetering van de kwaliteit van een studie.

◻ Tabel 12.4 Richtlijnen voor risicoclassificatie.

schade ⇒ kans ⇓	lichte schade	matige schade	ernstige schade
kleine kans	verwaarloosbaar risico	verwaarloosbaar risico	matig risico
matige kans	verwaarloosbaar risico	matig risico	hoog risico
grote kans	matig risico	hoog risico	hoog risico

Bron: NFU-rapport Kwaliteitsborging van Mensgebonden Onderzoek.

12.9 Quality control/kwaliteitsbeheersing

12.9.1 Definitie quality control/kwaliteitsbeheersing

QC, kwaliteitsbeheersing, wordt in de ICH-GCP-richtlijnen omschreven als:

» De bedrijfstechnieken en werkzaamheden die binnen het systeem van kwaliteitsborging worden gebruikt om na te gaan of aan de kwaliteitseisen voor aan het onderzoek gerelateerde werkzaamheden is voldaan. «

Hieronder valt onder andere het gebruik van SOP's en werkinstructies, monitoring en training van studiepersoneel.

12.9.2 Aspecten van kwaliteitsbeheersing

SOP's zijn gedetailleerde schriftelijke instructies om uniformiteit te bereiken in de uitvoering van een bepaalde taak. SOP's zorgen voor de standaardisatie van werkwijzen. Er zijn algemene SOP's, waarin *informed consent*-procedures, rapportage van *(serious) adverse events*, de verantwoordelijkheden van het studiepersoneel, de archivering van studiedocumenten en de bediening en het onderhoud van apparatuur worden beschreven. Daarnaast zijn er studiespecifieke SOP's, waarin studiespecifieke details voor een bepaalde studie omschreven worden. Daarnaast kunnen er ook andere formulieren en werkinstructies zijn waarmee gewerkt wordt.

Door een studie te monitoren bewaakt men: de voortgang van de studie en de uitvoering ervan, de gegevensregistratie en de rapportage hiervan conform het protocol, de SOP's, GCP en de wettelijke vereisten. De monitor wordt aangesteld door de sponsor en moet een onafhankelijke rol hebben ten opzichte van de onderzoeksgroep. Monitoractiviteiten moeten gebaseerd zijn op SOP's en moeten voor, tijdens en na de studie plaatsvinden. De intensiteit van *onsite*-monitoren dient te worden afgestemd op de mate van risico in het onderzoek. In ◻ tabel 12.4 staan richtlijnen voor risicoclassificatie, zoals geformuleerd in het rapport Kwaliteitsborging van Mensgebonden Onderzoek van de Nederlandse Federatie van Universitair Medische Centra (NFU). Drie begrippen zijn hierbij van belang: de geschatte kans op schade, de geschatte ernst van de schade en de kwetsbaarheid van de deelnemer. Bij monitoring wordt aandacht besteed aan: de *trial master file, informed consents*, in- en exclusiecriteria, verificatie van brongegevens, *serious adverse events* (SAE's) en *suspected unexpected serious adverse reactions* (SUSAR's), studiemedicatie en apparatuur, faciliteiten, laboratorium en apotheek. Onsite-monitoring is voornamelijk gericht op het opsporen van procedurele fouten binnen studies.

De kwaliteit van onderzoek is in belangrijke mate afhankelijk van de deskundigheid van de onderzoekers. De verantwoordelijkheid voor de kwaliteit van een onderzoek is echter niet voor alle betrokken medewerkers gelijk. Onderzoekers zijn verantwoordelijk voor een goede opzet, uitvoering en rapportage. Andere betrokkenen zijn onderzoeksverpleegkundigen en andere klinisch-researchmedewerkers. Het benodigde niveau van scholing hangt af van de rol die zij hebben en de handelingen die ze uitvoeren. In Nederland is inmiddels in alle UMC's de basiscursus regelgeving en organisatie klinisch-wetenschappelijk onderzoek (BROK) verplicht gesteld voor onderzoekers die betrokken zijn bij mensgebonden onderzoek. Ook voor overige onderzoeksmedewerkers is scholing, onder andere op het gebied van ICH-GCP, essentieel.

12.10 Inspecties

Inspecties zijn audits die worden uitgevoerd door de autoriteiten, zoals de Inspectie voor de Gezondheidszorg (IGZ), onderdeel van het Ministerie van Volksgezondheid, Welzijn en Sport, de EMA en de FDA.

12.10.1 Inspecties in Nederland

Het toezicht op klinisch onderzoek door de IGZ kan onderverdeeld worden in inspecties op eigener beweging en inspecties op verzoek. Het toezicht dat de IGZ op eigen initiatief uitvoert, bestaat uit risico-indicatorentoezicht, thematisch toezicht en incidententoezicht (naar aanleiding van meldingen of signalen). Recente onderwerpen van thematisch toezicht door de IGZ zijn klinisch onderzoek in kinderen en toezicht bij CRO's. Een verzoek tot inspectie kan afkomstig zijn van de CCMO, naar aanleiding van meldingen, signalen of beoordelingen van onderzoeken. Verzoeken kunnen ook afkomstig zijn van het College ter Beoordeling van Geneesmiddelen (CBG) in het kader van het registratiedossier, of van de EMA en de *Coordination Group for Mutual Recognition and Decentralised Procedures* (CMD), ook in het kader van het registratiedossier of vanwege risico's of signalen. Het toetsingskader voor de IGZ bij het toezicht op klinisch onderzoek is gebaseerd op de WMO, inclusief ICH-GCP voor geneesmiddelenstudies. Daarnaast is er zogenaamde aanpalende wet- en regelgeving die van belang is, met name de Geneesmiddelenwet, Annex 13 en de Wet bescherming persoonsgegevens (Wbp). De effecten van toezicht op klinisch onderzoek door de IGZ bestaan uit een volksgezondheidseffect en een nalevingseffect. Het volksgezondheidseffect bestaat uit veilige studies en betrouwbare geneesmiddelen. Voorbeelden van het nalevingseffect zijn dat ieder (academisch) centrum een kwaliteitssysteem voor klinisch onderzoek heeft of krijgt, geschoolde onderzoekers en minder kritische bevindingen bij inspectie. De IGZ voert ook internationale inspecties uit op verzoek van de *European Medicines Agency* (EMA), het CBG en de CMD. Onder internationale inspecties kan al het onderzoek vallen dat wereldwijd in het kader van geneesmiddelenregistratie voor de EU en de Europese Economische Ruimte (EU plus IJsland, Noorwegen en Liechtenstein) plaatsvindt.

Ook de EMA voert inspecties uit in Nederland. De EMA treedt op als registratieautoriteit bij de centrale procedure. In de centrale procedure wordt een product in één keer geregistreerd in alle landen van de Europese Economische Ruimte. De EMA coördineert de GCP-inspecties voor de centrale procedure. Naast de eisen voor de uitvoering van klinisch onderzoek zijn ook de eisen voor de inspectie op naleving van GCP-richtlijnen in onderzoek op Europees niveau vastgelegd in de *Clinical Trial Directive* (Directive 2001/20/EC) en de *GCP-Directive* (Directive 2005/28/EC). Naast de nationale en Europese instanties kan er in Nederland ook door de FDA geïnspecteerd worden. Dit betreft dan de klinische onderzoeken die onderdeel uitmaken van erkenning voor onder meer registratie in de VS. In 2009 hebben de EMA en de FDA gezamenlijk het initiatief tot samenwerking genomen bij internationale GCP-inspectieactiviteiten. Dit initiatief levert een belangrijke bijdrage aan de bescherming van proefpersonen in de context van toenemende globalisering van klinisch onderzoek.

12.11 Kernpunten

- Dankzij trialregistratie wordt informatie over klinische studies publiekelijk toegankelijk, vanaf de aanvang van een studie tot de voltooiing.
- Er is wetgeving die trialregistratie voor bepaalde studies verplicht stelt. Veel medische tijdschriften vereisen registratie als voorwaarde voor de publicatie van onderzoeksresultaten.
- Publicatiebias betreft de selectieve publicatie van studies afhankelijk van de aard en de richting van de resultaten.
- Wanneer er aanpassingen gedaan worden in het design van een trial die de kans op het aantonen van de superioriteit van een geneesmiddel vergroten, is er sprake van designbias.
- Studies gesponsord door de farmaceutische industrie leiden vaker tot gunstige resultaten voor de fabrikant dan studies die op een andere manier gefinancierd zijn.
- Er zijn verschillende instrumenten waarmee de methodologische kwaliteit van studies beoordeeld kan worden, waaronder de Jadad-schaal en de *Cochrane Collaboration's 'Risk of bias' assessment tool*.
- Sponsoring brengt verantwoordelijkheden en verplichtingen met zich mee. Er kan onderscheid gemaakt worden tussen studies die door de industrie gesponsord zijn en studies die alleen materieel en/of financieel ondersteund worden.
- Er bestaan verschillende vormen van wetenschappelijke fraude (*fabrication, falsification, plagiarism*). Over de frequentie van fraude is weinig bekend. Gedragscodes, richtlijnen en kwaliteitssystemen moeten wetenschappelijke integriteit bevorderen.
- Kwaliteitsborging, kwaliteitsbeheersing en inspecties door de autoriteiten moeten ervoor zorgen dat studies worden uitgevoerd en met gegevens wordt omgegaan zoals beschreven in het protocol, GCP-richtlijn en de van toepassing zijnde wet- en regelgeving.

12.12 Samenvatting

Trialregistratie in publiek toegankelijke databases helpt het proces van klinisch geneesmiddelenonderzoek transparanter te maken en de selectieve publicatie van onderzoeksresultaten te beperken. Zowel in de VS als in Europa is wetgeving van kracht die trialregistratie verplicht stelt en het beleid van de ICMJE speelt hier tevens een belangrijke rol in.

Studies die gesponsord worden door de farmaceutische industrie rapporteren vaker positieve uitkomsten dan trials die op een andere manier gefinancierd zijn. Genoemde oorzaken voor het hogere aantal industriestudies met gunstige resultaten zijn onder andere publicatiebias en designbias. De methodologische kwaliteit of het risico op bias tijdens de uitvoering van trials, te meten met instrumenten als de Jadad-schaal en de *Cochrane Collaboration's 'Risk of bias' assessment tool*, lijkt niet geassocieerd te zijn met de financieringsbron. Overigens is het van belang onderscheid te maken tussen trials die formeel gesponsord worden door de industrie volgens de ICH-GCP-richtlijnen en studies die enkel financieel of materieel ondersteund worden door een bedrijf, aangezien in beide gevallen verantwoordelijkheden tijdens de trial bij verschillende partijen liggen. Naar aanleiding van recente fraudegevallen in Nederland zijn er verschillende rapporten en richtlijnen verschenen op het gebied van wetenschappelijke integriteit. Daarnaast dragen bij geneesmiddelenonderzoek alle activiteiten die vallen onder kwaliteitsborging en kwaliteitsbeheersing bij aan het bewaken van de veiligheid van proefpersonen en de kwaliteit van de wetenschappelijke resultaten. De autoriteiten dragen hieraan bij door bij klinisch onderzoek inspecties uit te voeren.

Literatuur

Bourgeois FT, Murthy S, Mandl KD. Outcome reporting among drug trials registered in ClinicalTrials.gov. Ann Intern Med 2010;153:158–66.

Cohen AF. Medisch-wetenschappelijk onderzoek en de farmaceutische industrie. Ongemakkelijke minnaars of huwelijkse voorwaarden? Ned Tijdschr Geneesk 2001;145:1438–42.

Commissie Levelt, Commissie Noort, Commissie Drenth. Falende wetenschap: De frauduleuze onderzoekspraktijken van sociaal-psycholoog Diederik Stapel. 2012.

Djulbegovic B, Lacevic M, Cantor A, Fields KK, Bennett CL, Adams JR, Kuderer NM, Lyman GH. The uncertainty principle and industry-sponsored research. Lancet 2000;356:635–8.

Erasmus MC Commissie Vervolgonderzoek 2012. Rapport vervolgonderzoek naar mogelijke schending van de wetenschappelijke integriteit 2012. 2012.

Fries JF, Krishnan E. Equipoise, design bias, and randomized controlled trials: the elusive ethics of new drug development. Arthritis Res Ther 2004;6:R250–5.

Heres S, Davis J, Maino K, Jetzinger E, Kissling W, Leucht S. Why olanzapine beats risperidone, risperidone beats quetiapine, and quetiapine beats olanzapine: an exploratory analysis of head-to-head comparison studies of second-generation antipsychotics. Am J Psychiatry 2006;163:185–94.

Higgins JPT, Altman DG, Sterne JAC on behalf of the Cochrane Statistical Methods Group and the Cochrane Bias Methods Groups. Chapter 8: Assessing risk of bias in included studies. In: Cochrane Handbook for Systematic Reviews of Interventions. Version 5.1.0 [updated March 2011]. Edited by Higgins JPT, Green S. The Cochrane Collaboration; 2011.

Hopewell S, Dutton S, Yu LM, Chan AW, Altman DG. The quality of reports of randomised trials in 2000 and 2006: comparative study of articles indexed in PubMed. BMJ 2010;340:c723.

International conference on harmonisation of technical requirements for registration of pharmaceuticals for human use. ICH Harmonised Tripartite Guideline - Guideline for Good Clinical Practice E6. 1996.

Jadad AR, Moore RA, Carroll D, Jenkinson C, Reynolds DJ, Gavaghan DJ, McQuay HJ. Assessing the quality of reports of randomized clinical trials: is blinding necessary? Control Clin Trials 1996;17:1–12.

Kolfschooten F van. Ontspoorde wetenschap - Over fraude, plagiaat en academische mores. Amsterdam: Uitgeverij de Kring. 2012.

Koninklijke Nederlandse Akademie van Wetenschappen. Advies van de KNAW-Commissie Onderzoeksgegevens. Zorgvuldig en integer omgaan met wetenschappelijke onderzoeksgegevens. 2012.

Krumholz HM, Ross JS, Presler AH, Egilman DS. What have we learnt from Vioxx? BMJ 2007;334:120–3.

Lexchin J, Bero LA, Djulbegovic B, Clark O. Pharmaceutical industry sponsorship and research outcome and quality: systematic review. BMJ 2003;326:1167–70.

Lundh A, Sismondo S, Lexchin J, Busuioc OA, Bero L. Industry sponsorship and research outcome. Cochrane Database Syst Rev 2012;12:MR000033.

Maassen H, Visser J. Liever lezen dan doen. Medisch Contact 2012:894–7.

Prayle AP, Hurley MN, Smyth AR. Compliance with mandatory reporting of clinical trial results on ClinicalTrials.gov: cross sectional study. BMJ 2012;344:d7373.

Ross JS, Tse T, Zarin DA, Xu H, Zhou L, Krumholz HM. Publication of NIH funded trials registered in ClinicalTrials.gov: cross sectional analysis. BMJ 2012;344:d7292.

Schott G, Pachl H, Limbach U, Gundert-Remy U, Ludwig WD, Lieb K. The financing of drug trials by pharmaceutical companies and its consequences. Part 1: a qualitative, systematic review of the literature on possible influences on the findings, protocols, and quality of drug trials. Dtsch Arztebl Int 2010;107:279–85.

Schulz KF, Altman DG, Moher D. CONSORT 2010 statement: updated guidelines for reporting parallel group randomised trials. BMJ 2010;340:c332.

Sterne JAC, Egger M, Moher D on behalf of the Cochrane Bias Methods Group. Chapter 10: Addressing reporting biases. In: Cochrane Handbook for Systematic Reviews of Interventions. Version 5.1.0 [updated March 2011]. Edited by Higgins JPT, Green S. The Cochrane Collaboration; 2011.

Tavare A. Scientific misconduct is worryingly prevalent in the UK, shows BMJ survey. BMJ 2012;344:e377.

Turner EH, Matthews AM, Linardatos E, Tell RA, Rosenthal R. Selective publication of antidepressant trials and its influence on apparent efficacy. N Engl J Med 2008;358:252–60.

Zarin DA, Tse T, Ide NC. Trial Registration at ClinicalTrials.gov between May and October 2005. N Engl J Med 2005;353:2779–87.

Geneesmiddelenonderzoek in Nederland: het speelveld

Aletta D. Kraneveld

13.1   Inleiding – 227

13.2   Klinisch geneesmiddelenonderzoek – 227
13.2.1 Fundamenteel klinisch geneesmiddelenonderzoek – 229
13.2.2 Klinisch geneesmiddelenonderzoek – 230

13.3   Financiën geneesmiddelenonderzoek Nederland – 231

13.4   Kwaliteit van Nederlands klinisch geneesmiddelenonderzoek en opleiding – 232
13.4.1 Basiscursus regelgeving en organisatie klinisch-wetenschappelijk onderzoek (BROK) – 233
13.4.2 NVKF&B-opleiding klinisch farmacoloog – 233

13.5   Innovatief geneesmiddelenonderzoek in Nederland: FIGON – 234

13.6   Top Institute Pharma en open innovatie – 235

13.7   Dutch Clinical Trial Foundation – 236

13.8   Nederlandse Vereniging voor Klinische Farmacologie en Biofarmacie (NVKF&B) – 237

13.9   Nederlandse Vereniging voor Farmaceutische Geneeskunde (NVFG) – 238

13.10 ACRON en DARQA – 238

13.11 Geneesmiddelenonderzoek in Nederland: Topsector Life sciences & Health – 239

13.12 Het internationale speelveld en Innovative Medicines Initiative – 240

13.13 Kernpunten – 242

13.14 Samenvatting – 243

Literatuur – 243

13.1 Inleiding

Binnen de gezondheidszorg in Nederland neemt het gebruik van geneesmiddelen een belangrijke plaats in. Het geneesmiddelengebruik over de jaren 2006-2009 staat weergegeven in ◘ figuur 13.1. Het aantal personen aan wie gedurende het verslagjaar geneesmiddelen (vergoed door de verplichte basisverzekering) is verstrekt, ligt rond de 11 miljoen. Antimicrobiële middelen, geneesmiddelen voor aandoeningen aan maag-darmkanaal, luchtwegen, huid en hart en vaten werden het meest gebruikt in 2009 (◘ figuur 13.2). In 2011 gebruikten respectievelijk 35% mannen en 41% vrouwen in de 14 dagen voorafgaande aan de gezondheidsenquête van het Centraal Bureau voor de Statistiek een door de arts voorgeschreven geneesmiddel (◘ figuur 13.3). De percentages voor zelfmedicatie liggen iets lager. Relatief gezien maken de kosten voor geneesmiddelengebruik een klein deel uit van de totale kosten van de gezondheidszorg. Voor 2013 zijn de totale kosten voor de gezondheidszorg door het College voor Zorgverzekeraars geraamd op € 68,3 miljard. De uitgaven voor de extramurale farmaceutische zorg wordt geraamd op € 5,4 miljard. Dure geneesmiddelen die intramuraal worden toegepast, worden geraamd op € 1,2 miljard. Dus de totale farmaceutische zorg maakt ongeveer 10% uit van de totaal geraamde kosten voor de gezondheidszorg in 2013.

Geneesmiddelen zijn een belangrijk instrument binnen de gezondheidszorg in Nederland. Nieuwe en innovatieve medicijnen zijn van groot belang voor het verbeteren van de gezondheidszorg en zouden de kosten kunnen verminderen door het vertragen van de zogenaamde *health care chain* (van o.a. dure medische ingrepen en verblijf in zieken- en verzorgingshuis). Hiervoor is innovatief geneesmiddelenonderzoek essentieel: om hoop te bieden aan patiënten en om bij te dragen aan reductie van de totale zorgkosten. In dit hoofdstuk wordt stilgestaan bij het innovatieve geneesmiddelenonderzoek in Nederland, met name vanuit een klinisch perspectief.

13.2 Klinisch geneesmiddelenonderzoek

De drie belangrijke fasen die doorlopen worden voor de 'geboorte' van een nieuw geneesmiddel zijn (Rang, 2007):
1. Ontdekking (*discovery*): van therapeutisch aangrijpingspunt tot molecuul.
2. Ontwikkeling (*development*): van molecuul tot geregistreerd product, waarbij effectiviteit en veiligheid een centrale rol spelen.
3. Commercialisering (*commercialization*): van product tot therapeutische toepassing.

Nadat een geneesmiddel gelanceerd is, wordt er in een vierde fase vervolgonderzoek gedaan:
4. Postmarketingonderzoek.

Een belangrijk aanpalend onderzoeksgebied met betrekking tot het geneesmiddel is onderzoek op het gebied van wet en regelgeving, de zogenaamde *regulatory sciences*.

Klinisch onderzoek op het gebied van de ontwikkeling en verbetering van geneesmiddelen vindt in Nederland plaats bij universiteiten, (academische) ziekenhuizen en in de periferie door onderzoekers vanuit de academie en de industrie (farmaceutische en biotech-bedrijven). Nederland is betrokken bij alle fasen van het klinisch geneesmiddelenonderzoek (◘ figuur 13.4). Bovendien heeft Nederland een goede naam op het gebied van (klinisch) geneesmiddelenonderzoek. Wetenschappelijke kennis, betrokken wetenschappers (artsen, farmaceuten/apothekers en biomedische onderzoekers) en de medewerking van de onderzoekspopulatie zijn van hoog niveau.

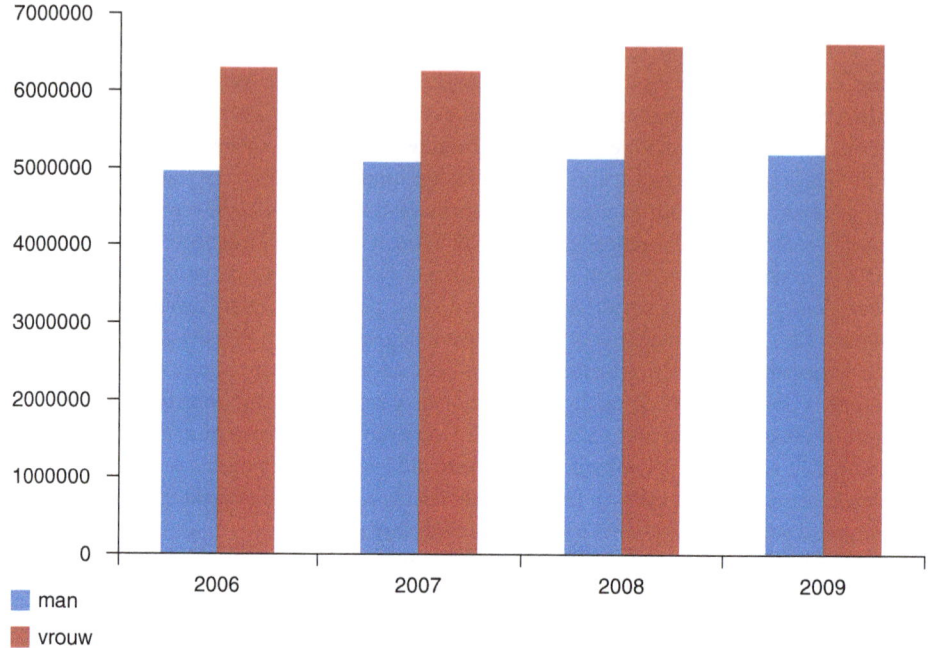

◘ **Figuur 13.1** Het aantal personen aan wie gedurende de jaren 2006, 2007, 2008 en 2009 geneesmiddelen is verstrekt die vergoed worden uit de verplichte basisverzekering voor geneeskundige zorg.
Geneesmiddelen die aan opgenomen personen in ziekenhuizen (ziekenhuiszorg) en verpleeghuizen (AWBZ) worden verstrekt, zijn niet inbegrepen. Verstrekte geneesmiddelen aan personen in verzorgingshuizen zijn wel inbegrepen.
Bron: CBS Statline.

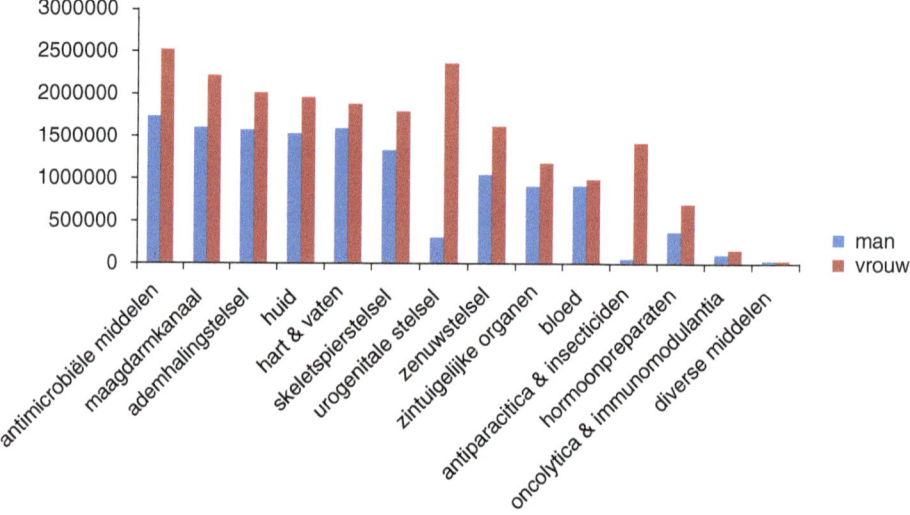

◘ **Figuur 13.2** Het aantal personen aan wie in 2009 geneesmiddelen is verstrekt die vergoed worden uit de verplichte basisverzekering voor geneeskundige zorg. De geneesmiddelen zijn op basis van de van een classificatiesysteem van de World Health Organization (WHO) ingedeeld.
Bron: CBS Statline.

13.2 · Klinisch geneesmiddelenonderzoek

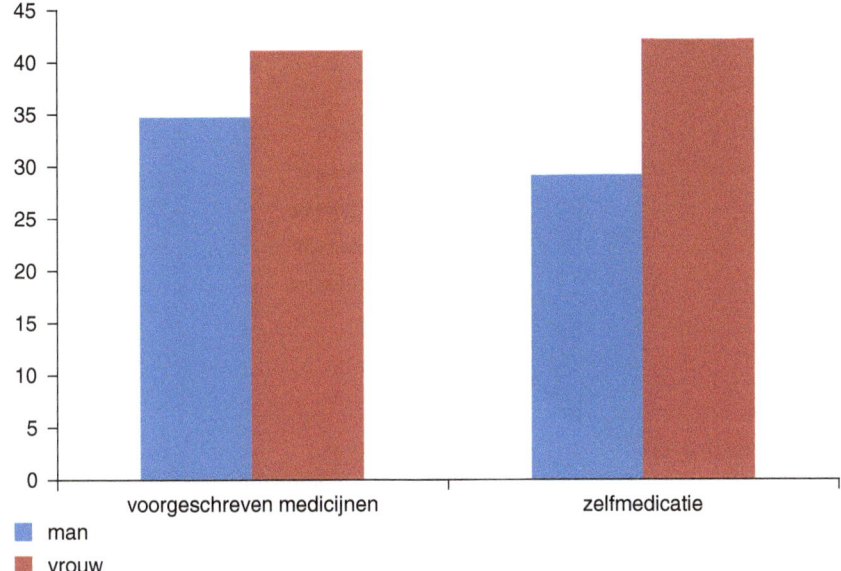

◘ **Figuur 13.3** Het percentage personen dat in de 14 dagen voorafgaande aan de gezondheidsenquête van het Centraal Bureau voor de statistiek medicijnen heeft gebruikt in 2011. Er zijn circa 15.000 personen benaderd met een respons van 60-65%.
Bron: CBS Statline.

Klinisch geneesmiddelenonderzoek is in Nederland onder te verdelen in vier gebieden:
1. Fundamenteel, precompetitief, humaan onderzoek, veelal geïnitieerd door onderzoekers vanuit een academische setting in onderzoeksinstituten en academische ziekenhuizen of door zogenaamde publieke-private samenwerkingen tussen kennisinstellingen en bedrijven.
2. Klinisch fase I-, II- en III-onderzoek ten behoeve van de registratie van een nieuw geneesmiddel. Deze onderzoeken worden meestal geïnitieerd vanuit het bedrijfsleven (farmaceutische en biotech-bedrijven).
3. Postmarketing klinisch onderzoek (fase IV).
4. Onderzoek op het gebied van wet en regelgeving (*regulatory sciences*).

13.2.1 Fundamenteel klinisch geneesmiddelenonderzoek

Tijdens de *target finding*, *discovery* of preklinische fasen van het geneesmiddelenonderzoek wordt over het algemeen veel onderzoek gedaan in ziektemodellen waarbij proefdieren en celcultures een belangrijke rol spelen. De ingewikkelde vertaalslag van op deze wijze verkregen resultaten naar de menselijke situatie vraagt om andere en betere, humane modellen.

Twee nieuwe ontwikkelingen waarnaar in Nederland onderzoek wordt gedaan, zijn:
1. *Tissue-on-a-chip*. Gebruikmakend van humane cellen en *microfluidic devices* zijn er nu chips beschikbaar die representatief zijn voor onder andere longen, darmen, bloedvaten en hersenen. In de Nederland zijn de universiteiten van Leiden, Delft en Twente actief op het gebied van de ontwikkeling van *microfluidic* technologie ten behoeve van het geneesmiddelenonderzoek. Met deze *biomimetic* microsystemen kan in de toekomst

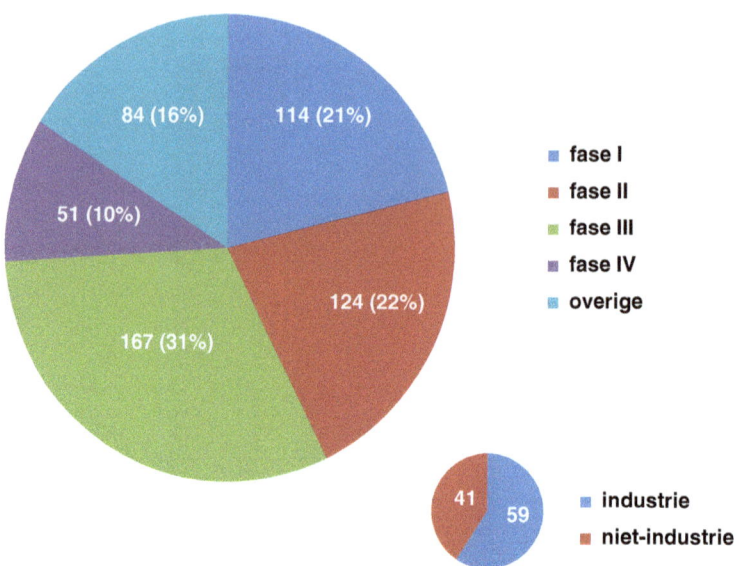

◘ Figuur 13.4 Nederland is betrokken bij alle fasen van klinisch geneesmiddelenonderzoek. Het aantal door een medisch-ethische toetsingscommissie (METC) beoordeelde dossiers in 2011 op het gebied van geneesmiddelen, ingedeeld naar fase.
Bron: CCMO, 2011.

waardevolle informatie verkregen worden over effectiviteit, metabolisme en toxiciteit van stoffen. Zo kan op een *high-through-put* manier van screenen tijdens de vroege fase van de geneesmiddelenontwikkeling effectief onderzoek gedaan worden (Baker, 2011; Neuži et al., 2012). Het is heel voorspelbaar dat in de toekomst een *lab-on-a-chip* gemaakt wordt waarvoor patiëntenmateriaal gebruikt gaat worden, zodat er een screeningsysteem ontstaat dat dicht bij de zieke mens staat.

2. *Humane experimentele modellen*. Met geavanceerde technieken, zoals *imaging*, is het mogelijk bij gezonde vrijwilligers onderzoek te doen naar nieuwe aangrijpingspunten voor de behandeling van ziekten. In zogenaamde humane in-vivomodellen wordt met behulp van bestaande geneesmiddelen onderzocht of bepaalde receptoren, enzymen of andere eiwitten betrokken zijn bij bepaalde ziekten. Een goed voorbeeld hiervan is het vasculaire onderzoek dat gedaan wordt op de humane voorarm. Uiteraard kunnen in deze modellen geen nieuw ontwikkelde werkzame stoffen getest worden.

Voor de realisatie van deze aanpak van geneesmiddelenonderzoek geldt dezelfde wet- en regelgeving als voor klinisch mensgebonden onderzoek.

13.2.2 Klinisch geneesmiddelenonderzoek

Voordat een geneesmiddel in Nederland op de markt wordt toegelaten, moet het uitgebreid worden getest in klinisch onderzoek bij gezonde vrijwilligers en patiënten. Farmaceutische bedrijven verrichten veel klinisch geneesmiddelenonderzoek in Nederland, maar het aantal onderzoeken neemt wel af. In 2001 zijn ongeveer 660 onderzoeksvoorstellen voor klinisch geneesmiddelenonderzoek ingediend voor beoordeling door een medisch-ethische toetsingscommissie (METC). In 2011 zijn van de 1827 medisch-wetenschappelijke onderzoeksdossiers er 548 met betrekking tot geneesmiddelenonderzoek beoordeeld door een METC en door de Centrale Commissie Mensgebonden Onderzoek (CCMO). Daarvan is 59% afkomstig van de farmaceutische industrie en 41% van (academische) onderzoekscentra (◘ figuur 13.4).

Toetsing en uitvoering van klinisch onderzoek is een proces waarbij meer partijen, zoals de METC en de CCMO (zie ► H. 10), actief betrokken zijn in verschillende fasen van het proces. Er zijn in Nederland 25 METC's verbonden aan (academische) medische centra over het hele land voor de toetsing van protocollen voor wetenschappelijk medisch mensgebonden onderzoek in het kader van Wet medisch-wetenschappelijk onderzoek met mensen (WMO). De CCMO beperkt zich tot een aantal specifieke, mensgebonden onderzoeksgebieden, zoals onderzoek met minderjarige en wilsonbekwame proefpersonen, onderzoek aan vaccins en cel- en gentherapie. De CCMO en de METC waarborgen de bescherming van proefpersonen die betrokken zijn bij medisch-wetenschappelijk onderzoek, door toetsing aan de daarvoor vastgestelde wettelijke bepalingen en met inachtneming van het belang van de voortgang van de medische wetenschap. Met name voor klinisch geneesmiddelenonderzoek zijn door de aanwezigheid van een ziekenhuisapotheker en een klinisch farmacoloog de commissies goed instaat deze dossiers te beoordelen.

CCMO heeft een nieuwe multicenterrichtlijn ontwikkeld die op 1 maart 2012 is in gegaan om de lokale uitvoerbaarheidsverklaring bij klinisch multicenteronderzoek efficiënter te laten verlopen. In deze multicenterrichtlijn geven onderzoekers of zorgmanagers aan of het centrum geschikt is voor deelname aan onderzoek.

13.3 Financiën geneesmiddelenonderzoek Nederland

Het is een kostbaar en langdurig proces om een nieuw geneesmiddel op de markt te krijgen. Ontwikkeling duurt twaalf à dertien jaar en slechts een of twee van de tienduizend stoffen wordt uiteindelijk een geneesmiddel dat beschikbaar komt voor de patiënt. In 2007 waren de gemiddelde ontwikkel- en marketingkosten van een nieuw geneesmiddel rond de 1 miljard euro (EFPIA, 2012).

Geneesmiddelenonderzoek in Nederland wordt door publieke en private instellingen gefinancierd. Er zijn vier geldstromen onderscheiden (Gezondheidsraad, 2009 en 2011).

De eerste geldstroom is afkomstig van publieke middelen vanuit het Ministerie van Onderwijs, Cultuur en Wetenschappen (OCW), grotendeels ongestuurd in de vorm van vrije basisfinanciering van universiteiten en academische ziekenhuizen.

Doelgerichte investeringen in bepaalde onderzoeksthema worden gefinancierd door de tweede geldstroom uit ZonMw/NWO. Het wetenschapsgebied medische wetenschappen (MW) wordt binnen Nederlandse organisatie voor wetenschappelijk onderzoek (NWO) verzorgd door ZonMw. ZonMw stimuleert gezondheidsonderzoek en zorginnovatie: van fundamenteel onderzoek tot implementatie van nieuwe behandelingen, preventieve interventies of verbeteringen in de structuur van de gezondheidszorg. Het Ministerie van Volksgezondheid, Welzijn en Sport (VWS) en NWO zijn de hoofdopdrachtgevers van ZonMw.

De derde geldstroom is afkomstig van ministeries, de Europese Unie en non-profitorganisaties, zoals gezondheidsfondsen.

Tot slot is er nog financiering vanuit profitorganisaties, farmaceutische en biotech-bedrijven. Dit wordt de vierde geldstroom genoemd.

◘ **Tabel 13.1** Percentage van R&D-geld in klinisch geneesmiddelenonderzoek.

preklinisch onderzoek	25%
klinisch onderzoek	
fase I	8%
fase II	13%
fase III	37%
fase IV	10%
approval	6%
overig	2%

Bron: PhRMA, Annual Membership Survey, 2011.

Er zijn geen gegevens beschikbaar over welke organisatie wat betaalt binnen het geneesmiddelenonderzoek. Precompetitief, fundamenteel of preklinisch onderzoek binnen innovatief geneesmiddelenonderzoek zal over het algemeen meer door de eerste, tweede en derde geldstroom gefinancierd worden, terwijl klinisch fase I tot en met IV-onderzoek met name door het bedrijfsleven betaald zal worden.

Op basis van het aantal door METC beoordeelde dossiers klinisch geneesmiddelenonderzoek in 2011, kan geconcludeerd worden dat ruim de helft van het klinisch geneesmiddelenonderzoek gefinancierd wordt door biotech- en farmaceutische industrie, de vierde geldstroom (◘ figuur 13.4). Het is echter niet duidelijk wat precies de omvang van financiering of de grootte van het onderzoek zijn.

Wereldwijd investeert de farmaceutische en biotech-industrie relatief veel in R&D-onderzoek (Gezondheidsraad, 2011). Vanuit het perspectief van de farmaceutische industrie namen in Europa de uitgaven voor geneesmiddelenonderzoek toe. De R&D-uitgaven door de farmaceutische industrie stegen van € 7.067 miljoen in 1990 naar € 27.500 miljoen in 2011 (European Committee, 2012). In Nederland werd in 2011 binnen de farmaceutische industrie € 550 miljoen uitgegeven aan R&D. Over het algemeen gaat het meeste onderzoeksgeld (rond de 37%) naar fase-III-onderzoek (◘ tabel 13.1).

13.4 Kwaliteit van Nederlands klinisch geneesmiddelenonderzoek en opleiding

Het aantal publicaties in wetenschappelijke tijdschriften op het gebied van klinisch geneesmiddelenonderzoek met een Nederlandse onderzoeker als eerste auteur steeg van 800 publicaties in 1995 naar 1700 publicaties in 2007 (Hoekman & Lambers Heerspink, 2011). Uitgaande van het aantal publicaties per hoofd van de bevolking, bekleedt Nederland de vierde positie in Europa, na Denemarken, Zwitserland en Zweden. Over de periode 2004-2007 publiceerden Nederlandse onderzoekers op de volgende ziektegebieden: 30% oncologie, 20% hart- en vaatziekten, 15% zenuwstelsel, 15% endocrinologie, 7% nierziekten en 4% luchtwegen en infectieziekten.

De kwaliteit van klinisch geneesmiddelenonderzoek wordt gewaarborgd door de goede opleiding van onderzoekers. Daarnaast is de uitvoering van klinisch-wetenschappelijk onderzoek in Nederland onderhevig aan wet- en regelgeving. De Nederlandse wetgever stelt hoge eisen aan onderzoekers. Een klinisch onderzoeker is expert op het gebied van het onderzoek, maar weet ook alles over de wet- en regelgeving en internationale richtlijnen. De onderzoeker moet weten hoe afspraken gemaakt moeten worden om het onderzoek uit te voeren met belangrijke stakeholders, waaronder medische centra, ondersteunende afdelingen en de farmaceutische industrie.

De onderwijsactiviteiten met betrekking tot klinisch geneesmiddelenonderzoek concentreren zich binnen de academische medische centra in de landelijke basiscursus regelgeving en organisatie klinisch-wetenschappelijk onderzoek (BROK-cursus) en binnen de *Nederlandse Vereniging voor Klinische Farmacologie en Biofarmacie* (NVKF&B) in de opleiding tot gecertificeerd klinisch farmacoloog.

13.4.1 Basiscursus regelgeving en organisatie klinisch-wetenschappelijk onderzoek (BROK)

De BROK-cursus is verplicht voor alle klinisch onderzoekers die onderzoek doen dat onder de WMO valt. Voor al het klinisch onderzoek is goedkeuring van de METC of de CMMO vereist. Dit betreft zowel geneesmiddelenonderzoek als niet-geneesmiddelenonderzoek. De vierdaagse BROK-cursus wordt afgesloten met een landelijk BROK-examen, dat wordt afgenomen door het landelijk examenbureau van de Nederlandse Federatie van Universitair Medische Centra (NFU). De volgende onderwerpen komen aan bod tijdens de cursus: algemene regelgeving mensgebonden onderzoek, METC/CCMO, *good clinical practice* (GCP), richtlijnen bij multicenteronderzoek, juridische zaken, onderzoek bij wilsonbekwamen, kwaliteitseisen universitaire medische centra (UMC), apotheek, onderzoeksinstituten, laboratoria en *good laboratory practice* (GLP), datamanagement, ethiek, statistiek en epidemiologie, projectadministratie en -organisatie en wetenschappelijke integriteit.

Voor senior onderzoekers die aantoonbare en relevante ervaring hebben met de uitvoer van multicenter, mensgebonden, klinisch-wetenschappelijk onderzoek, is de masterclass BROK beschikbaar, waarin de vierdaagse BROK-cursus in gecomprimeerde vorm wordt aangeboden.

De eindtermen voor deze cursussen zijn landelijk vastgesteld en geaccordeerd door de raden van bestuur van alle UMC's. De kennis wordt objectief getoetst met een landelijk, elektronisch examen op basis waarvan een certificaat wordt uitgereikt.

13.4.2 NVKF&B-opleiding klinisch farmacoloog

In Nederland kunnen ziekenhuisapothekers, medisch specialisten (in het bijzonder internisten), farmaceuten en biomedische wetenschappers met aantoonbaar inzicht in de farmacologie, toxicologie en pathofysiologie opgeleid worden tot gecertificeerd klinisch farmacoloog. De Nederlandse Vereniging voor Klinische Farmacologie & Biofarmacie (NVKF&B) is verantwoordelijk voor de certificering van de opleidingscentra en klinisch farmacologen (Schellens et al., 2009). Er bestaan drie certificeringen: certificering 1 voor internisten, certificering 2 voor ziekenhuisapothekers en certificering 3 voor overige onderzoekers. Het opleidingsprogramma duurt 1 jaar en behandelt onderwerpen als: rationele farmacotherapie, farmacokinetiek, farmacodynamiek, geneesmiddelenmonitoring, farmacogenomics & genotypering, geïndividualiseerde geneesmiddeltherapie, geneesmiddeltoxicologie, klinisch-farmacologisch onderzoek en *good clinical practice* (GCP). De door de NVKF&B erkende opleidingscentra bevinden zich in een select aantal (academische) ziekenhuizen en deze opleidingscentra worden eens in de vijf jaar gevisiteerd. Binnen elke METC en binnen de CMMO is het verplicht dat een van de leden een geregistreerd klinisch farmacoloog is.

13.5 Innovatief geneesmiddelenonderzoek in Nederland: FIGON

De Federatie Innovatief Geneesmiddelonderzoek Nederland (FIGON) is het integrale platform voor innovatief geneesmiddelenonderzoek in Nederland. Het platform bevordert interacties tussen alle partijen, zoals wetenschappelijke en beroepsverenigingen, universiteiten, bedrijfsleven en overheid. Het platform versterkt bestaande initiatieven op dit terrein, signaleert en verkent nieuwe ontwikkelingen in het vakgebied. FIGON staat open voor alle in dit verband relevante groeperingen. De missie van FIGON is het bevorderen van het innovatief geneesmiddelenonderzoek in Nederland.

De doelen van FIGON zijn:
- Interacties tussen de spelers in het veld bevorderen.
- FIGON profileren als een relevante gesprekspartner voor overheid, politiek en publiek.
- De internationalisering, in het bijzonder in de Europese context, van het Nederlandse geneesmiddelenonderzoek bevorderen.

De FIGON-partners zijn wetenschappelijke verenigingen, universitaire onderzoeksscholen, overheidsinstellingen, beroepsverenigingen en brancheorganisaties. FIGON is daarmee het platform waarop de spelers die zich met geneesmiddelenonderzoek bezighouden elkaar ontmoeten. Activiteiten van de FIGON zijn:
- FIGON Dutch Medicine Days: jaarlijks driedaags wetenschappelijk congres met activiteiten van vrijwel alle partners.
- Medicines: een onafhankelijk vakblad voor geneesmiddelenonderzoek en het nieuwsorgaan van FIGON.
- Communicatie: via de website ▶ www.figon.nl.
- Onderwijs en certificering: inventarisatie van alle onderwijsmomenten rond geneesmiddelen en geneesmiddelenonderzoek; stimulering van *human resources* in innovatief geneesmiddelenonderzoek; uniformering en certificering van opleidingen.
- Innovatie en topsectorplan Life Sciences & Health: faciliteren en stimuleren van bedrijvigheid in innovatief geneesmiddelenonderzoek. FIGON heeft in nauwe samenwerking met TIPharma (▶ par. 13.6) actief deelgenomen aan de totstandkoming van verschillende routekaarten: *pharmacotherapy, specialized nutrition in health and disease* en *enabling technologies*. FIGON is afgevaardigd in de regiegroep van topkennisinstituut LSH Plaza.
- Internationalisering: uitwisseling met buitenlandse partners en Nederland op de kaart zetten als innovatief geneesmiddelenonderzoekend land en als congresland.
- Geneesmiddel en samenleving: gezamenlijk naar buiten treden om inzicht te geven in het belang van innovatief geneesmiddelenonderzoek voor wetenschap, zorg en economie.
- Klinisch onderzoek: verbetering van het klimaat voor klinisch onderzoek, zodat Nederland aantrekkelijker wordt als onderzoeksland.

Thema's zoals *drugs discovery*, klinisch onderzoek (inclusief ethische aspecten), *regulatory sciences*, biotech, patiëntenperspectief en zeldzame aandoeningen werden, onder andere door FIGON op de kaart gezet.

De FIGON-partners zijn:
- Wetenschappelijke verenigingen:
    - Nederlandse Vereniging voor Klinische Farmacologie en Biofarmacie (NVKF&B);

- Nederlandse Vereniging voor Farmacologie (NVF);
- Sectie Farmacochemie van de Koninklijke Nederlandse Chemische Vereniging;
- Sectie Geneesmiddeltoxicologie van de Nederlandse Vereniging voor Toxicologie;
- Nederlandse Vereniging voor Farmaceutische Geneeskunde (NVFG).
- Universitaire onderzoeksscholen:
  - CARIM School for Cardiovascular Diseases, Maastricht;
  - Groningen Univerisity Research Institute Drugs Exploration (GUIDE);
  - Leiden Academic Center for Drug Research (LACDR);
  - Rudolf Magnus Instituut (RMI), Universiteit Utrecht;
  - Utrecht Institute for Pharmaceutical Sciences (UIPS), Universiteit Utrecht.
- Branche-organisaties:
  - Nefarma;
  - Biofarmind;
  - Association of Clinical Research Organizations in the Netherlands (ACRON);
  - Dutch Association of Research Quality Assurance (DARQA);
  - Wetenschappelijk bureau Koninklijke Nederlandse Maatschappij ter bevordering der Pharmacie.
- Overheid:
  - NWO-ZonMw.
- FIGON werkgroepen:
  - Labtechnici in Medicijnonderzoek (LIMO);
  - Special Interest Group Regulatory Sciences (in oprichting).
- Top Institute Pharma.

13.6 Top Institute Pharma en open innovatie

Een bijzondere FIGON-partner is het *Top Institute Pharma* (TIPharma). Vanaf 2006 is geld uit de aardgasbaten via het Fonds Economische Structuurversterking (FES) geïnvesteerd in TIPharma. Ook andere consortia actief in medisch onderzoek, zoals het *Netherlands Gemonics Initiative*, *Center for Translational Molecular Medicine* (CTTM) en het *BioMedical Materials Program* (BMM) werden gefinancierd uit deze FES-gelden.

Binnen TIPharma participeren de Nederlandse overheid, kennisinstellingen en het bedrijfsleven in *public-private-partnerships* waarbinnen innovatief geneesmiddelenonderzoek wordt uitgevoerd. In het FES-gefinancierde programma werken onderzoekers uit academische wetenschapscentra en de farmaceutische industrie samen aan grensverleggend, multidisciplinair onderzoek dat gericht is op het verbeteren van de ontwikkeling van maatschappelijk waardevolle medicijnen. TIPharma vormt een essentiële schakel bij het combineren van kennis uit academische en industriële wetenschapscentra. De samenwerking binnen onderzoeksprojecten biedt mogelijkheden om de wetenschappelijke fundering van farmaceutisch onderzoek in Nederland te versterken.

De onderzoeksportefeuille van TI Pharma is gebaseerd op de ziektegebieden zoals gespecificeerd in *Priority Medicines*, een rapport van de Wereldgezondheidsorganisatie (WHO). De kennis die tijdens dergelijke projecten wordt vergaard, levert een belangrijke bijdrage aan het beter, sneller en goedkoper ontwikkelen van nieuwe geneesmiddelen. Sinds de oprichting in 2006 heeft de organisatie een snelle groei doorgemaakt. Tot dusver zijn er 70 onderzoeksconsortia gevormd waaraan 28 universiteiten, medische centra en kennisinstituten en 46 industriële partners deelnemen. Op het hoogtepunt waren er ongeveer 600 onderzoekers van de verschillende academische instellingen en farmaceutische bedrijven bij TI Pharma betrokken. Belangrijke behaalde resultaten zijn onder andere:

- Uit het *Mechanism-based PK-PD Modeling Platform* is een nieuw doseringsregime voor het gebruik van morfine bij jonge kinderen ontwikkeld.
- Drie veelbelovende *lead molecules* voor de behandeling van kanker zijn ontwikkeld in het project *TNF ligands in Cancer*. Hieruit is de *start-up* Bionovion ontstaan.
- Binnen het *Antistaph Project* is een nieuw geneesmiddel ontwikkeld tegen de ziekenhuisbacterie MRSA.
- Het Mondriaan Project heeft een *healthcare data extration and data linkage*-infrastructuur ontwikkeld, die inmiddels beschikbaar is voor onderzoekers.
- Het Escher Project is erop gericht om te zorgen dat het juiste medicijn snel beschikbaar komt voor de patiënt. Door klinische trials te simuleren is het bijvoorbeeld mogelijk onvolkomenheden in het studieprotocol te identificeren en te voorkomen. Dat maakt de kans op het mislukken van trials kleiner en draagt bij aan kostenbeheersing in de gezondheidszorg.

Bouwend op de opgedane ervaring en een teruglopende overheidsfinanciering heeft TIPharma zich in 2012 ontwikkeld tot een onafhankelijke non-profitorganisatie, een zogenaamde *research enabler*, voor de transparante begeleiding van complexe, vaak precompetitieve, onderzoeksprojecten waarin het bedrijfsleven, kennisinstellingen, patiëntenorganisaties en anderen samenwerken. TIPharma richt zich primair op onderwerpen met een duidelijke partnership case: innovaties mogelijk maken door krachten te bundelen of risico's te delen. Een goed voorbeeld is de *European Lead Factory*, waarin stoffenbibliotheken van bedrijven gedeeld worden voor een hogere slagingskans om nieuwe kansrijke moleculen te vinden die verder ontwikkeld kunnen worden.

Uitgangspunt binnen TIPharma is het begrip 'open innovatie'. Geneesmiddel-*discovery* en-ontwikkeling is een dynamisch proces waarin een aanpak via open innovatie veel kan opleveren. Bedrijven kunnen in een wereld van wijdverbreide kennis niet langer vertrouwen op hun interne onderzoek, mede ook gezien de enorme kosten die hiermee gepaard gaan. Bij open innovatie worden innovatieve ideeën uitgewisseld tussen biotech- en farmaceutische bedrijven, universiteiten, regulators, de overheid, patiëntenorganisaties en verzekeringsmaatschappijen in onderzoeksplatforms. Daarnaast kunnen bedrijven interne ontdekkingen die (nog) niet gebruikt worden, naar buiten brengen en beschikbaar maken voor onderzoek door anderen. De term open innovatie is afkomstig van professor dr. Henry Chesbourgh, Universiteit Berkeley, en directeur van het *Center for Open Innovation*. Het gaat om:

» Het combineren van interne en externe bronnen voor zowel de ontwikkeling als het op de markt brengen van nieuwe technologieën en producten (Chesbrough, 2003). «

In ◘ tabel 13.2 is duidelijk het verschil tussen traditionele en open innovatie weergegeven: voor open innovatie is een verandering in mentaliteit en bedrijfscultuur nodig.

13.7 Dutch Clinical Trial Foundation

Sinds 2010 maakt de *Dutch Clinical Trial Foundation* (DCTF) actief deel uit van FIGON. Het doel van de DCTF is het verbeteren van het klimaat voor klinisch onderzoek in Nederland. De DCTF heeft als taak verschillende partijen bijeen te brengen om onderwerpen op het gebied

◘ Tabel 13.2 Traditionele versus open innovatie.

traditionele innovatie	open innovatie
deskundigen werken binnen het bedrijf	niet alle deskundigen werken binnen het bedrijf; samenwerking tussen interne en externe deskundigen is noodzakelijk
voor profijt van R&D moet het bedrijf zelf ontdekken, ontwikkelen en produceren	externe R&D kan innovatiewaarden creëren; interne R&D is nodig om het bedrijfsdeel van die waarde op te eisen
het bedrijf dat zelf ontdekt, kan als eerste de markt op	het bedrijf hoeft het onderzoek niet zelf te doen om ervan te profiteren
het bedrijf dat als eerste op de markt komt met een innovatie, zal overwinnen	een goed businessmodel is beter dan als eerste op de markt te komen
het bedrijf dat de meeste en beste ideeën voortbrengt, zal overwinnen	met de combinatie van interne en externe ideeën zal het bedrijf overwinnen
het bedrijf moet het innovatieproces afschermen, zodat de concurrentie er niet van kan profiteren	het bedrijf moet profiteren van extern gebruik van het bedrijfsinnovatieproces; het zou extern intellectuele eigendommen moeten kopen als dat voordeel oplevert voor het bedrijf

van klinisch onderzoek met elkaar te bespreken en het onderzoek verder te brengen. De ambitie is om de aantrekkelijkheid van Nederland als klinisch onderzoeksland te optimaliseren.

De DCTF is tot stand gekomen door samenwerking van verschillende partijen, zoals de universitaire medische centra, de overheid, de contract-researchorganisaties, de farmaceutische industrie, METC's, en patiënten. In samenwerking met het *Life Sciences & Health*-innovatieprogramma heeft DCTF een aantal publicaties gerealiseerd over de positie van Nederland in klinisch onderzoek (Hoekman & Lambers Heerspink, 2011). Daarnaast houdt de DCTF zich bezig met het bevorderen van een efficiënte en veilige goedkeuring voor uitvoering van clinical trials. In samenwerking met CCMO heeft dit geresulteerd in een advies over de procesvoering en uitvoering van lokale uitvoerbaarheidsverklaring in ziekenhuizen. In samenwerking met het Ministerie voor VWS heeft de DCTF de regierol over de professionaliseringsslag in het klinisch geneesmiddelenonderzoek in Nederland op zich genomen, waarbij het bevorderen van specialiseren en certificeren van opleidingen van klinische onderzoekers centraal staat. Tot slot bevordert de DCTF de patiëntenparticipatie in klinisch geneesmiddelenonderzoek, onder andere door beter inzicht te verkrijgen in manieren om de betrokkenheid van patiënten te bevorderen en meer patiënten te werven voor klinisch onderzoek.

13.8 Nederlandse Vereniging voor Klinische Farmacologie en Biofarmacie (NVKF&B)

Klinisch farmacologen zijn betrokken bij onderzoek en de therapeutische toepassing van geneesmiddelen. Daarnaast spelen zij ook een belangrijke rol bij geneesmiddelenonderzoek naar de farmacodynamiek en -kinetiek tijdens fase-I-onderzoek. Het doel van de NVKF&B is het stimuleren van onderwijs, onderzoek en de praktijk van de klinische farmacologie en biofarmacie volgens wetenschappelijke en ethische normen en tevens wil de NVKF&B een goede samenwerking tussen de betrokkenen op dit gebied bevorderen. Leden van de vereniging zijn geregistreerde internisten, ziekenhuisapothekers en andere professionals binnen de biomedische wetenschappen. Naast opleiding en certificering (zie ▶ par. 13.4) organiseert de NVKF&B tweejaarlijkse wetenschappelijke bijeenkomsten.

13.9 Nederlandse Vereniging voor Farmaceutische Geneeskunde (NVFG)

De NVFG ondersteunt haar leden (zowel artsen als niet-artsen) bij de uitvoering van functies binnen de farmaceutische geneeskunde. Farmaceutische geneeskunde wordt gedefinieerd als:

》 Het deelgebied van de geneeskunde dat zich erop toelegt om op systematische wijze informatie over (nieuwe) moleculen te verzamelen, te interpreteren en vervolgens uit te dragen, opdat deze zo effectief en veilig mogelijk als geneesmiddel kunnen en zullen worden aangewend; dit met het doel een bijdrage te leveren aan het verbeteren van de volksgezondheid. 《

Leden van de NVFG zijn werkzaam op het gebied van:
- onderzoek en ontwikkeling van geneesmiddelen;
- registratie van geneesmiddelen;
- informatieverstrekking over geneesmiddelen;
- farmacovigilantie (de wetenschap van het opsporen, beoordelen, begrijpen en voorkomen van bijwerkingen van geneesmiddelen en problemen gerelateerd aan geneesmiddelen).

De missie van de NVFG is bevorderen van de geneeskunde door de werkzaamheden van haar leden binnen de farmaceutische geneeskunde. De NVFG stelt zich tot doel: Het bevorderen van de kennis, kunde en kwaliteit van farmaceutische geneeskunde door multidisciplinaire uitwisseling van informatie en ervaringen en het gevraagd en ongevraagd adviseren bij farmaceutisch-geneeskundig relevante vraagstukken; het bevorderen van nationale en internationale contacten op het gebied van farmaceutische geneeskunde en aanverwante gebieden.

De NVFG zet zich, gezien de ontwikkelingen rond de Wet BIG (Wet op de beroepen in de individuele gezondheidszorg), in voor de erkenning van het specialisme farmaceutische geneeskunde. Een belangrijke stap op weg naar die erkenning is het oprichten van een register van farmaceutisch geneeskundigen.

13.10 ACRON en DARQA

Bij de organisatie van klinisch onderzoek worden vaak contract-researchorganisatie (CRO's) betrokken. Deze organisaties worden ingehuurd door de opdrachtgever van het klinisch onderzoek om functies en verplichtingen voor het onderzoek van hen over te nemen. Er zijn 114 CRO's in Nederland betrokken bij klinisch geneesmiddelenonderzoek. Uit een recent onderzoek van het Rijksinstituut voor Volksgezondheid en Milieu (RIVM) in opdracht van de Inspectie voor de Gezondheidszorg blijkt dat de kwaliteit van CRO's als voldoende wordt ervaren door veldpartijen en overheidsinstanties. In zijn conclusies beveelt het RIVM aan een register van CRO's en normen voor de beroepsgroep te ontwikkelen (RIVM, 2011).

De ACRON is een CRO-koepelvereniging, maar niet alle Nederlandse CRO's zijn hierbij aangesloten. De ACRON vertegenwoordigt haar leden die betrokken zijn bij de uitvoering van klinisch onderzoek in opdracht tegenover onder meer bedrijfsleven en politiek. De ACRON heeft zich in korte tijd ontwikkeld tot een gesprekspartner van niveau in lopende discussies over kwaliteit en regelgeving met betrekking tot klinisch geneesmiddelenonderzoek. Ze heeft direct contact met het Ministerie van VWS, CCMO en de brancheorganisatie van farmaceutische bedrijven in Nederland, Nefarma, vereniging innovatieve geneesmiddelen Nederland, teneinde ontwikkelingen in het veld te bespreken, samenwerking te verbeteren, beleid zoveel mogelijk op elkaar af te stemmen, bijvoorbeeld ten aanzien van de implementatie van de EU-richtlijnen. De ACRON heeft op internationaal niveau contact met andere associates binnen de branche.

De ACRON richt zich op het verkrijgen van voor de branche relevante informatie, het leggen van netwerkcontacten, het aangaan van samenwerkingsverbanden, het afstemmen van activiteiten (o.m. VIPCheck) en het profiteren van collectieve, financiële voordelen (subsidiewerving voor activiteiten als cursussen).

DARQA is als platform actief op het gebied van het volgen, uitdragen en beïnvloeden van de integratie van *good laboratory practice* (GLP); *good manufacturing practice* (GMP); *good clinical practice* (GCP) en andere kwaliteits(borgings)systemen binnen het medische onderzoek. Door middel van vier commissies worden de doelstellingen van DARQA gerealiseerd:

- GLP: kwaliteitsmanagement binnen laboratoria (analytisch, (dier)experimenteel, klinisch chemisch onderzoek) met betrekking tot geldende wet- en regelgeving.
- GMP: kwaliteitsmanagement met betrekking tot het fabriceren van veilige en effectieve geneesmiddelen en medische hulpmiddelen.
- GCP: kwaliteitsmanagement van alle aspecten van het opzetten, begeleiden en uitvoeren van klinisch onderzoek.
- ICT: als doel om gemeenschappelijke elementen van informatietechnologie binnen de *good practice*-domeinen aan de orde te stellen.

Leden van DARQA zijn personen die werken in *quality assurance* (kwaliteitsborging) van geneesmiddelenonderzoek en *clinical research associates*, studieleiders, managers van uitvoerende afdelingen of bedrijven, IT'ers en archivarissen.

13.11 Geneesmiddelenonderzoek in Nederland: Topsector Life sciences & Health

Het kabinet onder leiding van het Ministerie van Economische Zaken heeft het topsectorenbeleid ontwikkeld en wil innovatie bevorderen door kennisinstellingen meer te laten samenwerken met bedrijven. In het document *Innovatiecontract* van de topsector Life sciences & Health (LSH) is op basis van tien routekaarten een inhoudelijke onderzoeksagenda op het gebied van innovatie in de gezondheidszorg opgesteld voor de komende jaren (Regiegroep, 2012). Bedrijven, kennisinstellingen, zorgverzekeraars, zorgprofessionals, patiëntenorganisaties en gezondheidsfondsen hebben toegezegd te investeren en te werken aan gezamenlijke innovaties. De nadruk ligt hierbij op de bijdrage die de sector kan leveren aan een gezonde bevolking en het beperken van de zorgkosten en de economische doelstellingen, zoals welvaart, verhogen van productiviteit, creëren van exportmogelijkheden. 220 Organisaties, waaronder 172 private organisaties, hebben laten weten daarin te willen investeren voor een totaal van 72 miljoen euro voor 2012, naast 130 miljoen euro in bestaande privaat-publieke samenwerkingsvormen. De topsector LSH moet zorgdragen voor een gezamenlijke investering van overheid, kennisinstellingen en bedrijfsleven in een gezonde Nederlandse samenleving en economie.

Binnen de routekaart *Pharmacotherapy: chemical and biological health interventions* staat innovatief geneesmiddelenonderzoek met betrekking tot het gehele scala van aandoeningen, inclusief zeldzame ziekten, hoog op de agenda. Nieuwe farmacotherapeutische aanpak kan bijdragen aan kostenbeheersing in de gezondheidszorg door:

1. ontwikkeling van nieuwe medicijnen voor aandoeningen waarvoor nu geen geneesmiddelen beschikbaar zijn;
2. ontwikkeling van betere medicijnen;
3. ontwikkeling van veilige medicijnen;
4. ontwikkeling van optimale behandelingsstrategieën per patiënt.

Inmiddels is het LSH Plaza ontwikkeld: een virtueel topinstituut op het gebied van Life sciences & Health. In LSH Plaza wordt de expertise samengebracht van ZonMw, NGI, CTMM, TIPharma en BMM. De verwachting is dat de onderzoeksagenda van LSH Plaza bepalend zal zijn voor de investeringen van de Nederlandse overheid op het gebied van geneesmiddelenonderzoek in Nederland in de komende tien jaar. TIPharma neemt in LSH Plaza primair de roadmaps *Pharmacotherapy* en *Neglected diseases* voor haar rekening. Begin 2013 werd de zogenaamde *LSH Impulse Call* gelanceerd. De *call* wil samenwerking tussen (middelgrote en kleine) bedrijven, gezondheidsfondsen en kennisinstellingen stimuleren om te werken aan kwalitatief betere oplossingen binnen de gezondheidszorg die tevens bijdragen aan reductie van zorgkosten. De *call* maakt het daarmee mogelijk om direct patiëntenbelang te koppelen aan wetenschappelijke expertise en de kennis en ervaring om producten op de markt te brengen. In totaal is een budget beschikbaar van 24 miljoen euro, inclusief de bijdragen uit gezondheidsfondsen (*cash*), bedrijven (*cash* en in natura), TKI-toeslag en kennisinstellingen (in natura). Een tweede instrument is het LSH Match Programma waarin samenwerkingsverbanden tussen bedrijven en kennisinstellingen, inclusief bilaterale samenwerking, een toeslag kunnen krijgen afhankelijk van de cash-bijdragen van bedrijven aan een project.

13.12 Het internationale speelveld en Innovative Medicines Initiative

Vanuit de Europese Commissie wordt veel geld geïnvesteerd in wetenschappelijk onderzoek via Framework Programmes (FP). In het huidige FP7 participeren 218 Nederlandse onderzoeksgroepen in wetenschappelijke geneesmiddelgerelateerde onderzoeksprogramma's. Van 71 van deze projecten heeft Nederland de rol als coördinator. *Horizon 2020 Framework Program for Research and Innovation* is het nieuwste EU-funding framework voor onderzoek en innovatie dat gaat lopen van 2014 tot 2020. In het European Research Council (ERC) programma liggen nieuwe kansen voor Nederlandse onderzoeksgroepen om in Europees verband innovatief geneesmiddelenonderzoek te doen in de breedste zin van het woord.

Nederland participeert zeer succesvol in verschillende projecten gefinancierd door het *Innovative Medicines Initiative* (IMI). Het IMI is de Europese variant van TIPharma en stimuleert met geld van de Europese Unie en de farmaceutische industrie, verenigd in de *European Federation of Pharmaceutical Industries and Associations* (EFPIA) via *public-private partnerships* de ontwikkeling van betere en veiligere geneesmiddelen. Bij onderzoeksprojecten binnen IMI-consortia zijn bedrijven, universitaire medische centra en kennisinstellingen betrokken uit heel Europa. Begin 2013 participeert Nederland in 19 van 37 lopende IMI-projecten uit *calls* 1 tot en met 4 en is met twee of meer deelnemingen actief in de volgende programma's rond de ontwikkeling van innovatieve geneesmiddelen:

- *ABIRISK: Anti-Biopharmaceutical Immunization: Prediction and Analysis of Clinical Relevance to Minimize the Risk* (AMC, Amsterdam en LUMC, Leiden). Het doel van dit project is om meer kennis te vergaren op het gebied van ongewenste immunologische reactie op biologische moleculen zoals eiwitten en monoclonale antilichamen.
- *BTCure: Be The Cure* (Centecor BV, Naarden; Universiteit van Tilburg; AMC, Amsterdam; LUMC, Leiden). Binnen dit consortium wordt gewerkt aan ziekteveroorzakende moleculaire immunologische mechanismen in de vroege ontwikkeling van reumatoïde artritis als nieuw aangrijpingspunt voor therapie.
- *COMBACTE: Combatting Bacterial Resistance in Europe* (Julius Clinincal Research BV, Utrecht; UMCU, Utrecht; Radboud Universiteit Nijmegen Medisch Centrum, Nijmegen). Dit consortium is gericht op de ontwikkeling van nieuwe antibiotica.
- *COMPACT: Collaboration on the optimisation of macromolecular pharmaceutical access to cellular targets* (Universiteit Utrecht en Universiteit Leiden). Het doel van dit project is onderzoek te doen naar de obstakels bij het ontwikkelen van zogenaamde biofarmaceuticals.
- *DIRECT: Diabetes research on patient stratification* (LUMC, Leiden en Vereniging voor christelijk hoger onderwijs, wetenschappelijk onderzoek en patiëntenzorg, Amsterdam). Het doel van dit consortium is het identificeren van verschillende vormen diabetes type 2 en de best mogelijke behandeling vast te stellen.
- *ELF: European Lead Factory* (TIPharma, Leiden; Radboud Universiteit, Nijmegen; Universiteit Groningen; VU, Amsterdam; Stichting Het Nederlands Kanker Instituut; Mercachem B.V.; Pivot Park Screening Centre B.V.; Syncom) In dit door TIPharma gecoördineerde, Europese platform voor geneesmiddelendiscovery zit een collectie van een half miljoen stoffen, kunnen stoffen nieuw gesynthetiseerd, gescreend worden en beschikbaar worden gesteld aan onderzoekers van de academie, het midden- en kleinbedrijf en patientenorganisaties.
- *Eu2P: European programme in Pharmacovigilance and Pharmacoepidemiology* (Erasmus Medisch Centrum, Rotterdam; Universiteit Utrecht). In dit consortium staat het onderzoek centraal om kennis te vergaren van de *risks* en *benefits* van geneesmiddelen in grote populaties door de ontwikkeling van een Europees educatie- en trainingsplatform op het gebied van farmacovigilantie en farmaco-epidemiologie voor het realiseren van master en professional PhD-programma's.
- *K4DD: Kinetics for Drug Discovery* (Universiteit Leiden; TiPharma, Leiden; VU & VUmc, Amsterdam). Het doel van dit project is het verbeteren van kennis op het gebied van geneesmiddel-targetinteracties.
- *MIP-DILI: Mechanism-Based Integrated Systems for the Prediction of Drug-Induced Liver Injury* (Universiteit Utrecht; Universiteit Leiden; Vereniging voor christelijk hoger onderwijs, wetenschappelijk onderzoek en patiëntenzorg, Amsterdam). Het doel van dit consortium is het samenbrengen van industriële en academische kennis voor de ontwikkeling van betere tests om levertoxiciteit te bepalen van geneesmiddelen.
- *Open PHACTS: The Open Pharmacological Concepts Triple Store* (LUMC, Leiden; Universiteit van Maastricht; VU, Amsterdam). Het doel van dit consortium is de ontwikkeling van een *open pharmacological space* in het publieke domein, zodat de data en de geboden infrastructuur het geneesmiddelenonderzoek kunnen versnellen.
- *Pharmatrain: Pharmaceutical Medicine Training Programme* (TIPharma, Leiden; NVFG, Woerden). Het consortium heeft als doel het opbouwen en implementeren van een nieuw masterprogramma voor farmaceutische wetenschappen op Europees niveau.
- *Predect: New models for preclinical evaluation of drug efficacy in common solid tumours* (Universiteit van Tilburg; Erasmus Universitair Medisch Centrum, Rotterdam). Het

consortium richt zich op de ontwikkeling van nieuwe in-vitro- en in-vivomodellen voor kankeronderzoek.
- *PreDiCT-TB: Model-based preclinical development of anti-tuberculosis drug combinations* (Erasmus Universitair Medisch Centrum, Rotterdam; VUmc, Amsterdam; ZF-Screens BV, Leiden). Het doel van dit project is om onderzoek te versnellen naar nieuwe, effectievere combinaties van antituberculose geneesmiddelen.
- *PROTECT: Pharmacoepidemiological research on outcomes of therapeutics by a European consortium* (Genzyme BV, Naarden; Universiteit Utrecht; Universiteit Groningen). In dit consortium worden nieuwe technologieën en methodologische standaarden ontwikkeld om de veiligheid van geneesmiddelen te bevorderen.
- *Quic-Concept: Quantative imaging in cancer: connecting cellular process with therapy* (Radboud Universitair Medisch Centrum, Nijmegen; Vereniging voor christelijk hoger onderwijs, wetenschappelijk onderzoek en patiëntenzorg, Amsterdam; Erasmus Universitair Medisch Centrum, Rotterdam; Universiteit van Tilburg). Dit project heeft tot doel een bijdrage te leveren aan standaardisering en kwalificering van *imaging biomarkers* voor de ontwikkeling van geneesmiddelen in de oncologie.
- *SafeSciMET: European Modular Education and Training Programme in Safety Sciences for Medicines* (VU, Amsterdam; TI Pharma, Leiden; Universiteit Leiden). In dit consortium worden educatie en trainingsprogramma's ontwikkeld rond de veiligheid van geneesmiddelen.
- *U-BIOPRED: Unbiased biomarkers for the prediction of respiratory disease outcomes* (AMC, Amsterdam; Centocor BV; Longfonds (voorheen Astmafonds), Leusden). In dit project is het doel om betere geneesmiddelen te ontwikkelen voor patiënten met ernstige astma.

13.13 Kernpunten

- *Geneesmiddelenonderzoek in Nederland:* Nederlandse onderzoekers hebben een goede naam op het gebied van (klinisch) geneesmiddelenonderzoek.
- *Wet- en regelgeving:* Klinisch geneesmiddelenonderzoek valt onder strikte Nederlandse wet- en regelgeving en internationale richtlijnen. Toetsing gebeurt door METC en CCMO in het kader van de Wet medisch-wetenschappelijk onderzoek met mensen.
- *Fundamenteel klinisch geneesmiddelenonderzoek*: Door de ingewikkelde vertaalslag van proefdier en cellulair onderzoek naar de menselijke situatie is er in de *target finding/ discovery*-fase van het geneesmiddelenonderzoek vraag naar andere en betere humane modellen.
- *Organisaties klinisch geneesmiddelenonderzoek Nederland:* Er zijn verschillende organisaties actief in Nederland die zich inzetten voor innovatief en kwalitatief goed klinisch geneesmiddelenonderzoek, zoals: FIGON, NVKF&B, DCTF, NVFG, ACRON en DARQA.
- *Open innovatie in geneesmiddelenonderzoek:* Bij open innovatie worden ideeën uitgewisseld tussen universiteiten, overheid, bedrijfsleven, verzekeringsmaatschappijen en patiëntenorganisaties in onderzoeksplatformen. Door het combineren van interne en externe kennis kan op een efficiënte manier de ontwikkeling van nieuwe geneesmiddelen versneld worden, waardoor ze ook sneller op de markt kunnen komen.
- *Publiek-privatesamenwerkingen:* De laatste tien jaar wordt steeds meer geneesmiddelenonderzoek gedaan in publiek-privatesamenwerkingen. Deze consortia werken vanuit het principe van open innovatie. In Nederland is TIPharma en binnen Europa het *Innovative Medicine Initiative* actief in het geneesmiddelenonderzoek.

13.14 Samenvatting

Geneesmiddelen zijn een belangrijk instrument binnen de gezondheidszorg. De kosten van de farmaceutische zorg maken in Nederland relatief gezien een klein deel (ongeveer 10%) uit van de totale kosten van de gezondheidszorg. Innovatieve medicijnen zijn van groot belang voor het verbeteren van de gezondheidszorg en kunnen de kosten beheersen door de *healthcare chain* te vertragen.

In Nederland wordt veel (klinisch) onderzoek gedaan naar de ontwikkeling en verbetering van geneesmiddelen bij universiteiten, (academische) ziekenhuizen en in de periferie door onderzoekers uit de academie en industrie. Gemeten naar het aantal beoordeelde METC-projecten wordt in een verhouding van 1:1 klinisch geneesmiddelenonderzoek gedaan door publieke (overheid, NWO/ZonMw, EU) en private (non-profit organisaties en bedrijven) instellingen. Wetenschappelijke kennis, betrokken wetenschappers (artsen, farmaceuten/apothekers, biomedische onderzoekers) en de medewerking van de onderzoekspopulatie zijn van hoog niveau. Uitgaande van het aantal publicaties per hoofd van de bevolking bekleedt Nederland wat *scientific output* betreft de vierde positie in Europa. De kwaliteit van klinisch geneesmiddelenonderzoek wordt gewaarborgd door goede opleiding van de onderzoekers, mede doordat de Nederlandse wetgever hoge eisen stelt aan onderzoekers. Onder andere zijn er de BROK-cursus en de opleiding tot geregistreerd klinisch farmacoloog.

FIGON is het Nederlandse platform voor innovatief geneesmiddelenonderzoek. Deze federatie van wetenschappelijke verenigingen, beroepsverenigingen, universiteiten, bedrijfsleven en overheid stelt zich tot doel innovatief geneesmiddelenonderzoek in Nederland te bevorderen. Vanuit FIGON is het Topinstituut Pharma ontstaan. Binnen TIPharma participeren de overheid, kennisinstellingen en het bedrijfsleven in *public-private partnerships* waarbinnen onderzoek gedaan wordt vanuit het principe open innovatie. Door het delen van interne (bedrijven) en externe kennis en expertise van kennisinstellingen, patiëntenorganisaties en overheid kan de ontwikkeling van nieuwe geneesmiddelen versneld worden. Hierbij aansluitend zet de *Dutch Clinical Trial Foundation* zich in voor de verbetering van het klimaat voor klinisch onderzoek in Nederland. Dit is belangrijk, want voor Nederlandse geneesmiddelenonderzoekers is Europa een belangrijk speelveld. Nederland participeert met succes in verschillende projecten gefinancierd door het *Innovative Medicines Initiative*.

In Nederland wordt kwalitatief hoogstaand onderzoek uitgevoerd op het gebied van klinisch geneesmiddelenonderzoek, mede dankzij de goede opleiding, verschillende organisaties die zich inzetten voor innovatief en kwalitatief goed geneesmiddelenonderzoek zoals: FIGON, NVKF&B, DCTF, NVFG, ACRON en DARQA en de introductie van open innovatie met TIPharma als vlaggenschip. Blijven ontwikkelen en innoveren is van essentieel belang om de kwaliteit van geneesmiddelenonderzoek in Nederland op dit hoge niveau te houden of zelfs te beteren.

Literatuur

Baker M. A living system on a chip. Nature 2011;471:661.
Centrale commissie Mensgebonden Onderzoek (CCMO). Jaarveslag, 2011.
Chesbrough H. Open Innovation: The New Imperative for Creating and Profiting from Technology. Boston: Harvard University Press; 2003.
EFPIA. The Pharmaceutical Industry in figures. Key data 2012. Brussel: European Federation of Pharmaceutical Industries and Associations (EFPIA), 2012.
European Committee. The 2010 EU Industrial R&D Investment scoreboard. 2012.

Gezondheidsraad. Wie betaalt, bepaalt? Over financiering en het ontwikkelen van medische kennis. Den Haag: Gezondheidsraad, 2009.

Gezondheidsraad. Medische producten: nieuw en nodig! Een investeringsagenda voor onderzoek naar innovatieve en relevante medische producten. Den Haag: Gezondheidsraad, 2011.

Hoekman J, Lambers Heerspink H. Benchmark report on the performance of the Netherlands in conducting clinical drug trials. 2011.

Neuži P, Giselbrecht S, Länge K, Huang TJ, Manz A. Revisiting lab-on-a-chip technology for drug discovery. Nat Rev Drug Discov. 2012 Aug;11(8):620–32. doi: 10.1038/nrd3799.

PhRMA. Annual Membership Survey, 2011.

Rang HP (ed). Drug Discovery and Development. Technology in Transition. Philadelphia: Elsevier Health Sciences, 2007.

RIVM. Contract Research Organisaties in Nederland. Inventarisatie en kwaliteitsniveau. RIVM rapport 370005001/2011.

Regiegroep Life Sciences & Health. Innovation contract 2012 from the topsector Life Sciences & Health. Investing in research, development and innovation for a healthy and prosperous Netherlands. March 2012.

Schellens HJ, et al. The Dutch Vision of Clinical Pharmacology. Nature 2009;85:366. ▶ http://www.nvkfb.nl.

Vrande VJA van de, Vanhaverbeke, W. Innoveren door Externe Innovatie. In VMA Jaarboek 2006; 38–45.
▶ http://OpenInnovatie.nl

VUmc school of Medical Science. Cursusaanbod organisatie klinisch wetenschappelijk onderzoek 2012.

Websites

Associatie van Contract Research Organisaties in Nederland.
▶ http://acron.nl

CBS Statline, Personen met verstrekte geneesmiddelen; herkomst en generatie
▶ http://statline.cbs.nl

CBS Statline, Medische contacten, ziekenhuisopname, medicijnen; persoonskenmerken.
▶ http://statline.cbs.nl

Center for Open Innovation, Berkley USA.
▶ http://openinnovation.berkeley.edu/

Dutch Association of Research Quality Assurance.
▶ http://www.darqa.nl

Dutch Clinical Trial Foundation.
▶ http://www.dctf.nl

EU Framework Programmes.
▶ http://cordis.europa.eu

Farmacotherapeutisch Kompas. De kosten voor de farmaceutische zorg. College voor Zorgverzekeraars.
▶ www.fk.cvz.nl

Federatie voor Innovatief Geneesmiddelonderzoek Nederland.
▶ http://www.figon.nl/

Horizon 2020.
▶ http://ec.europa.eu/research/horizon2020

Innovative Medicines Initiative (IMI).
▶ http://www.imi.europa.eu/content/ongoing-projects

LSH Impulse Call.
▶ http://www.lifescienceshealth.com/lsh-plaza/lsh-impulse.html

LSH Match programma.
▶ http://www.lifescienceshealth.com/lsh-plaza/lsh-match.html

LSH Plaza: Dutch Masters of Life Sciences Health.
▶ http://www.lifescienceshealth.com

Nederlandse Vereniging voor Farmaceutische Geneeskunde.
▶ http://nvfg.nl

Schellens HJ, et al. The Dutch Vision of Clinical Pharmacology. Nature 2009;85:366.
▶ http://www.nvkfb.nl

Top Institute Pharma.
▶ http://www.tipharma.comLiteratuur

Lijst met afkortingen

ABR	algemeen beoordelings- en registratieformulier
ACER	average cost-effectiveness ratio
ACRON	Association of Clinical Research Organizations in the Netherlands
AE	adverse event
AEFI	adverse events following immunization
ALS	advanced life support
AMvB	Algemene maatregel van bestuur
ANOVA	analysis of variance
ARR	absolute risicoreductie
ATMP	advanced medicinal therapy product
AUC	area under the curve (plasmaconcentratie/tijd-curve)
AV	algemene verkoop
Awb	Algemene wet bestuursrecht
BioFarmind	Vereniging Biotechnologische Farmaceutische Industrie
BLS	basic life support
BMJ	British Medical Journal
BMM	BioMedical Materials Program
Bogin	Bond van Generieke Geneesmiddelenindustrie Nederland
BROK	basiscursus regelgeving en organisatie klinisch-wetenschappelijk onderzoek
BW	Burgerlijk Wetboek
CARIM	School for Cardiovascular Diseases Maastricht
CAT	Committee for Advanced Therapies
CBG	College ter Beoordeling voor Geneesmiddelen
CCMO	Centrale Commissie Mensgebonden Onderzoek
CCR	Contact Commissie Registratie
CDBI	Steering Committee on Bioethics
CEAC	cost-effectiveness acceptability curve
CFH	Commissie Farmaceutische Hulp (van het CvZ)
CG	Commissie Geneesmiddelen (van het CvZ)
CGR	Stichting Code Geneesmiddelenreclame
CHMP	Committee for Medicinal Products for Human Use
CI	betrouwbaarheidsinterval (confidence interval)
CIOMS	Council for the Organisation of Medical Sciences
C_{max}	maximale concentratie (piekconcentratie)
CMD	Coordination Group for Mutual Recognition and Decentralised Procedures
CMDh	Coordination Group for Mutual Recognition and Decentralised Procedures – Human
CMS	concerned member state
CMT	Centraal Medisch Tuchtcollege
COMP	Committee for Orphan Medicinal Products
CONSORT	consolidated standards of reporting trials (statement)
CP	centralised procedure
CPG	Code voor de publieksreclame voor geneesmiddelen
CRA	Clinical Research Associate
CRF	case report form
CRO	contract-researchorganisatie
CTA	clinical trial agreement
CTD	common technical document

Lijst met afkortingen

CTTM	Center for Translational Molecular Medicine
CvZ	College voor Zorgverzekeringen
DARQA	Dutch Association of Research Quality Assurance
DCP	decentralised procedure
DCTF	Dutch Clinical Trail Foundation
DMC	data monitoring committee
DSMB	data safety monitoring board
EBE	European Biopharmaceutical Enterprises
EBM	evidence-based medicine
eCRF	elektronisch case report form
eCTA	exploratory clinical trial application
eCTD	electronic common technical document
EFPIA	European Federation of Pharmaceutical Industries and Associations
EG	Europese Gemeenschap
EGA	European Generic Medicines Association
eIND	exploratory investigational new drug
EMA	European Medicines Agency
ENCEPP	European Network of Centres for Pharmacoepidemiology and Pharmacovigilance
EPAR	European Public Assessment Report
ERC	European Research Council
EU	Europese Unie
EudraCT	European Union Drug Regulating Authorities Clinical Trials Database
EuroBIO	European Biotechnology Industry Organisation
EVM	European Vaccine Manufacturers
FAGG	Federaal Agentschap voor Geneesmiddelen en Gezondheidsproducten
FDA	Food and Drug Administration
FDAAA	Food and Drug Administration Amendments Act
FDAMA	Food and Drug Administration Modernization Act
FES	Fonds Economische Structuurversterking
FFP	fabrication, falsification, plagiarism
FIGON	Federatie Innovatief Geneesmiddelonderzoek Nederland
FIM	first-in-man
FP	framework programme
GCP	good clinical practice
GGO	genetisch gemodificeerd organisme
GMP	good manufacturing practice
Gnw	Geneesmiddelenwet
GR	Gezondheidsraad
GUIDE	Groningen Univerisity Research Institute Drugs Exploration
GVS	geneesmiddelenvergoedingssysteem
GW	Geneesmiddelenwet
H0	nulhypothese
H1	alternatieve hypothese
HED	human equivalent dose
HTA	health technology assessment
IB	Investigators Brochure
ICDRA	International Conference of Drug Regulatory Authorities
ICER	incremental cost-effectiveness ratio

ICH	International Conference on Harmonisation
ICMJE	International Committee of Medical Journal Editors
ICTRP	International Clinical Trials Registry Platform
IFAPP	International Federation of Associatons of Pharmaceutical Physicians
IFPMA	International Federation of Pharmaceutical Manufacturers & Associations
IGZ	Inspectie voor de Gezondheidszorg
IKER	incrementele kosten-effectiviteitsratio
IMDD	Investigational Medical Device Dossier
IMI	Innovative Medicines Initiative
IMP	investigational medicinal product
IMPD	investigational medicinal product dossier
INR	international normalized ratio
IRB	institutional review board
ITT	intention-to-treat
JPMA	(Japanse) Pharmaceutical Manufacturers Association
KDM	klinisch datamanagement
KER	kosten-effectiviteitsratio
KNAW	Koninklijke Nederlandse Akademie van Wetenschappen
KNMG	Koninklijke Nederlandsche Maatschappij tot bevordering der Geneeskunst
KNMP	Koninklijke Nederlandse Maatschappij ter bevordering der Pharmacie
KOAG/KAG	Keuringsraad Openlijke Aanprijzing Geneesmiddelen
LACDR	Leiden Academic Center for Drug Research
Lareb	Nederlands Bijwerkingen Centrum
LIM	Lareb intensive monitoring
LIMO	Labtechnici in Medicijnonderzoek
LOCF	last observation carried forward
LPLD	lipoproteïnelipasedeficiëntie
LSH	Life sciences & Health
LUV	Lokale Uitvoerbaarheidsverklaring
M&S	modelling and simulation
MABEL	minimum anticipated biological effect level
MAD	multiple ascending dose study
MAR	missing at random
MCAR	missing completely at random
MDD	medical devices directive
MEB	Medicines Evaluation Board
MedDRA	Medical Dictionary for Regulatory Activities
METC	medisch-ethische toetsingscommissie
MNAR	missing not at random
MRI	Magnetic resonance imaging
MRP	mutual recognition procedure
MTD	maximum tolerated dose (maximaal verdraagbare dosis)
MW	medische wetenschappen
Nefarma	Vereniging innovatieve geneesmiddelen Nederland
NFU	Nederlandse Federatie van Universitair Medische Centra
NGI	Netherlands Genomics Initiative
NHG	Nederlands Huisartsen Genootschap
NICE	National Institute of Clinical Excellence

NIH	National Institutes of Health
NLM	National Library of Medicine
NOAC's	nieuwe orale anticoagulantia
NOAEL	no observed adverse effect level
NOMET	Nationaal Opleidingstraject Medisch-Ethische Toetsing
NPAR	national public assessment report
NPCF	Nederlandse Patiënten Consumenten Federatie
NTR	Nederlands Trialregister
NTT	number needed to treat
NVF	Nederlandse Vereniging voor Farmacologie
NVFG	Nederlandse Vereniging voor Farmaceutische Geneeskunde
NVK	Nederlandse Vereniging voor Kindergeneeskunde
NVKF&B	Nederlandse Vereniging voor Klinische Farmacologie en Biofarmacie
NVMETC	Nederlandse Vereniging van METC's
NWO	Nederlandse organisatie voor wetenschappelijk onderzoek
OR	odds-ratio
P4P	pay-for-performance
PAES	post authorisation efficacy study
PASS	post authorisation safety study
PBPK	physiologically based PK-modelling
PD	pharmacodynamics (farmacodynamiek)
PDCO	Paediatric Committee
PDD	proefdierdosis
PET	positronemissietomografie
PhRMA	Pharmaceutical Research and Manufacturers of America
PIC/S	Pharmaceutical Inspection Convention and Pharmaceutical Inspection Co-operation Scheme
PIP	paediatric investigation plan
PK	pharmacokinetics (farmacokinetiek)
PMDA	Pharmaceuticals and Medical Devices Agency
PMS	postmarketingsurveillance
PP	per protocol
PPN	Pharmacovigilance Platform Nederland
PRAC	Pharmacovigilance Risk Assessment Committee
PSUR	periodic safety update report
QA	quality assurance
QALY	quality-adjusted life year
QC	quality control
RCT	gerandomiseerd, gecontroleerd onderzoek
RET	richtlijn externe toetsing
RIVM	Rijksinstituut voor Volksgezondheid en Milieu
RMI	Rudolf Magnus Instituut
RMP	risk management plan
RMS	reference member state
RR	relatief risico
RRR	relatief-risicoreductie
RvT	Raad van Toezicht Verzekeringen
SAD	single ascending dose study

SADE	serious adverse device effect
SAE	serious adverse event (ernstig ongewenst voorval)
SAG	scientific advisory group
SAWP	scientific advisory working party
SD	standard deviation
SEM	standard error of the mean
SmPC	summary of products charactertics
SOP	standaard operationele procedure
STZ	samenwerkende topklinische opleidingsziekenhuizen
SUSAR	suspected unexpected serious adverse reaction (vermoeden van een onverwachte, ernstige bijwerking)
T	toetsingsgrootheid
TIS	teratologie informatie service
TKI	Topconsortium voor Kennis en Innovatie
TPP	target product profile
UA	uitsluitend apotheek
UAD	uitsluitend apotheek of drogist
UIPS	Utrecht Institute for Pharmaceutical Sciences
UMC	universitair medisch centrum
UR	uitsluitend recept
USADE	unanticipated serious adverse device effect
VBP	value-based pricing
VHP	voluntary harmonisation procedure
VKA	vitamine-K-antagonist
VRMB	Verdrag inzake de Rechten van de Mens en de Biogeneeskunde
VSNU	Vereniging van universiteiten
VWS	Volksgezondheid, Welzijn en Sport
Wbp	Wet bescherming persoonsgegevens
WGBO	Wet op de geneeskundige behandelingsovereenkomst
WGP	Wet geneesmiddelenprijzen
WHO	World Health Organization (Wereldgezondheidsorganisatie)
WMA	World Medical Association
WOB	Wet openbaarheid van bestuur
WZL	Wet zeggenschap lichaamsmateriaal
ZBO	zelfstandig bestuursorgaan

Register

A

absolute risicoreductie (ARR) 51
ACRON ▶ Association of Clinical Research Organizations in the Netherlands 238
adaptive design 47
advanced therapy medicinal product (ATMP) 187
adverse drug reaction 84
adverse event (AE) 17, 20, 86
AE ▶ adverse event 17
algoritme van Naranjo 90
alternatieve hypothese 40
analysis of covariance (ANCOVA) 50
analysis of variance (ANOVA) 50
ANCOVA zie analysis of covariance 50
ANOVA zie analysis of variance 50
Archiefwet 137
ARR zie absolute risicoreductie 51
Association of Clinical Research Organizations in the Netherlands (ACRON) 238
ATMP ▶ advanced therapy medicinal products 187
audit 220
- studie- 220
- systeem- 220
- trail 136

B

basiscursus regelgeving en organisatie klinisch-wetenschappelijk onderzoek (BROK) 222, 233
behandelingseffecten
- therapiegebonden effect 27
- waargenomen effect 27
Beleidsregel
- Dure Geneesmiddelen 105
- Gunstbetoon 192, 198
beroepsgeheim 166
Besluit verplichte verzekering bij medisch-wetenschappelijk onderzoek met mensen 157
Besluit wetenschappelijk onderzoek met geneesmiddelen 124, 162
betrouwbaarheidsinterval 43
bewaartermijn 137
bias 27
- design- 212
- indication 33
- publicatie- 210
- reporting 210
bijeenkomsten
- vergoedingen 200
bijsluiter 63, 75
bijwerkingen 3, 26, 82, 85, 161
- causaliteitsbeoordeling 91
- dechallenge 92
- melding van 89
- onverwachte 141
- rechallenge 92
bio-equivalentie 67
BioFarmind 62
biologicals 21, 116
biomarker 19
blinderen 33
Bogin 63
Bond van Generieke Geneesmiddelenindustrie Nederland
▶ Bogin 63
Bonferroni-correctie 46
BROK ▶ basiscursus regelgeving en organisatie klinisch-wetenschappelijk onderzoek 222

C

carcinogeniciteitsstudie 12
case control-onderzoek 27
case referent-onderzoek 27
case report form (CRF) 49, 136
CAT ▶ Committee for Advanced Therapies 60
categorische variabelen 38
causaliteitsbeoordeling 90
CBG ▶ College ter Beoordeling van Geneesmiddelen 61
CCMO ▶ Centrale Commissie Mensgebonden Onderzoek 2
CEAC ▶ cost-effectiveness acceptability curve 114
Centraal Medisch Tuchtcollege (CMT) 169
Centrale Commissie Mensgebonden Onderzoek (CCMO) 2, 90, 154, 163, 181, 231
Centrale Registratie Medicatiefouten 84
centralised procedure (CP) 65
certificering klinische farmacologie 233
CGR ▶ Gedragscode Geneesmiddelenreclame 192
CHMP ▶ Committee for Medicinal Products for Human Use 60
CIOMS ▶ Council for the Organisation of Medical Sciences 95
clinical trial agreement (CTA) 163
Clinical Trial Directive 222
ClinicalTrials.gov 208
CMDh ▶ Coordination Group for Mutual Recognition and Decentralised Procedures – Human 60
CMS ▶ concerned member state 66
CMT ▶ Centraal Medisch Tuchtcollege 169
Cochrane Collaboration Centre 62
CodevanNeurenberg 123, 153, 179
Code voor de Publieksreclame voor Geneesmiddelen (CPG) 192
College ter Beoordeling van Geneesmiddelen (CBG) 61, 71, 93, 96, 193, 222
College voor Zorgverzekeringen (CVZ) 100
Commentaren Medicatiebewaking 96
Committee for Advanced Therapies (CAT) 60
Committee for Medicinal Products for Human Use (CHMP) 60, 64, 94, 168
Committee for Orphan Medicinal Products (COMP) 60
common technical document (CTD) 67
comorbiditeit 92, 186
COMP ▶ Committee for Orphan Medicinal Products 60
compassionate use 167
concerned member state (CMS) 66
conditional marketing approval 68, 87
confirmatory clinical development 9, 26
confounding 28
- by indication 33
consolidated standards of reporting trials (CONSORT) 214
CONSORT ▶ consolidated standards of reporting trials 214
contract-researchorganisatie (CRO) 139, 216, 238
Coordination Group for Mutual Recognition and Decentralised Procedures – Human (CMDh) 60
Coordination Group for Mutual Recognition and Decentralised Procedures (CMD) 222

Register

A–F

cost-effectiveness acceptability curve (CEAC) 114
Council for the Organisation of Medical Sciences (CIOMS) 95
CP ▶ centralised procedure 65
CPG ▶ Code voor de Publieksreclame voor Geneesmiddelen 192
CRF ▶ case report form 49
CRO ▶ contract-researchorganisatie 139
cross-over design 29
CTA ▶ clinical trial agreement 163
CTD ▶ common technical document 67
CVZ ▶ College voor Zorgverzekeringen 100

D

dag 80-rapport 70
DARQA ▶ Dutch Association of Research Quality Assurance 239
data monitoring committee (DMC) 47
data safety monitoring board (DSMB) 146, 183
data-dredging 46
DCP ▶ decentralised procedure 66
DCTF ▶ Dutch Clinical Trial Foundation 236
decentralised procedure (DCP) 66
direct healthcare professional communication letter 76
disconteringsvoet 106
DMC ▶ data monitoring committee 47
dosiseffectcurve 16
dosistoxiciteitcurve 16
double dummy 34
Drug Monitoring Programme 81, 94
DSMB ▶ data safety monitoring board 146
duaal systeem 161
dubbelblind onderzoek 35
Dunning, trechter van 100
Dutch Association of Research Quality Assurance (DARQA) 239
Dutch Clinical Trial Foundation (DCTF) 236
Dutch Cochrane Centre 210

E

early proof of concept 19
EBE ▶ European Biopharmaceutical Enterprises 62
EBM ▶ evidence-based medicine 53
eCTA ▶ exploratory clinical trial application-richtlijn 20
EFPIA ▶ European Federation of Pharmaceutical Industries and Associations 62
EGA ▶ European Generic Medicines Association 62
eIND ▶ exploratory investigational new drug-richtlijn 20
eindpunt 32
– eind 32
– surrogaat 31
– zacht 32
eis van proportionaliteit 183
EMA ▶ European Medicines Agency 3
ENCEPP ▶ European Network of Centres for Pharmacoepidemiology and Pharmacovigilance 94
EPAR ▶ European Public Assessment Report 77
equipoise 212
equivalentiestudie 44
ethische toetsing 178
– procedure 181
– rechtvaardiging 184
EU Clinical Trials Register 208
EudraCT ▶ European Union Drug Regulating Authorities Clinical Trials Database 208
Eudravigilance database 73, 89
EuroBIO ▶ European Biotechnology Industry Organisation 62
European Biopharmaceutical Enterprises (EBE) 62
European Biotechnology Industry Organisation (EuroBIO) 62
European Federation of Pharmaceutical Industries and Associations (EFPIA) 62, 240
European Generic Medicines Association (EGA) 62
European Medicines Agency (EMA) 3, 9, 60, 94, 96, 168, 194, 222
European Network of Centres for Pharmacoepidemiology and Pharmacovigilance (ENCEPP) 94
European Public Assessment Report (EPAR) 77, 96

European Union Drug Regulating Authorities Clinical Trials Database (EudraCT) 140, 208
European Vaccine Manufacturers (EVM) 62
evidence-based medicine (EBM) 26, 53
EVM ▶ European Vaccine Manufacturers 62
experimentele behandeling 154
exploratory clinical development 9
exploratory clinical trial application-richtlijn (eCTA) 20
exploratory investigational new drug-richtlijn (eIND) 20
externe validiteit 35, 213

F

fabrication 218
factorial design 29
falsification 218
farmacodynamiek 11
farmaco-economie 100
– drempelwaarden 104
– modellen 103
– onderzoeksrichtlijnen 105
farmacokinetiek 11
Farmacotherapeutisch Kompas 96
farmacovigilantie 81
– definitie 84
– meldsysteem 87
– wetgeving 74
FDA ▶ Food and Drug Administration 3
FDAMA ▶ Food and Drug Administration Modernization Act 208
Federatie Innovatief Geneesmiddelenonderzoek Nederland (FIGON) 234
FIGON ▶ Federatie Innovatief Geneesmiddelenonderzoek Nederland 234
FIM ▶ first-in-man study 15
first-in-man study (FIM) 15
Food and Drug Administration (FDA) 3, 9
Food and Drug Administration Modernization Act (FDAMA) 208
forest plot 54
fototoxiciteitsstudie 13
fraude 218
– onderzoeks- 125
– preventie van 219
– vormen van 223
– wetenschaps- 218
full analysis set 49

G

GCP ▶ good clinical practice 4
GCP-Directive 222
Gedragscode Geneesmiddelenreclame (CGR) 165, 192
Gedragsregels Sponsoring 201
geneesmiddelen
- bewaking 73, 161
- doelmatigheidscriterium 102
- Informatiebank 71
- kinderen 21
- ontwikkelingsweg 26
- regelgeving 59
- registratie ▶ registratie van geneesmiddelen 65
- vervalste of vervuilde 84
- vroege toegang 167
- wetenschappelijk beoordelingsproces 69
- zwangerschap en 96
Geneesmiddelenbulletin 96
geneesmiddelengebruik
- kosten 227
- overzicht 227
geneesmiddelenonderzoek
- audit 143
- fasen in 227
- financiering 231
- initiatiefnemer 138
- innovatief 234
- klinisch 9, 229
- kwaliteitsaspecten 220
- kwaliteitsborging 232
- monitoring 142
- protocol 2, 19
- sponsor 138
- verplichtingen 158
- verrichter 138
geneesmiddelenreclame
- definitie 191
- gedragscode 165
- productinformatie 196
- regels voor informatie 197
- verbod 194
geneesmiddelenvergoedingssysteem (GVS) 100
Geneesmiddelenwet (Gnw) 93, 131, 191, 222
- artikel 68 170
genetische factoren 86
genotoxiciteitsstudie 12
gevoeligheidsanalyse 113
Gezondheidsraad 104
gezondheidswinst 112

GMP ▶ good manufacturing practice 61
good clinical practice (GCP) 4, 9, 61, 68, 123, 219
- doelstellingen 124
good laboratory practice (GLP) 219
good manufacturing practice (GMP) 61, 140, 161, 219
guideline ▶ richtlijn 9
gunstbetoon 197
GVS ▶ geneesmiddelenvergoedingssysteem 100

H

handelsvergunning 71, 167
Heads of Medicines Agencies 61
head-to-head onderzoek 18
health technology assessment (HTA) 116
HED ▶ humaanequivalente dosis 14
HTA ▶ health technology assessment 60
humaanequivalente dosis (HED) 14
humane experimentele modellen 230

I

ICDRA ▶ International Conference of Drug Regulatory Authorities 62
ICH ▶ ook International Conference on Harmonisation 9
ICMJE ▶ International Committee of Medical Journal Editors 208
ICTRP ▶ International Clinical Trials Registry Platform 209
IFAPP ▶ International Federation of Associatons of Pharmaceutical Physicians 2
IMI ▶ Innovative Medicines Initiative 240
immunotoxiciteitsstudie 13
IMP ▶ investigational medicinal product 9
IMPD ▶ investigational medicinal product dossier 161
indexbehandeling 30

Informatorium Medicamentorum 96
informedconsent 123, 132, 156, 157
innovatie
- traditionele versus open 237
innovatieve geneesmiddelen
- projecten 240
Innovative Medicines Initiative (IMI) 240
insluitcriteria 30
Inspectie voor de Gezondheidszorg (IGZ) 125, 170, 192, 222
institutional review board (IRB) 180
intention to treat (ITT) 214
intentiontotreat(ITT) 49
interactie-studie 20
interim-analyse 46
International Clinical Trials Registry Platform (ICTRP) 209
International Committee of Medical Journal Editors (ICMJE) 208
International Conference of Drug Regulatory Authorities (ICDRA) 62
International Conference on Harmonisation (ICH) 9, 61, 124
International Conference on Harmonisation of Technical Requirements for Registration of Pharmaceuticals for Human Use (ICH) 95
International Federation of Associatons of Pharmaceutical Physicians (IFAPP) 2
interne validiteit 29, 32, 213
investigational medicinal product (IMP) 9
- bij kinderen 22
- dossier (IMPD) 161
- effectiviteit 18
- kwaliteitsaspecten 10
- risico-inschatting 10
- toxiciteit 22
investigator initiated-onderzoek 138
investigator's brochure 140
IRB ▶ institutional review board 180
ISO-norm 14155 145
ITT ▶ intentiontotreat 49

J

Jadad-schaal 213

K

Kaplan-Meier-curve 52
Keuringsraad Openlijke Aanprijzing Geneesmiddelen 192
klinimetrie 31
klinisch datamanagement 49
klinisch geneesmiddelenonderzoek
- fasen 10
- indeling 229
klinische proef 159
kosteneffectiviteit
- analyse 108
- berekeningen 106
- ratio 101
kostenminimalisatie
- CvZ-criteria 109
Kwaliteitswetzorginstellingen 154
kwantitatieve variabelen 38

L

lab-on-a-chip 230
Lareb 61, 73, 87, 93, 96
- Intensive Monitoring (LIM) 88
Leidraad Informatie UR-geneesmiddelen 194
LIM ▶ Lareb Intensive Monitoring 88
LOCF-methode 48

M

MABEL ▶ minimum anticipated biological effect level 15
MAD ▶ multiple ascending dose study 16
manifestaties
- vergoedingen 200
MAR ▶ missing at random 48
maximaal tolereerbare dosis (MTD) 13
MCAR ▶ missing completely at random 48
MDD ▶ Medical Devices Directive 144
MEB ▶ Medicines Evaluation Board 61
MedDRA ▶ Medical Dictionary for Regulatory Activities 21
mediaan 38

Medical Devices Directive (MDD) 144
medical dictionary for regulatory activities (MedDRA) 21, 50, 95
medicatiefout 84
Medicines Evaluation Board (MEB) 61
medische experimenten 179
medisch-ethische toetsingscommissie (METC) 4, 19, 127, 181, 231
- procedure 128
- samenstelling 129
mensgebonden onderzoek
- ethische toetsing 178
meta-analyse 44, 53
METC ▶ medisch-ethische toetsingscommissie 4
Meyler's' Side Effect of Drugs 96
minimum anticipated biological effect level (MABEL) 15
misleidende reclame 195
missing at random (MAR) 48
missing completely at random (MCAR) 48
missing not at random (MNAR) 48
MNAR ▶ missing not at random 48
MRP ▶ mutual recognition procedure 66
MTD ▶ maximaal tolereerbare dosis 13
multi-centre multi-state trial 158
multiple ascending dose study (MAD) 16
multiple imputatie 48
multipliciteit 46
mutual recognition agreements 61
mutual recognition procedure (MRP) 66

N

named patient 167
National Institute of Clinical Excellence (NICE) 104
National Public Assessment Report (NPAR) 77
National Research Act 180
Nederlands Bijwerkingen Centrum
▶ Lareb 61
Nederlands Trialregister (NTR) 210
Nederlandse Gedragscode Wetenschapbeoefening 219

Nederlandse Vereniging voor Farmaceutische Geneeskunde (NVFG) 238
Nefarma 62
NHG-standaard 109
NICE ▶ National Institute of Clinical Excellence 104
niet-WMO-plichtig onderzoek 202
NNT ▶ number needed to treat 51
no observed adverse effect level (NOAEL) 13
NOAEL ▶ no observed adverse effect level 13
non-inferioriteitsstudie 44
normale verdeling 39
NPAR ▶ National Public Assessment Report 77
NTR ▶ Nederlands Trialregister 210
nulhypothese 40
number needed to treat (NNT) 51
NVFG ▶ Nederlandse Vereniging voor Farmaceutische Geneeskunde 238

O

odds-ratio (OR) 51
off-label gebruik 85, 168
- rapportage 173
- voorwaarden 171
onderzoek
- case control- 27
- case referent- 27
- dubbelblind 35
- geneesmiddelen ▶ geneesmiddelenonderzoek 2
- head-to-head 18
- investigator initiated- 138
- mensgebonden 178
- richtlijnen 105
- Tuskegee-syfilis- 180
- vergelijkend 28
- vroegefase- 9
- wetgeving 162
onderzoeksproces
- fasen 126
onderzoeksteam
- kwalificaties 130
- selectie 139
onzekerheidsprincipe 213
open innovatie 236
OR ▶ odds-ratio 51

K

Kaplan-Meier-curve 52
Keuringsraad Openlijke Aanprijzing Geneesmiddelen 192
klinimetrie 31
klinisch datamanagement 49
klinisch geneesmiddelenonderzoek
- fasen 10
- indeling 229
klinische proef 159
kosteneffectiviteit
- analyse 108
- berekeningen 106
- ratio 101
kostenminimalisatie
- CvZ-criteria 109
Kwaliteitswetzorginstellingen 154
kwantitatieve variabelen 38

L

lab-on-a-chip 230
Lareb 61, 73, 87, 93, 96
- Intensive Monitoring (LIM) 88
Leidraad Informatie UR-geneesmiddelen 194
LIM ► Lareb Intensive Monitoring 88
LOCF-methode 48

M

MABEL ► minimum anticipated biological effect level 15
MAD ► multiple ascending dose study 16
manifestaties
- vergoedingen 200
MAR ► missing at random 48
maximaal tolereerbare dosis (MTD) 13
MCAR ► missing completely at random 48
MDD ► Medical Devices Directive 144
MEB ► Medicines Evaluation Board 61
MedDRA ► Medical Dictionary for Regulatory Activities 21
mediaan 38

Medical Devices Directive (MDD) 144
medical dictionary for regulatory activities (MedDRA) 21, 50, 95
medicatiefout 84
Medicines Evaluation Board (MEB) 61
medische experimenten 179
medisch-ethische toetsingscommissie (METC) 4, 19, 127, 181, 231
- procedure 128
- samenstelling 129
mensgebonden onderzoek
- ethische toetsing 178
meta-analyse 44, 53
METC ► medisch-ethische toetsingscommissie 4
Meyler's' Side Effect of Drugs 96
minimum anticipated biological effect level (MABEL) 15
misleidende reclame 195
missing at random (MAR) 48
missing completely at random (MCAR) 48
missing not at random (MNAR) 48
MNAR ► missing not at random 48
MRP ► mutual recognition procedure 66
MTD ► maximaal tolereerbare dosis 13
multi-centre multi-state trial 158
multiple ascending dose study (MAD) 16
multiple imputatie 48
multipliciteit 46
mutual recognition agreements 61
mutual recognition procedure (MRP) 66

N

named patient 167
National Institute of Clinical Excellence (NICE) 104
National Public Assessment Report (NPAR) 77
National Research Act 180
Nederlands Bijwerkingen Centrum
► Lareb 61
Nederlands Trialregister (NTR) 210
Nederlandse Gedragscode Wetenschapbeoefening 219

Nederlandse Vereniging voor Farmaceutische Geneeskunde (NVFG) 238
Nefarma 62
NHG-standaard 109
NICE ► National Institute of Clinical Excellence 104
niet-WMO-plichtig onderzoek 202
NNT ► number needed to treat 51
no observed adverse effect level (NOAEL) 13
NOAEL ► no observed adverse effect level 13
non-inferioriteitsstudie 44
normale verdeling 39
NPAR ► National Public Assessment Report 77
NTR ► Nederlands Trialregister 210
nulhypothese 40
number needed to treat (NNT) 51
NVFG ► Nederlandse Vereniging voor Farmaceutische Geneeskunde 238

O

odds-ratio (OR) 51
off-label gebruik 85, 168
- rapportage 173
- voorwaarden 171
onderzoek
- case control- 27
- case referent- 27
- dubbelblind 35
- geneesmiddelen ► geneesmiddelenonderzoek 2
- head-to-head 18
- investigator initiated- 138
- mensgebonden 178
- richtlijnen 105
- Tuskegee-syfilis- 180
- vergelijkend 28
- vroegefase- 9
- wetgeving 162
onderzoeksproces
- fasen 126
onderzoeksteam
- kwalificaties 130
- selectie 139
onzekerheidsprincipe 213
open innovatie 236
OR ► odds-ratio 51

P

P4P ▶ pay-for-performance 104
Paediatric Committee (PDCO) 60, 68
Paediatric Investigation Plan (PIP) 60, 68
PAES ▶ post authorisation efficacy study 74
parallelle studieopzet 29
PASS ▶ post authorisation safety study 74
patiëntenorganisaties 62
pattern mixture 48
pay-for-performance (P4P) 104
PBPK ▶ physiologically based PK-modelling 22
PDCO ▶ Paediatric Committee 60
PDD ▶ proefdierdosis 14
peer review 184
per protocol-analyse (PP) 49
periodic safety update report (PSUR) 74
personalized medicine 187
Pharmaceutical Inspection Convention and Pharmaceutical Inspection Co-operation Scheme (PIC/S) 62
Pharmaceuticals and Medical Devices Agency (PMDA) 9
Pharmacovigilance Platform Nederland (PPN) 94
Pharmacovigilance Risk Assessment Committee (PRAC) 60, 94
physiologically based PK-modelling (PBPK) 22
PIC/S ▶ Pharmaceutical Inspection Convention and Pharmaceutical Inspection Co-operation Scheme 62
PIP ▶ Paediatric Investigation Plan 60
placebo 33, 34, 161, 212
plagiaat 218
PMDA ▶ Pharmaceuticals and Medical Devices Agency 9
PMS ▶ postmarketingsurveillance 87
post authorisation efficacy study (PAES) 74
post authorisation safety study (PASS) 74, 94
postmarketingsurveillance (PMS) 87, 227
PP ▶ per-protocol-analyse 49
PPN ▶ Pharmacovigilance Platform Nederland 94
PRAC ▶ Pharmacovigilance Risk Assessment Committee 60
preclinical development 9
proef zonder interventie 159
proefdierdosis (PDD) 14
proefdiermodel 10, 11
proefpersoon 16, 127, 130
– afhankelijke 156
– autonomie 185
– bescherming 159, 164
– kwetsbare 186
– minderjarige 156
– nadelen 182
– schade versus voordeel 184
– vergoeding 163
– verzekering 157
proof of concept 2
PSUR ▶ periodic safety update report 74
puntschatting 43
p-waarde 40
– tweezijdige 43

Q

QALY ▶ quality-adjusted life year 100
quality assurance 220
quality control 221
quality-adjusted life year (QALY) 100, 112

R

randomiseren 33, 132, 214
– blokrandomisatie 34
– stratificatie 34
randomized controlled trial (RCT) 26, 179, 212
RCT ▶ randomized controlled trial 26
reference member state (RMS) 64, 66
referentiebehandeling 30
registratie van geneesmiddelen
– administratieve eisen 72
– adviesaanvraag 64
– handelsvergunning 65
– juridische grondslagen 67
registratieautoriteit 64
registratiedossier 67
– schorsen en doorhalen 76
– wijzigingen 75
regulatory pharmacovigilance 84
regulatory sciences 227
relatief-risicoreductie (RRR) 51
reproductieve toxiciteitsstudie 12
Results Database 210
RET ▶ Richtlijn Externe Toetsing 128
Richtlijn 9
– 2001/20/EG 158
– 2001/83/EG 167, 192
– 2005/28/EG 161
– Beoordeling onderzoekscontracten 163
– Externe Toetsing (RET) 128
– Good Pharmacovigilance Guidelines 88
– Guidance for Industry. Estimating the Maximum Safe Starting Dose in Initial Clinical Trials for Therapeutics in Adult Healthy Volunteers 9
– Guideline on strategies to identify and mitigate risks for first-in-human clinical trials with investigational medicinal products 9
– guidelines European Medicines Agency (EMA) 63
– ICH guideline M3(R2) on nonclinical safety studies for the conduct of human clinical trials and marketing authorisation for pharmaceuticals 9
– ICH-GCP-richtsnoer 124
– risicoclassificatie 221
Rijksvaccinatieprogramma 104
risicoclassificatie, richtlijnen 221
risk management plan (RMP) 74
Risk of bias assessment tool 214, 215
risk/benefit-ratio 36, 59, 69, 183
RMP ▶ risk management plan 74
RMS ▶ reference member state 64
routinefarmacovigilantie 73
RRR ▶ relatief-risicoreductie 51

S

SAD ▶ single ascending dose study 15
SAE ▶ serious adverse event 15
SAG ▶ Scientific Advisory Groups 60
SAWP ▶ Scientific Advisory Working Party 60

Scientific Advisory Groups (SAG) 60
Scientific Advisory Working Party (SAWP) 60, 64
sensitiviteitsanalyse 48
serious adverse event (SAE) 15, 21, 90, 137, 141, 182
signaaldetectie 88
significantieniveau 41
single ascending dose study (SAD) 15
single imputatie 48
SmPC ▶ summary of products characteristics 63
Softenon ▶ thalidomide 83
sponsoring 200
- audit 220
- farmaceutische industrie 211, 214, 216
- gedragsregels 198, 200
- geneesmiddelenonderzoek 138
- studiesponsor 216
- transparantie 201
- verplichting van de sponsor 158
standaardafwijking 39
standaardveiligheidsfactor 14
standard error of the mean 39
standard operating procedure (SOP) 202, 219, 221
steekproef 39, 42, 105
stopcriteria 16, 183
stratificatie ▶ randomiseren 34
studieaudit 220
studiedesign
- beïnvloeding 212
studieprotocol
- afwijkingen 131
studiesponsor 216
summary of products characteristics (SmPC) 63, 75, 194
superioriteitsstudie 44
surrogaateindpunt 31
SUSAR ▶ suspected unexpected serious adverse reaction 21
suspected unexpected serious adverse reaction (SUSAR) 21, 90, 142, 182
systeemaudit 220
systematische review 53

T

target product profile (TPP) 63
Teratologie Informatie Service (TIS) 92

thalidomide 83, 123, 180
tijd-tot-event data 52
TIPharma ▶ Top Institute Pharma 235
TIS ▶ Teratologie Informatie Service 92
tissue-on-a-chip 229
Top Institute Pharma (TIPharma) 235
topsectorenbeleid 239
toxicologische studie 11
TPP ▶ target product profile 63
translationele geneeskunde 2
Transparantieregister 201
trechter van Dunning 100
trialregistratie 4, 77, 207
t-toets 40
Tuskegee-syfilisonderzoek 180
type-I-fout 41
type-II-fout 41

U

UA ▶ Uitsluitend Apotheek 72
UAD ▶ Uitsluitend Apotheek of Drogist 72
uitkomstparameter 31
uitsluitcriteria 30
Uitsluitend Apotheek (UA) 72
Uitsluitend Apotheek of Drogist (UAD) 72
Uitsluitend Recept (UR) 72, 192
Uitwerking Normen Gunstbetoon 198
UR ▶ Uitsluitend Recept 72
urgent safety restriction 76

V

vaccin 62, 86, 102
vals-negatieve foutmarge 41
vals-positieve foutmarge 41
value-based pricing (VBP) 104
variantie 39
VBP ▶ value-based pricing 104
veiligheidsfarmacologie 11
verdraagbaarheidstest 12
Vereniging innovatieve geneesmiddelen Nederland ▶ Nefarma 62
Vereniging voor Biotechnologische Farmaceutische Industrie ▶ BioFarmind 63
vergelijkend onderzoek 28

vergoedingen
- bijeenkomsten 200
- manifestaties 200
- proefpersoon 163
- ▶ ook geneesmiddelenvergoedingssysteem 163
Verklaring van Helsinki 123, 153, 179
verrichter 139
vroegefaseonderzoek 9

W

weesgeneesmiddelen 60, 68
Wereld Gezondheidsorganisatie (WHO) 81, 94
Wet
- bescherming persoonsgegevens (Wbp) 166, 222
- geneesmiddelenprijzen (WGP) 102
- inzake medische experimenten 153
- medisch-wetenschappelijk onderzoek met mensen (WMO) 124, 153, 180, 231
- op de beroepen in de individuele gezondheidszorg (Wet BIG) 154, 238
- op de geneeskundige behandelingsovereenkomst (WGBO) 137, 154, 166
wetgeving klinisch onderzoek
- herziening 162
WGP ▶ Wet geneesmiddelenprijzen 102
WHO Trial Registration Data Set 209
wilsonbekwamen 136, 155, 160, 162, 187
WMO ▶ Wet medisch-wetenschappelijk onderzoek met mensen 124
wortel-n-wet 39

Z

ZEBRA-principe 149
zelfbeschikkingsrecht 164
zelfzorggeneesmiddelen 72

GPSR Compliance
The European Union's (EU) General Product Safety Regulation (GPSR) is a set of rules that requires consumer products to be safe and our obligations to ensure this.

If you have any concerns about our products, you can contact us on

ProductSafety@springernature.com

In case Publisher is established outside the EU, the EU authorized representative is:

Springer Nature Customer Service Center GmbH
Europaplatz 3
69115 Heidelberg, Germany

www.ingramcontent.com/pod-product-compliance
Ingram Content Group UK Ltd.
Pitfield, Milton Keynes, MK11 3LW, UK
UKHW051238180426
11947UKWH00013B/832